栄養教育・栄養指導論

演習・実習

一部改訂

辻とみ子・堀田千津子・平光美津子 編

天野信子　安藤明美　井上啓子　植村百江
澤田樹美　鈴木富夫　中出美代　長屋紀美江
村井陽子　山内惠子　渡邊美樹

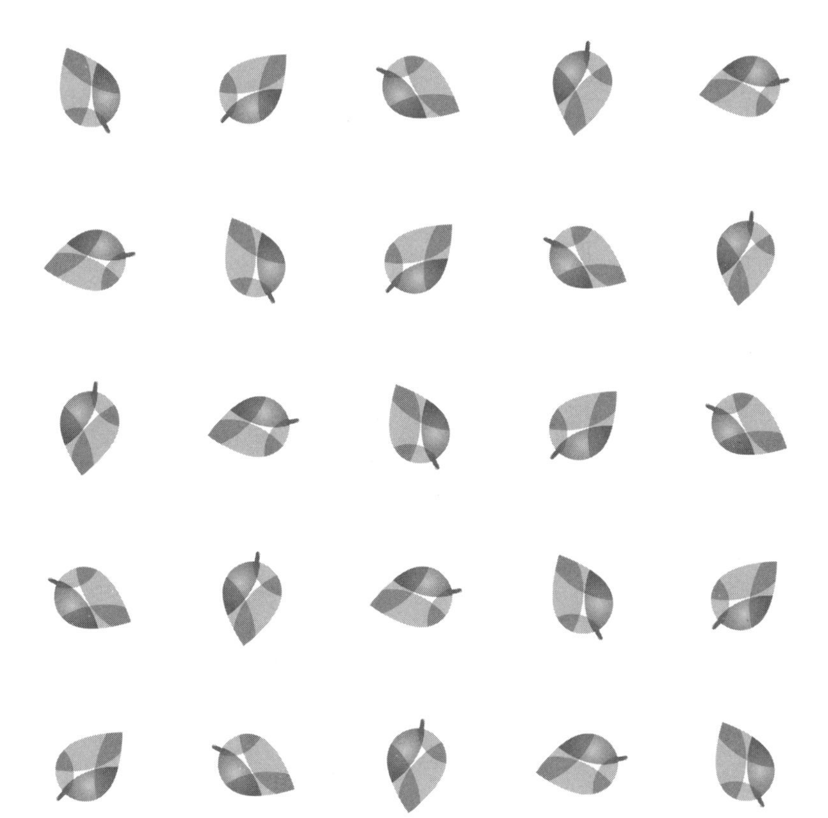

みらい

●執筆者及び執筆分担（五十音順、＊は編者）

天野（あまの）　信子（のぶこ）　甲南女子大学 ……実習２～４

安藤（あんどう）　明美（あけみ）　愛知学泉大学 ……実習18、19

井上（いのうえ）　啓子（けいこ）　至学館大学 ……実習12

植村（うえむら）　百江（ももえ）　長崎県立大学 ……実習７

澤田（さわだ）　樹美（きみ）　常磐大学 ……実習16

鈴木（すずき）　富夫（とみお）　名古屋文理大学 ……実習11

＊辻（つじ）　とみ子（こ）　元名古屋文理大学 ……第Ⅰ部、実習１

中出（なかで）　美代（みよ）　東海学園大学 ……実習17

長屋紀美江（ながやきみえ）　東海学院大学 ……実習10

＊平光美津子（ひらみつみつこ）　東海学院大学 ……実習６、14

＊堀田千津子（ほったちづこ）　鈴鹿医療科学大学 ……実習９、16

村井（むらい）　陽子（ようこ）　元梅花女子大学 ……実習８、15

山内（やまうち）　惠子（けいこ）　国立病院機構京都医療センター ……実習５

渡邊（わたなべ）　美樹（みき）　文教大学 ……実習13

はじめに

2020年東京オリンピック・パラリンピック開催の年に本書『栄養教育・栄養指導論 演習・実習』は第２版として改訂することができました。

昨年の2019年５月に令和と改元され、その同年４月の人口動態統計月報の集計（厚生労働省）で過去一年間の出生数が897,691人と90万人を割り込む減少でした。これは100万人を割り込んだ2016年から僅か二年半のことです。出生数減は、当然人口の自然減（出生数－死亡数）となり、2019年の一年間の人口自然減は50万人を超えると推測されます。

総人口が減少するなかで、65歳以上の高齢者の割合は上昇の一途です。2065年には高齢化率38.4％で約2.6人に１人が65歳以上、約3.9人に１人が75歳以上（内閣府「平成30年版高齢社会白書」）と推計されています。このような高齢社会のさらなる進展のために、日本人の食事摂取基準2020年版が今年から新基準で運用が始まります。

日本人の食事摂取基準は、健康増進法に基づき、国民の健康の保持・増進、生活習慣病の予防のために参照するエネルギーおよび栄養素の摂取量の基準を示すものです。この基準は、国民の健康状態や生活習慣、栄養素の摂取量の状況などを鑑み内容が検討され５年毎に改定されます。今回の2020年版にも、平成29年国民健康・栄養調査結果が反映されています。特に、高齢者の低栄養と四肢の筋肉量の低下は、フレイルやサルコペニアのリスクに繋がっていることから、高齢者の死亡リスクを抑制するために「高齢者の低栄養予防・フレイル予防」が策定目的に加わりました。

こうした日本人の食事摂取基準の参照するエネルギーおよび栄養素の摂取量を基底に管理栄養士・栄養士が人々の日常生活の食事について適切な栄養管理をすることが急務となっています。低栄養だから十分なエネルギーとたんぱく質の摂取に努めるだけでなく、全体の栄養バランスを考慮し具現化をめざすことが重要だと考えます。そのためにも栄養ケアプロセスの手法を用いた栄養アセスメント・栄養診断・栄養介入・栄養モニタリングと評価・フィードバックといった取り組みが管理栄養士・栄養士の重要な業務となります。

本実習書は、科学的根拠のある高い知識やスキルを駆使し、社会での“健康づくりのエキスパート”として貢献できるようになることを願って執筆しております。多くの事例をもとに具体的な栄養ケアプロセスに準拠した方法で実践力を身につけていただける一助になれば幸いです。

2020年１月

編者　辻　とみ子
堀田千津子
平光美津子

もくじ

第III部　実習事例・症例編—個人を対象とした栄養教育・栄養指導—

第IV部　実習事例・症例編—集団を対象とした栄養教育・栄養指導—

第 I 部

基礎理論編

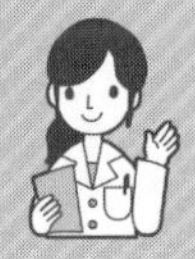

栄養教育の概念

1 栄養教育の目的

栄養教育は、教育的な手法を駆使して、人々の健康の維持・増進、疾病の一次予防・二次予防、三次予防、適正な食行動への是正と食を介した人々の生活の質（QOL：quality of life）と生活・人生の快適さ（AOL：amenity of life）の向上をめざして、食糧生産・食品の安全の確保、食品の適正な選択を通じて、個々人が食を営む力を培うための支援を行うことである。

健康日本21（第三次）では、「全ての国民が健やかで心豊かに生活できる持続可能な社会の実現」というビジョン実現のため、基本的な方向を①健康寿命の延伸・健康格差の縮小、②個人の行動と健康状態の改善、③社会環境の質の向上、④ライフコースアプローチを踏まえた健康づくりの４つをあげている。それぞれの関係性は、図１の通りである。

栄養教育の目的は、栄養教育の最終目標であるQOLの向上を目指し、食物選択やその他の食・栄養に関わる行動を自発的に獲得する支援活動であり、環境整備も含まれる。

2 栄養教育の目標

栄養教育を実施するうえで行動変容を促すために、栄養教育の具体的な目標として、①健康や栄養の知識の理解と定着、②学習および行動変容の動機づけ、③健康観の形成、④食知識の理解と定着、⑤食態度の形成、⑥食スキルの習得、⑦食行動の変容と維持、⑧栄養と食生活情報の評価と選択能力の獲得、⑨自己管理能力の習得、他者への栄養にかかわる支援能力の獲得、⑩環境づくりなどがあげられる。目標設定の際には、自己効力感（p.12参照）が高められるように、できることから始めるとよい。

健康日本21（第三次）では、「全ての国民が健やかで心豊かに生活できる持続可能な社会の実現」のために、①誰一人取り残さない健康づくりを展開すること、②より実効性をもつ取組を推進することが求められている。

3 栄養教育と健康教育・ヘルスプロモーション

健康教育とは、「個人・家族・集団または地域が直面している健康問題を解決するにあたって、自ら必要な知識を獲得して、必要な意志決定ができるように、そして直面している問題に自ら積極的に取り組む実行力を身につけることができるように援助することである」と宮坂忠夫氏（東京大学名誉教授）は提唱している。地域保健や産業保健における健康教育などの実践活動においては、この健康教育があてはまる。健康教育においても、個人の健康的な生活習慣の確立ができるよう社会環境の整備とともに教育支援を行い、行動変容への動機づけや行動変容に必要な知識・技術の習得を促している。健康教育の最終目標は、自分の体の状態がわかり、健康の維持・増進のためにセルフケア、セルフコントロールができる状態をめざしている。

一方、ヘルスプロモーションについては、日本健康教育学会が次のように要約している。

1986年にWHO（世界保健機関）のオタワ憲章の中で「ヘルスプロモーションとは、人々が自らの健康をコントロールし、改善することができるようにするプロセスである」と定義している。このプロセスを進めていくためには、健康教育によって「知識､価値観､スキルなどの資質や能力」を身につけることが重要としている。

しかし、それだけでは行動変容が困難な場合がある。そこで、個人や小集団に直接アプローチするだけではなく、人々をとりまく社会環境の改善やそのための法規制の整備にも取り組むことが必要であり、ヘルスプロモーションはこの点に注目し、健康的な公共政策や健康を支援する環境づくりを重要視している。さらにオタワ憲章では「健康というのは日々の暮らしの資源の１つとしてとらえられるものであり、生きるための目的ではない」とも明言し、一病息災という例えの通り、１つの「病」があったとしても、その人はまだ多くの「健康」を体に宿し、そのもてる健康を使って、仕事をすることも日々の暮らしを楽しむことも可能である。言い換えれば、病気はなくならなくとも、今もっている健康を十分に活かしきって、よりよく生きることもまた重要である。

栄養教育は、これら健康教育・ヘルスプロモーションの一部として位置づけられている。

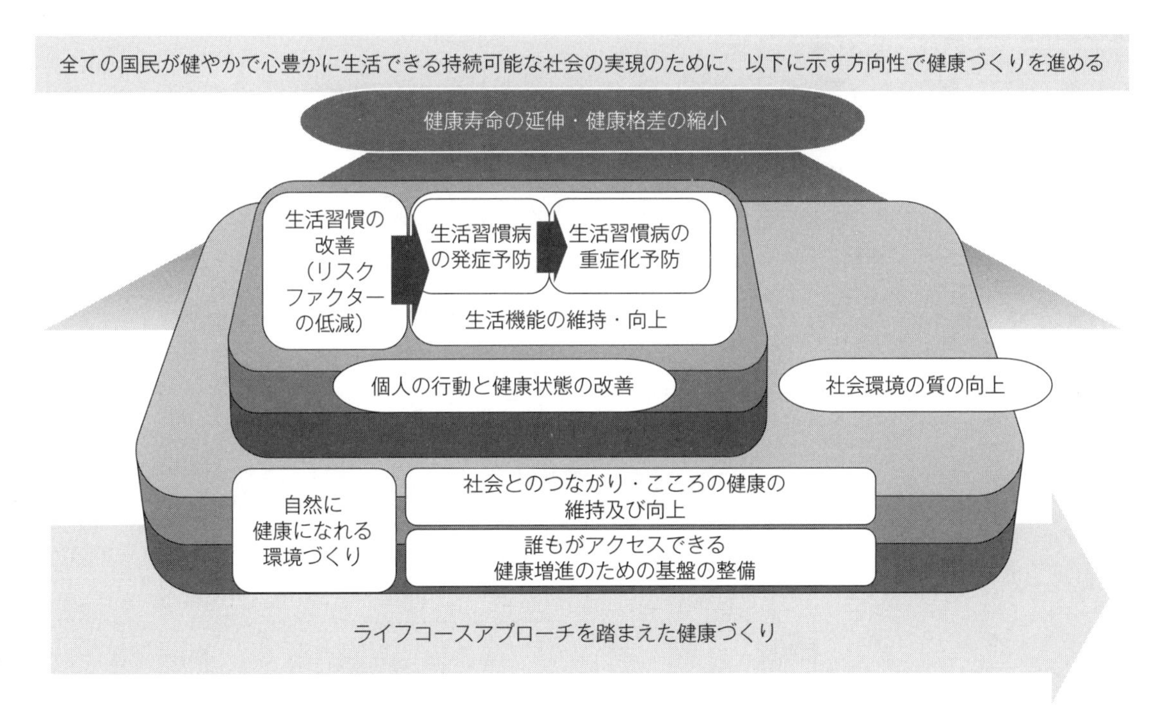

図１　健康日本21（第三次）の概念図

出所）厚生労働省「健康日本21（第三次）の推進のための説明資料」2023年　p.15

2 行動科学の理論・モデルと栄養教育

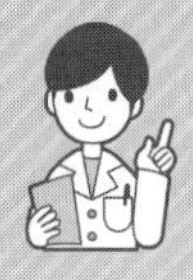

1 行動科学の理論・モデル

1 行動科学の理論・モデルの歴史的発展過程

人々の「食べる」という行動は、最も大切な生命活動の１つであり、また、極めて個人的で嗜好性が強い複雑な要因をもっている。よって、個人の食行動や食習慣を変えることは容易なことではない。そこで人の行動を客観的に観察・調査・実験などを通して、科学的方法で分析し、その法則性を明らかにしようとする学問が行動科学（behavioral science）である。行動科学という用語は、心理学者のミラー（J. G. Miller）を中心としたシカゴ大学の研究グループによって、1946年に初めて用いられた。行動科学の研究は目覚ましい発展を遂げ、その成果は、多くの理論・モデルとして提唱されてきた。栄養教育においても行動変容が必要な要因を確認して、行動科学の理論やモデルを活用し、効果的な介入プログラムを構築しながら実践し行動変容の効果を明らかにしている。

行動科学の理論やモデルは歴史的に発展・変遷を遂げ、進化してきた。図2は、その過程を示している。

健康教育の歴史的発展過程を説明すると、第１段階の1940年代は、自分の健康を守るために健康や病気に対する知識普及の時代、第２段階の1950～1960年代は、知識のみを教育する健康教育は見直され、知識の普及が健康や栄養問題について望ましい態度を形成し、さらに望ましい習慣につながるとしたKAPモデルの時代、第３段階の1970年代は、社会心理学に基づき人々の心の動き

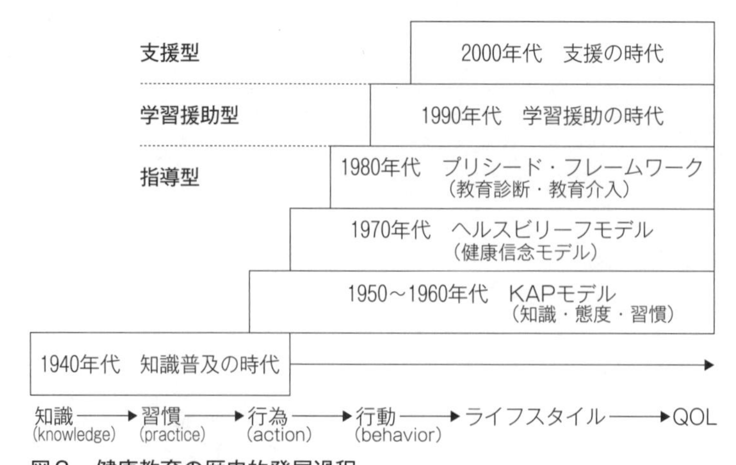

図２　健康教育の歴史的発展過程

出所）吉田亨『保健医療行動科学事典』メヂカルフレンド社　1999年　p.94を一部改変

を健康教育に取り込み、セルフケアの能力を高めて行動変容を起こそうとするヘルスビリーフモデルの時代、第４段階の1980年代は、どのような健康教育が個人のセルフケアにつながり、自己管理ができるようになるかというプリシード・フレームワークの時代で教育方法を工夫し始めた。ここまでが指導型の時代である。第５段階の1990年代は、主体的に学習するためにはどのような援助をすればよいかという学習援助の時代、第６段階の2000年からは、学習面の援助だけでなく、個々人への人生そのものを支援する時代である。

今日、人々の生活様式や価値観の多様化に伴い、個人が抱える栄養問題の背景は、心理的・精神的な要因が複雑に内在する場合が多く、人間の知的な面（知識）ばかりでなく、対象者のプライバシーを尊重しつつ、心理的側面も温かく受け止めながら、個々人に即応した適切な支援・指導が不可欠である。そこで次に、学習援助や支援の方法として行動科学の理論やモデルを学び、専門的な能力を習得し栄養教育に応用できるようにする。

2　個人の態度と行動変容に関する理論の応用

栄養教育の実践には、個人の健康行動がどのような状況で成り立っているかを理解し、個人の特性に合った行動科学に基づく理論・モデルを応用する。

1　ヘルスビリーフモデル（健康信念モデル）の応用

ヘルスビリーフモデル（health belief model）は、1974年にベッカー（M. H. Becker）らが考案した保健行動のモデルの１つである。人がある健康な行動を行うか否かは、「疾病に対する脅威の認知」と望ましい保健行動をとることへのメリット（利益・有益性）がデメリット（損失・障害）を上回った時に行動変容が起こると仮定した疾病予防行動を説明するモデルとして用いられている。

望ましい食習慣を開始するためには、４つの信念（belief）が開始の決断に大きく影響すると考える。その４つのヘルスビリーフとは、次の通りである（図３）。

①疾病の重大性の認知：今の状態を続けるとよくないことが起こることを知っている。

②疾病の罹患性の認知：それが自分にも当てはまること、または、そうなりやすいと思うこと。

③治療利益の認知：食事療法をすれば、そのような事態は回避できると思うこと。

④治療不利益あるいは障害の認知：食事療法をすることで妨げとなる要素が少ないこと。

①②の２つは「疾病の認知」に関する信念をさす。この重大性や罹患性の認知がどちらかでも低いと「疾病に対する脅威の認知」が低くなる。つまり、恐ろしい認知が低いと望ましい行動をとる可能性は低くなる。脅威の認知に影響を与える要因として、家族や友人の病気、健康診断への勧誘

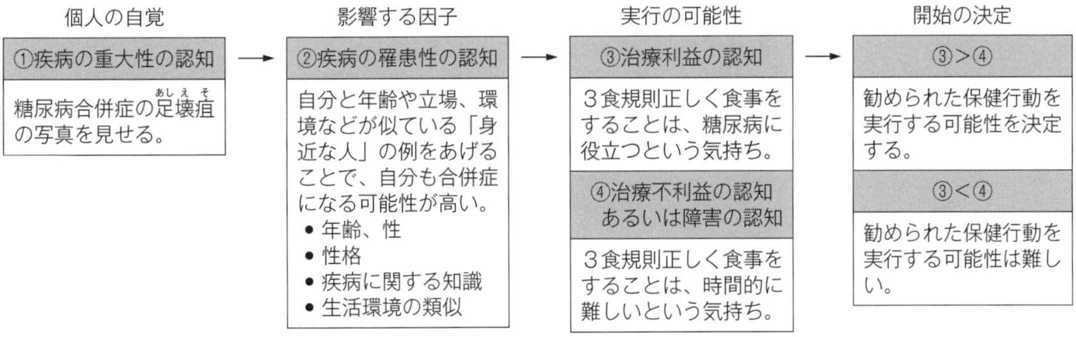

個人の自覚
①疾病の重大性の認知
糖尿病合併症の足壊疽の写真を見せる。

影響する因子
②疾病の罹患性の認知
自分と年齢や立場、環境などが似ている「身近な人」の例をあげることで、自分も合併症になる可能性が高い。
- 年齢、性
- 性格
- 疾病に関する知識
- 生活環境の類似

実行の可能性
③治療利益の認知
３食規則正しく食事をすることは、糖尿病に役立つという気持ち。
④治療不利益の認知あるいは障害の認知
３食規則正しく食事をすることは、時間的に難しいという気持ち。

開始の決定
③>④
勧められた保健行動を実行する可能性を決定する。
③<④
勧められた保健行動を実行する可能性は難しい。

図３　ヘルスビリーフモデルの例　―糖尿病の罹患性の認知を高める栄養教育―

出所）松本千明『医療・保健スタッフのための健康行動理論の基礎－生活習慣病を中心に－』医歯薬出版　2002年　pp.6-10を一部改変

はがき、マスメディア、他人からの勧めなどが行動するきっかけとなる。③④の２つは、保健行動に関する信念をさす。

これら４つの信念が「望ましい保健行動」をとる可能性を決定する。さらに、この程度なら食事療法をやっていけるという自信が大切である。これを自己効力感（セルフエフィカシー：self - efficacy）と呼ぶ（p.14参照）。

2　トランスセオレティカルモデル（行動変容ステージモデル）の応用……………………

行動変容ステージモデル（stage of change model）は、1980年代プロチャスカ（J. O. Prochaska）らが考案した。保健行動の変容を１つのプロセスととらえ、その変容の過程を準備性によって５つの行動変容ステージに分類している（図４）。また、この５つのステージの特徴を考慮して行動変容を促すために、支援方法を10の行動変容プロセスとして示している（表１）。なお、このモデルは「トラスセオレティカルモデル」（transtheoretical model）または、「汎理論的モデル」とも呼ばれている。

当初、行動変容ステージモデルは、喫煙などの依存症の行動変容に活用され、今日では生活習慣病、肥満症の改善など広く応用されている。栄養教育にこのモデルを応用する場合、相談者がどのステージなのかを明確にしたうえで、そのステージに応じた効果的な働きかけを行い、行動変容後６か月以上維持できるように支援していくことが大切である。

3　行動意思理論（計画的行動理論）の応用…

フィッシュバイン（M. Fishbein）は、合理的行動理論において、行動を起こそうという意思に影響を与えるものとして「行動への態度」と「主観的規範」の２つをあげた。その後、アズゼン（I. Ajzen）が３つ目の要因として、「行動のコントロール感」を加えて計画的行動理論に発展させた。この理論は、人が何かを行動しようとする時、その行動をする前に行動しようとする「意思」が働き、その意思は、その行動に対する自分自身の「行動への態度」「主観的規範」「行動コントロール感」を互いに影響し合い、さらにこの３つがポジティブに働くと、行動しようという「意思」が高まり、目的とする行動が起こりやすくなる（図５）。この２つの理論を行動意思理論と呼ぶ。

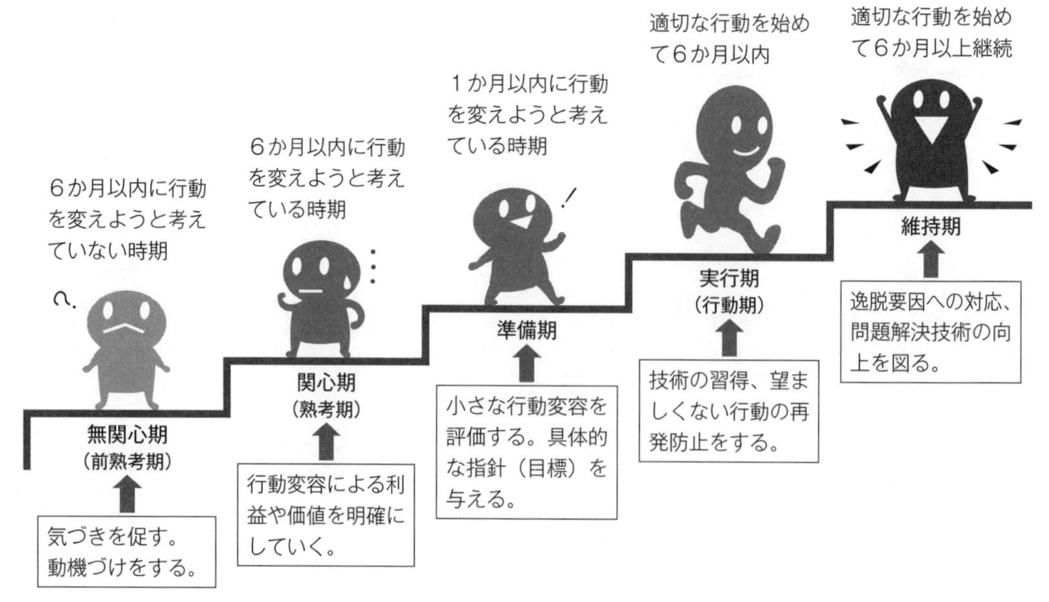

図４　行動変容ステージと働きかけ

出所）門脇孝・島本和明・津下一代・松澤佑次編『メタボリックシンドロームリスク管理のための健診・保健指導ガイドライン』南山堂　2008年　p.212を一部改変

表1　行動変容プロセス

概念	内容	ステージとの関連・働きかけのポイント
意識の高揚	様々な情報を学習し、行動変容への意識を高める。	無関心期→関心期 ●ネガティブ感情を喚起する働きかけ
感情的経験	問題行動を続けた場合の負の感情（恐れ、心配など）を体験させたり、表現させる。	
環境の再評価	問題行動を続けることによって生じている、周囲の人への影響を認識させる。	
自己の再評価	行動を変容させた自分を想像し、行動変容のメリットを認識する。	関心期→準備期 ●ポジティブな感情を喚起する働きかけ
自己の解放	行動へのコミットメント。行動変容への決意の表明。目標宣言。行動契約。行動変容への自信の形成。	準備期→実行期 ●目標の具体化、行動化のための働きかけ
行動置換	問題行動を健康的な行動に置き換える。	実行期→維持期 ●行動への働きかけ ●行動変容技法の活用
刺激統制	問題行動のきっかけを取り除き、健康行動のきっかけを整え、行動変容を環境面から調達する。	
援助関係の利用	活用できるソーシャルサポートを調査し、活用する。	
強化のマネジメント	オペラント強化の活用。 行動が変容できた場合の褒美、できなかった場合の罰を考える。	
社会的解放	社会は、健康的な行動を支援していることに気づく。 例えば、ヘルシーメニューを提供している外食店が多くあることに気づくなど。	●ステージとの関連は明らかにされていない。

出所）日本栄養改善学会監修、武見ゆかり・赤松利恵編『栄養教育論　理論と実践』医歯薬出版　2013年　p.14を一部改変

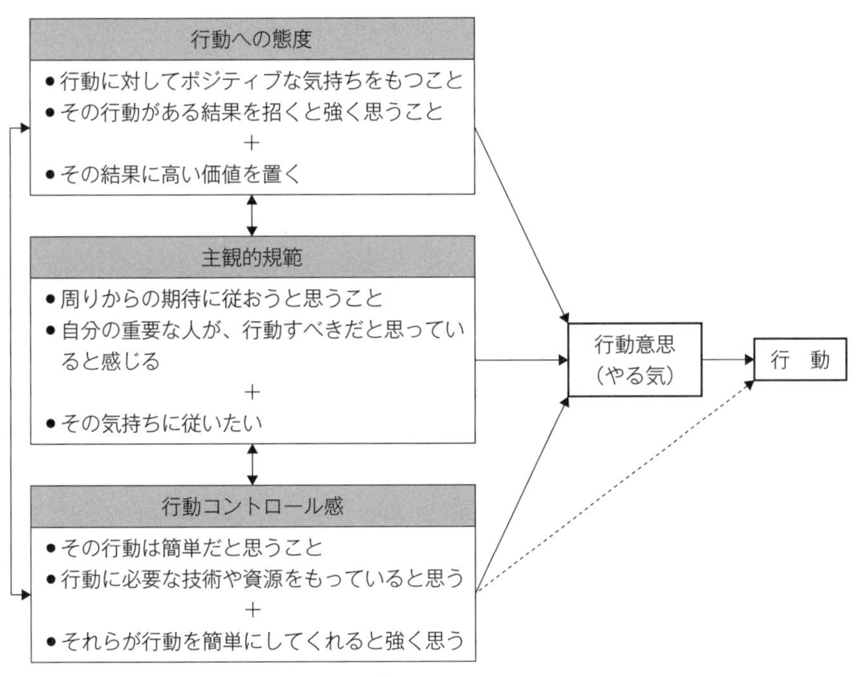

図5　行動意思理論（計画的行動理論）

出所）松本千明『医療・保健スタッフのための健康行動理論の基礎－生活習慣病を中心に－』医歯薬出版　2002年　p.39を一部改変

3 個人間の関係と行動変容に関する理論の応用

個々人の健康行動は、家族や友人、職場の同僚など周囲の人々の影響によって行動変容がもたらされる。栄養教育においても、そうした影響を考慮した理論・モデルを応用する。

社会的認知理論（社会的学習理論）の応用………

社会的認知理論（social cognitive theory：SCT）は、1970年代にバンデューラ（A. Bandura）によって考案された。社会行動の形成や変容は、その行動の結果のみに依存するのではなく、他人の行動の観察学習（モデリング）やシンボルによって行動が形成されたり変容されたりする。

自己経験や代理経験を通して、自己効力感や結果期待感を高めるアプローチをすることで行動変容が促されやすい。

①効力の期待（自己効力感）：その行動をどれくらい自分は実行できるかという自信を予測する。自己効力感を高めるには、成功体験、代理体験、言語的説得、情動的喚起の４つの要因がある。

②結果の期待：その行動を実行するとどのような結果が得られるかを予測する。

4 集団や社会の行動変容に関する理論の応用

人々の健康行動には、組織、地域、社会などの環境が大きく影響を及ぼす。したがって、集団や地域社会への栄養教育には、そうした影響を考慮した理論・モデルを応用する。

プリシード・プロシードモデル……………………

プリシード・プロシードモデル(precede-proceed model)は、グリーン(L. W. Green)とクロイター(M. W. Kreuter)によって考案された。このモデルは、最終QOLの改善・向上を目的に、ヘルスプロモーションの計画・実施・評価という一連の段階を詳細に示した総合的なプログラムである。よって、個人の行動変容を促すためのモデルではない。地域社会や比較的大きな集団のQOLや健康水準の向上を考えるヘルスプロモーションと健康教育の両方を取り込んだ総合的なプログラムである。わが国では健康日本21、健康増進計画、食育推進計画、健やか親子21、アメリカでは「Healthy People 2010」など健康教育のプランニングを行う際の不可欠なモデルとなっている。

このモデルは、プリシードとプロシードの２つの要素から成り立っている（図６）。1980年にプリシードの部分からなる健康教育の枠組みとして発表されたが、1991年にプロシードの部分が追加されたことにより、ヘルスプロモーションと健康教育の両方を取り込んだ総合的なプログラムとして提案された。2005年の第４版のプリシードは第１段階から第４段階、プロシードは第５段階から第８段階からなる（表２）。

2 行動変容技法を使った行動療法

行動変容技法とは、行動修正を効果的に進めるためのオペラント学習理論を応用した技法で、学習者に応じて適宜選択して行動変容を進めていく。肥満の行動療法の技法の具体例を表３に示す。

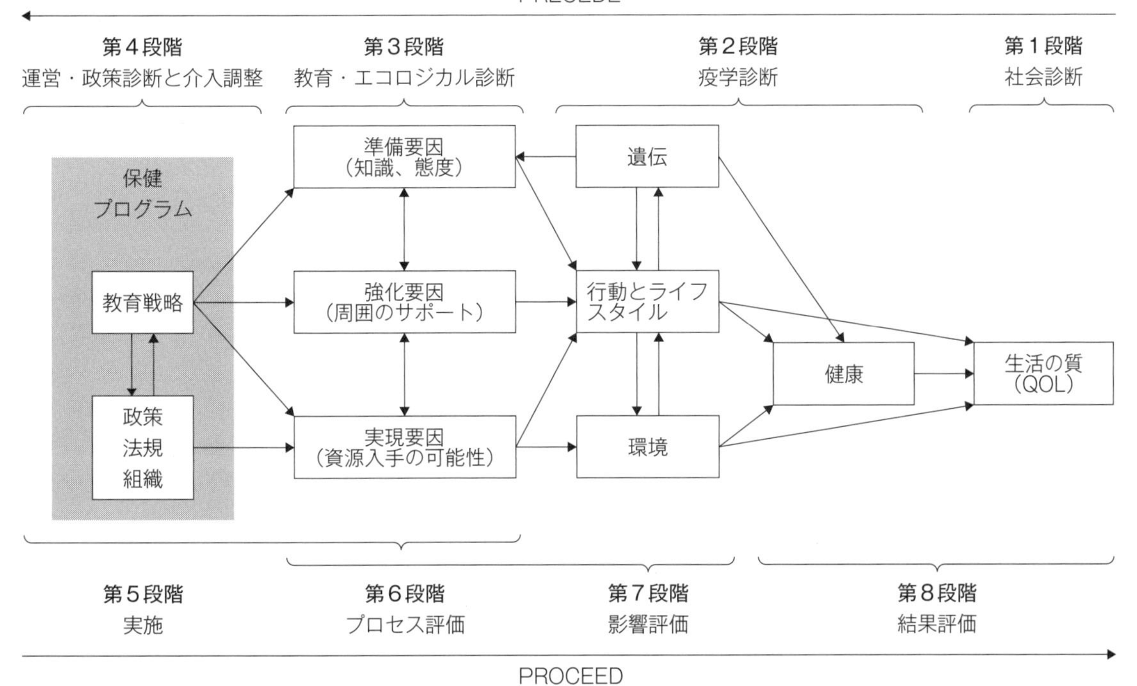

図６　プリシード・プロシードモデルの概略図（L. W. Green, M. W. Kreuter, 2005）

表２　プリシード・プロシードモデルの段階

段階	内容
第１段階 社会診断	取り組みによって向上させるQOLを明確にするために、対象者の選定、現状の確認、当事者や関係者への調査などにより課題を抽出し優先順位をつけて最重要課題を決定する。
第２段階 疫学診断	第１段階で設定されたQOLに影響を及ぼしている健康問題やその指標を明確にするために、疫学データ、先行文献による分析、全国平均や近隣の自治体のデータなどとの比較から、健康問題に影響を及ぼす行動・ライフスタイル、環境、遺伝といった要因から関連性の強い問題を特定し、「重要性」「改善の可能性」から優先順位を決定する。
第３段階 教育・エコロジカル診断	第２段階の疫学診断の結果、健康指標に影響している要因を「準備要因」（知識、態度、信念、価値観、認識）、「強化要因」〔実践、継続支援する周囲のサポート（家族、友人、仲間）、反応や行動後に得られる爽快感、満足感、報酬など〕、「実現要因」〔望ましい行動や環境変化を可能にする要因（スキル、施設・個人・コミュニティの資源の利用のしやすさなど）〕に分類し、「重要性」「改善の可能性」から優先順位を決定する。
第４段階 運営・政策診断と介入調整	第３段階で診断された優先順位の高い準備要因、強化要因、実現要因を満たす保健プログラムを作成するために、教育戦略を立て、プログラムの実施に必要となる資源（マンパワー、資金、時間など）を分析する。また、プログラムの実施を支援する、あるいは阻害する政策・法規・組織の要因を分析し、必要に応じて介入調整を行う。
第５段階 実施	第１段階から第４段階のプロセスをふむことで事業をどのように展開するかを明確にしてマンパワー、資金、スケジュールなどから保健プログラムを作成し実施する。
第６段階 プロセス評価	保健プログラムが計画通りに進行しているか否かを評価する（プログラムの進行状況、マンパワーや資金などの資源の活用状況、スタッフの作業状況、参加率、受益者や協力組織の反応などの評価）。
第７段階 影響評価	第３段階や第４段階で設定した行動目標、環境目標、学習目標、資源目標などの目標値の達成度を評価する。
第８段階 結果評価	最初に設定したQOLの向上や健康問題の改善が達成されたかを評価する。

表３　食の行動療法の技法とその具体例

①目標設定（goal setting）
- 目標行動（体重、食事、運動、空腹対処）を具体化する。

②自己監視法（self-monitoring）
- 食行動（内容、量、時刻、場所、気分）を記録する。
- 体重や歩数を記録する。
- 目標行動（食事、運動、空腹の対処）を○△×で記録する。

③オペラント強化法（operant reinforcement）
- 目標行動を点数化したり、出席表にシールを貼る。
- 望ましい食行動や運動行動をほめる。
- 体重が減ったらボーナスをもらう、洋服を買うなどする。

④刺激統制法（stimulus control）
- 一定の時刻に、決まった場所で、決まった食器で食べる。
- ながら食いをやめ、食事に専念する。
- 自分の食べる量を決め、盛り切る。
- 食べ物を目につかないようにしまい込む。
- 満腹の時に買い物に行く。
- カルシウムの摂取量を増やしたい場合、冷蔵庫に牛乳を買い置きする。

⑤反応妨害法（response prevention）・習慣拮抗法
- 食べたくなっても５分・10分は我慢する。
- 空腹になりすぎないよう、計画的にしっかり食べる。

⑥食べ方の変容
- 少量ずつ口に入れ、一口ごとに箸を置く。
- 噛む回数を数える。
- 利き手と反対の手を使う。

⑦社会技術訓練（social skills training）
- 食べ物の勧めを断るロールプレイ。
  - お礼を言いつつも、はっきりと断る。
  - 少しだけ食べて、あとは遠慮する。
- 相手の感情を害さずに自分を表現する。
  - あらかじめ断りの文言をいくつか練習しておく。

⑧認知再構成法（cognitive restructuring）
- くじけそうになったら、励ましの言葉を声に出す。
  - お菓子を食べたい→退屈しているだけだ。
  - 親も太っている→習慣が大きい。
- 身体イメージや自己イメージを改善する。

⑨再発防止訓練（relapse prevention）
- 危険な状況を予測して対処法を練習する。
- 体重が上限を超えたら再度減量を開始する。
- 運動の継続。
- ストレス対処法。

⑩ソーシャルサポート（social support）
- 家族や配偶者、友人の協力を得る。
- グループの会合や治療者と接触を保つ。

⑪行動置換（counter conditioning）
- 反応妨害法・習慣拮抗法のように食べずに我慢することをより実行しやすくするために食行動とは別の行動に置き換える。
  - 食べたくなったら、体操をする。散歩をする。歯を磨く。

⑫目標宣言、行動契約
- 目標宣言とは、学習者が目標を他者に決意表明する。行動契約とはその宣言した目標を達成するための具体的な行動目標の決定をいう。
  - 目標宣言「１か月で２kg減量する」
  - 行動契約「毎食、野菜を100 g以上食べる」

出所）丸山千寿子・足達淑子・武見ゆかり『栄養教育論　改訂第３版』南江堂　2013年　p.44を一部改変
辻とみ子・堀田千津子編『新版ヘルス21　栄養教育・栄養指導論』医歯薬出版　2017年　pp.49-54を一部改変

第Ⅱ部 基礎実習編

実習 1 栄養教育における栄養ケア・マネジメント（栄養ケアプロセス）
―自分の栄養状態を知ろう―

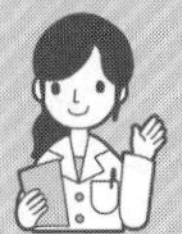

目的

- 管理栄養士・栄養士をめざす学生が、将来、人を対象とした栄養教育を行うにあたって、まずは自らの栄養状態を知る。あわせて、栄養教育マネジメントサイクルの一連の流れに沿った栄養教育を実践して身につける。
- 個別栄養相談（栄養カウンセリング）の学習形態で、学生同士のペアワークにより教育者（管理栄養士・栄養士）と学習者（相談者）の双方の役割を演じながら、行動科学の理論・モデル、行動変容技法、カウンセリング技法を活用することができる。

はじめに

栄養教育の最終目的は、人々の健康の維持・増進および生活の質（QOL：quality of life）の向上である。そのためには、個々人が適切な食習慣や生活習慣を獲得し、それを習慣化できるようにすることが不可欠となる。栄養教育は、一方では、複雑な社会背景の中、心身のバランスをとりながら常時望ましい栄養状態や食行動を具現化するために不適切な行動変容を是正する。他方では、健康教育・ヘルスプロモーションの考え方で社会全体を視野に入れ、環境づくりをも含めて包括的に支援する活動である。

栄養教育は、栄養ケア・マネジメント（Nutrition Care and Management：NCM）の一環として位置づけられ、そのNCMの過程である計画（Plan）、実施（Do）、評価（Check）、見直し・改善（Action）のPDCAサイクルに則して行われる。日本栄養士会は、2016年４月より栄養ケアプロセス（Nutrition Care Process：NCP）という新たな栄養ケアモデルを導入し、その過程に「栄養診断（Nutrition Diagnosis）の項目を追加した（図１－１）。その手順は次の通りである。

栄養スクリーニングと紹介システム：栄養状態にリスクがあるものをふるい分けする（身長・体重計測、血液検査、身体所見、食事・栄養摂取量など）。

①**栄養アセスメント**：栄養状態を適格に評価・判定する（身体計測、血液・尿検査、身体所見、消化器症状・耐性など）。

②**栄養診断**：栄養アセスメントと栄養介入の間に入る段階で、栄養アセスメントをもとに対象者の栄養状態を総合的に診断する。これは栄養領域に限局した診断であり、管理栄養士・栄養士

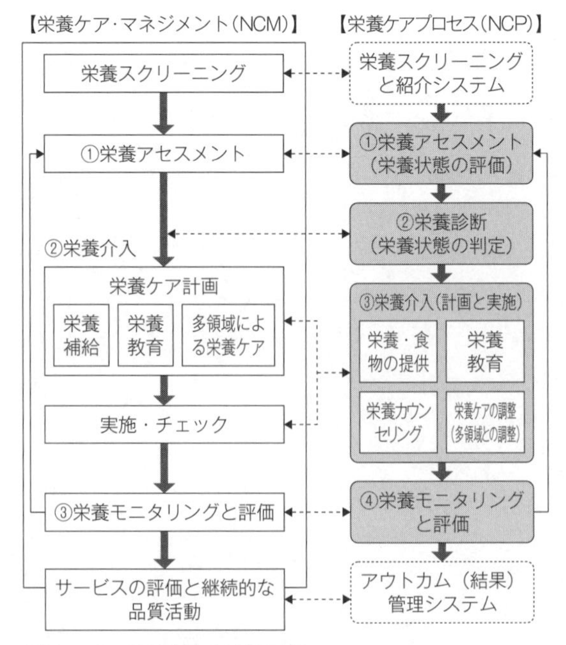

図１－１　NCMとNCP区別

出所）片桐義範「栄養ケアプロセス（NCP）の活用　第２回」日本栄養士会雑誌　第59巻第５号　2016年　p.15

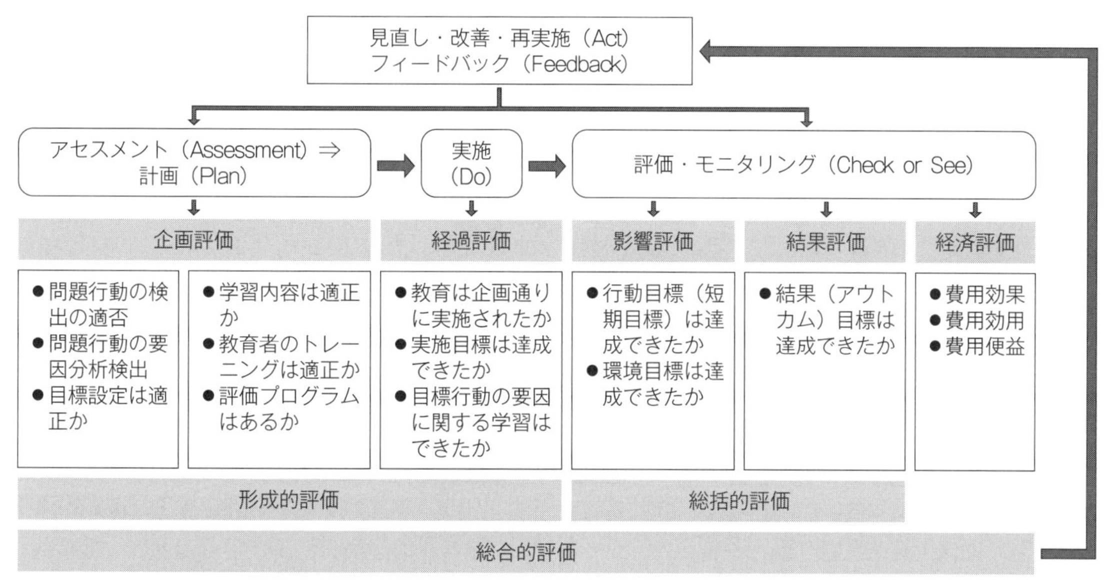

図１－２　栄養教育プログラムにおける評価

出所）辻とみ子・堀田千津子編『新版ヘルス21　栄養教育・栄養指導論』医歯薬出版　2017年　p.121

が行う。医師が行う医療診断とは異なる。

③**栄養介入**：栄養アセスメントから課題を特定し、それを改善するための計画を作成する（投与方法・投与経路などの検討）。

④**栄養モニタリングと評価**：実施中には対象者の改善状況の監視を繰り返し行う。用いた方法、手順の有効性や効率性について経過（プロセス）評価を行い、臨機応変に修正して進める。

アウトカム（結果）管理システム：計画・実施による効果の影響評価、結果（アウトカム）評価、経済評価を行い、未解決な問題点、新たな問題点を明確にして、次の活動にフィードバックする。

また、図１－２は、栄養ケアプロセスを栄養教育の特性に対応させて示した栄養教育プログラムにおける評価である。計画と実践を絶えず様々な角度から評価し、フィードバックしてより効果的な栄養教育を実施していく。

本実習では、管理栄養士養成課程・栄養士養成課程の学生同士で面接を行い、教育者と学習者の双方の立場から栄養ケア・マネジメントシステム（栄養ケアプロセス）、栄養教育マネジメントサイクルに則って系統立てた栄養教育の基本的な方法を学ぶことで、今後、多様なケースの栄養教育で応用力や実践力を養うための基盤となる能力を身につける。

実習１－１　【栄養スクリーニング】

身体計測および問診による臨床診査（初回面接）を実施して、栄養スクリーニングを行ってみよう。

【ペアワーク】

実習手順

STEP1▶「身体計測記録用紙」「栄養カルテ」「問診用記録用紙」「３日間の食事記録用紙」とこれらの記録用紙を綴じて整理・保管するためのファイルを用意する。

STEP2▶学生全員が身体計測、体組成および血圧の測定を行い、「身体計測記録用紙」に記録する。

STEP3▶学生同士１対１のペアを組み、管理栄養士・栄養士役と相談者役になる。

STEP4▶面接により、管理栄養士・栄養士役は、相談者役の臨床診査（問診による食生活・生活習慣の聴き取り調査）を行う。

STEP5▶面接が終了したら、その内容を「栄養カルテ」（SOAP形式のS）に記録する。

STEP6▶臨床診査項目の聴き取りが終了したら、管理栄養士・栄養士役と相談者役を交替して同様に進める。

実習１－１のポイント

１．身体状況の把握と評価

自分自身を栄養スクリーニングするために必要な身体計測の各項目（身長、体重、BMI、ウエスト・ヒップ比、ウエスト周囲径、体組成、血圧）について実際に測定を行い、「身体計測記録用紙」に記入して生体情報を把握する。

- 臨床栄養管理実習などの他科目で、すでに身体計測を行っている場合には、その結果も活用する（骨密度など）。
- 身長、体重、BMIから摂取エネルギーの過不足を評価する。
- 骨格筋、体脂肪のバランスをみることにより、身体活動量の過不足を評価する。
- 肥満度診断では、BMI、体脂肪率、ウエスト・ヒップ比、ウエスト周囲径、内臓脂肪面積、フィットネススコアなどで評価する。
- 血圧は「日本高血圧学会治療ガイドライン2019」（JSH 2019）による収縮期血圧、拡張期血圧の正常血圧値をもとに評価する。
- 筋肉バランスを右腕、左腕、体幹、右脚、左脚の測定値から計算して評価する。

なお、本実習では、管理栄養士養成課程で学ぶ３年生の小林Ｒさんが学習者となった事例としてワークの回答例を示す（ワーク１－１）。

２．問診による臨床診査

問診によって食生活・生活習慣の聴き取り調査

ワーク１－１　Ｒさんの身体計測の結果

項目		基準値	測定値
身長（cm）		—	155
骨格筋・脂肪（kg）	体重	50.5	44.2↓
	骨格筋量	19.0～23.2	17.4↓
	体脂肪	10.1～16.1	11.2
肥満診断	BMI（kg/m^2）	18.5～25.0	18.4↓
	体脂肪率（%）	18.0～28.0	25.4
	ウエスト・ヒップ比[1)]	0.70～0.80	0.78
	ウエスト周囲径（cm）	男性＜85　女性＜90	63
	内臓脂肪面積（cm^2）	＜100 cm^2	26.6
	フィットネススコア（point）[2)]	70≦普通≦90	74
血圧（mmHg）	収縮期血圧	正常血圧＜120	115
	拡張期血圧	正常血圧＜80	67
項　目		筋肉量（kg）	筋肉バランス（%）[3)]
四肢･体幹の筋肉量･筋肉バランス	右腕	1.23	87.3
	左腕	1.19	83.9
	体幹	14.7	94.1
	右脚	5.17	96.8
	左脚	5.17	96.8

注１）ウエスト・ヒップ比＝ウエスト（腹囲）／ヒップ（腰囲）
健常人に比べて、ウエスト・ヒップ比が男性0.9、女性0.83以上で心筋梗塞のリスクが男性1.73倍、女性1.90倍に高まる。
２）フィットネススコア（体脂肪と筋肉量のバランス）の基準値：虚弱＜70、70≦普通＜90、90≦運動選手
３）筋肉バランス：lean/ideal lean×100（%）

を行う際には、以下の点に留意する。

- 管理栄養士・栄養士役は、相談者の既往歴・現病歴、不定愁訴、食習慣・生活習慣を聴き取り、その結果を「問診用記録用紙」に記入する(ワーク1－2)。
- 知り得た問診の結果は、すべて個人情報なので部外者には絶対に漏らさない。
- 問診では、カウンセリング技法を活用する。
- 「栄養カルテ」にも必要事項をSOAP形式で記入する(ワーク1－3)。SOAPとは「S:subjective data(主観的情報)」「O:objective data(客観的情報)」「A:assessment(評価)」「P:plan(計画)」のことで、ワーク1－3の問診による聴き取りは、「S:subjective data(主観的情報)」になる。これ以降、面接しながら栄養カルテにSOAP形式で記入して

ワーク1－2 Rさんの問診の結果

食生活・生活習慣(問診用)

相談者: 3年A組 学籍番号: ○○○○○ 氏名: 小林R 男 ・ (女) 20歳
指導日時:令和○年4月7日 13時00分 ～ 16時10分

1. 家族構成: 父(46歳)、母(42歳)、妹(14歳)
2. 調理者: ①本人 ②父 (③母) ④祖母 ⑤きょうだい ⑥その他
3. 飲酒: 0回/週 (たまに友達と食事をした時に飲む程度)
   内訳: ビール( ) 日本酒( ) ウイスキー( )
   チュウハイ( ) ワイン( ) カクテル( )
4. 喫煙: 有 (本/日) (無)
   喫煙者の場合、禁煙の意思確認: やめる ・ やめる努力をする ・ 当面やめられない
5. 食事内容:

朝食: 6時00分頃	昼食: 12時30分頃	夕食: 19時00分頃	間食 ・ (夜食)
(家庭内)・外食・中食	学食・外食・中食・(弁当)	(家庭内)・外食・中食	時 分頃 時 分頃
料理名と分量: • 食パン1枚(5枚切り) • スライスチーズをのせる • ヨーグルト • 飲み物(お茶)	料理名と分量: • お弁当 〔おにぎり1個 冷凍食品が多い〕	料理名と分量: • ご飯(お茶碗1杯) • 主菜1つ • 副菜2～3つ • サラダは絶対食べる	• たまに食べる 〔スナック菓子 ケーキ〕

6. 料理の味つけ: ①薄い (②ふつう) ③濃い
7. 好きな料理や食材:お米が好き、大半は何でも食べる
   嫌いな料理や食材:骨のある魚、トマト、マンゴ
8. 通勤手段: 電車と自転車 所要時間: 1時間くらい
9. 身体活動量: ①よく動く (②ふつう) ③あまり動かない
   スポーツ: ①習慣がある (②習慣がない)
   (種類:)
10. アルバイト: ケーキ屋さん
11. 既往歴: なし 現病歴: なし
12. 不定愁訴: たまに頭痛、偏頭痛
13. 居住: (①自宅) ②下宿 ③寮 ④その他
14. その他:

管理栄養士(○○△△)

ワーク１－３　Rさんの栄養カルテ①〔SOAP形式のS（subjective data：主観的情報）の抜粋〕
——初回面接でのRさんの訴え

- 甘いものばかり食べてしまう。
- 肉が好きで、肉料理に偏る。
- 朝は、食パンにスライスチーズをのせてトーストにして食べることが多い。
- １日３食は食べる習慣があり、食事のリズムは規則正しい。アルバイトの日は夕食が遅くなる。
- 大学には弁当を持参している。
- 休日の昼食は、親が共働きのため、スーパーでおにぎりやパンを購入することが多い。
- 魚は骨があるので、食べるのが苦手であまり食べない。
- 毎日３食規則正しく食べていてもBMIが18.4と低いのは、量が少ないことが原因であると考えられる。数日前からもう少し量を多く食べるように心がけている。

いくので、SOAP形式の書き方は事前に理解しておく。RさんのSOAP形式による栄養カルテは、ワーク１－３、ワーク１－４、ワーク１－６、ワーク１－11をつなげて１枚にしたものになる。

- 相談者の「身体計測記録用紙」「問診用記録用紙」「栄養カルテ」は、管理栄養士・栄養士役のファイルに綴じる。
- 次回の面接までに、平日３日間の食事調査を行い、秤量記録法で記入してくることを指示する。

実習１－２　【栄養アセスメント】

平日３日間の食事調査の結果と実習１－１の調査結果から栄養アセスメントを行い、そのアセスメント結果をもとに次回（２回目）の面接で説明するための資料を作成しよう。

【ペアワーク（実習前に各自で食事調査を行う）】

実習手順

STEP1▶事前に平日３日間の食事調査（秤量記録法）を行う。

STEP2▶食事記録から栄養素等摂取量を算出し、３日間の平均値±標準偏差を「栄養カルテ」（SOAP形式のO）に記録する。

STEP3▶管理栄養士・栄養士役は、相談者役の身体計測の結果、食事記録から算出した栄養素等摂取量の結果、実習１－１の問診による食生活・生活習慣の聴き取り調査の結果を集めてファイルに綴じておく。

STEP4▶管理栄養士・栄養士役は、受け取った相談者役のデータを集約して栄養アセスメントを行い、栄養課題およびその個人要因・環境要因を抽出して「栄養カルテ」（SOAP形式のA）に記録する。さらにワーク１－１～１－３をもとに、行動変容ステージモデルのどのステージなのかを評価する。

STEP5▶２回目の面接では、相談者役に栄養アセスメントの結果を説明するので、そのための資料を作成する。

実習１－２のポイント

１．秤量記録法による食事調査

- 食事調査のうち秤量記録法は、現在ではゴールドスタンダードとして精度の高い結果を得ている。栄養アセスメントにおいて栄養素等摂取量を評価し、栄養補給計画や栄養教育計画を作成する際には、食事記録の内容がより正確で真実に近い摂取量が求められる。それには少しでも経口摂取した状態に近似した食事記録を再現することが正確な評価につながり、効果的な栄養介入となる。
- 高い精度を求めるには、対象者にインフォームド・コンセントを十分に行い、協力してもらうことが必要である。特に注意すべきことは、秤量した各料理から残菜分を差し引き、実際に食べた食材の量を記録すること、また、日本食品標準成分表に記載している食材の部位、部首、料理法としての生・ゆで・焼きなど、供した状態で明確に記録することである。
- 食事調査法には様々な種類があるが、その中から対象者ならびに目的に合わせて選択する(p.31参照)。秤量記録法による食事調査がゴールドスタンダードであるとともに、それでもこの調査の有する限界を知ったうえで丁寧な食事調査をすることを本実習で具体的に学ぶ。

2．栄養状態の把握と評価

- 実際に行った自分自身の平日３日間の食事調査から栄養計算ソフトを用いて各日の栄養素等摂取量や３日間の平均値±標準偏差を算出する。日本人の食事摂取基準（2020年版）の推奨量や目標量、目安量とともに「栄養カルテ」の「O：objective data（客観的情報）」に記録する（ワーク１－４）。
- 食品群別摂取量と「食事バランスガイド」の結果を評価票に記入する（ワーク１－５）。

3．栄養アセスメントの実施

管理栄養士・栄養士役は、以下の点に留意して栄養アセスメントを行い、食生活・生活習慣および生体状況から課題を抽出して「栄養カルテ」の「A:assessment(評価)」に記入する（ワーク１－６）。

- 測定項目の標準的な指標をもとに行う。
- 相談者役が算出した３日間の食事記録から摂取量を算出し、18～29歳、性差、目標とするBMIの範囲、身体活動レベルⅠ、Ⅱ、Ⅲで該当する食事摂取基準、食品群別摂取量・目安量、身体計測の標準値などとあわせて評価する。
  - 食事摂取基準の栄養素量では、推奨量、目安量、目標量と摂取量とあわせて不足の可能性

ワーク１－４　Rさんの栄養カルテ②〔SOAP形式のO（objective data：客観的情報）の抜粋〕――栄養素等摂取量の評価

栄養素等		日本人の食事摂取基準(2020年版)*		平均摂取量±SD
エネルギー	kcal/日	EER	2000	1746±59
炭水化物	g	—	—	223.4±10.7
エネルギー比率	%	DG	50～65（57.5）	51.2
たんぱく質	g	RDA	50	67.0±2.0
エネルギー比率	%	DG	13～20（16.5）	15.3
脂質	g	—	—	62.9±8.8
エネルギー比率	%	DG	20～30（25）	32.4
カルシウム	mg/日	RDA	650	538±145
鉄	mg/日	RDA	10.5	7.2±1.1
ビタミンA	μgRAE/日	RDA	650	387±219
		UL	2700	
ビタミンB_1	mg/日	RDA	1.1	0.75±0.21
ビタミンB_2	mg/日	RDA	1.2	1.10±0.10
ビタミンC	mg/日	RDA	100	76±27
食物繊維総量	g/日	DG	18以上	14.2±1.7
食塩相当量	g/日	DG	6.5未満	8.7±1.8
飽和脂肪酸	%	DG	7以下	18.2±5.8
n-6系脂肪酸	g/日	AI	8	10.6±0.7
n-3系脂肪酸	g/日	AI	1.6	1.6±0.5

注１）＊日本人の食事摂取基準（2020年版）に準拠して、対象者（年齢：20歳、性別：女子、身体活動レベル：Ⅱ（ふつう）、身長：155 cm、体重：42 kg）の栄養素等量を設定した。
２）EER：推定エネルギー必要量、DG：目標量、RDA：推奨量、AI：目安量、UL：耐容上限量、SD：標準偏差

ワーク1－5　Rさんの食品群別摂取量と「食事バランスガイド」の評価票

食事	18食品群	目安量(g)	摂取量(g)	食事バランスガイド（3日目）		3日目の食事バランスガイド*
				目安SV	摂取SV	
主食	穀類（めし、ゆで麺等）	520	428	5～7	4	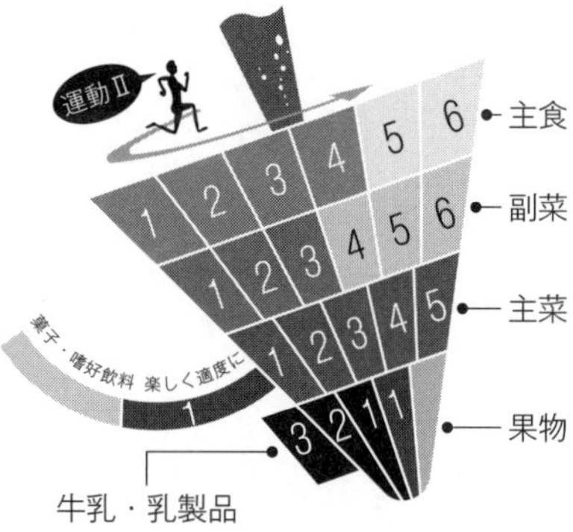
副菜	いも類	70	35	5～6	3	
	緑黄色野菜	140	50			
	その他の野菜	260	84			
	きのこ類	20	3			
	海藻類	15	10			
主菜	豆類	75	43	3～5	5	
	魚介類	100	17			
	肉類	90	100			
	卵類	55	40			
乳製品	乳類	210	128	2	3	
果物	果実類	200	67	2	1	
菓子・嗜好飲料	砂糖・甘味料類	5	6	2	1	
	菓子類	25	0			
	嗜好飲料類	450	0			
調味料類	種実類	5	0	副菜に含まれる		
	油脂類	12	8			
	調味料・香辛料	80	33			
合計				24	17	

注1）栄養計算ソフト「エクセル栄養君Ver.6.0」（建帛社）を使用して得られた結果を一部改変して作成。
　2）3日間の栄養素等摂取量平均値に一番近い値が3日目の献立レシピであったことから、食事バランスガイド（コマ）は3日目を例示した。

ワーク1－6　Rさんの栄養カルテ③〔SOAP形式のA（assessment：評価）の抜粋〕——食生活・生活習慣および生体状況の評価

評価できるところ	問題のあるところ
●食事リズムは一定である ●毎日3食は規則正しく食べている ●主食はご飯が好きである ●大学へは弁当を持参している ●夕食に主食茶碗1杯、主菜1つ、副菜2～3つ、サラダは必ず食べる ●家での味つけは普通、自分は薄味を好む	●肉が好き。魚は骨があるので嫌い。 ●BMI 18.4で低体重。エネルギー摂取不足の可能性がある。 ●骨格筋量が17.4 kgで、標準値と比較すると低値である。 ●筋肉バランスは83.9～96.8%で、標準値と比較するとやや低値である。 ●エネルギー量は、BMIとエネルギー摂取量との関連性からみて不足の可能性がある。エネルギー産生栄養素バランス（%エネルギー）について、炭水化物エネルギー比率とたんぱく質エネルギー比率は目標量の範囲内に収まっている。脂肪エネルギー比率は32.4%と上限の30%を超えており、過剰摂取である。その要因として、脂質のとり方で飽和脂肪酸（DG 7%以下）が18.2%と大幅に偏りがある。鉄7.2 mg、カルシウム538 mg、ビタミンB_1 0.75 mg、ビタミンC 76 mg、食物繊維14.2 gと推奨量や目標量を下回っており、不足の恐れがある。食塩8.7 gと過剰の可能性がある。 ●ご飯が好きだが量は少ない。「食事バランスガイド」でみると、主食4つ、副菜3つ、主菜5つ、果物1つ、牛乳・乳製品3つとコマが傾いている。

とその確率を推定する。なお、エネルギー量については、目標とするBMIの範囲（18〜49歳：18.5〜24.9）を下回っていれば「不足」、上回っていれば「過剰」の恐れがないか、他の要因を含めて総合的に判断する。

- 食品群別摂取量では、その目安量とも過不足の可能性がある食品、「食事バランスガイド」の目安SVとの過不足では、その要因が献立レシピのどこに起因しているか、次いで、どこにどんな食材や料理をどのくらい増減して摂取したらよいかなどの修正案を考えておく。

- 食習慣・生活習慣を栄養素等摂取量との関連性から鑑み、適正に改善し習慣化できるように次回の面接を想定しながら考えておく。
- ワーク1－1〜1－3より管理栄養士・栄養士役は、相談者役が行動変容ステージモデルのどのステージにいるかを把握する(ワーク1－7)。
- 不明な点は、相談者に再度、補足の質問をし明確にしておく。

ワーク1－7　Rさんの行動変容ステージモデルによるステージの判定

行動変容ステージ	準備期
判定した要因	食事の量が少ないことを自覚しており、数日前からもう少し量を多く食べるように心がけている。

実習1－3　【栄養診断の判定】

栄養アセスメントをもとに栄養診断の判定をしてみよう。

【個人ワーク】

実習手順

STEP1 ▶ S（Sign/Symptoms：徴候／症状）
栄養アセスメントをもとに、3つの領域（NI、NC、NB）の中から重要な問題点を明らかにする。複数ある場合（2〜3つ）は、優先順位をつけておく。

STEP2 ▶ E（Etiology：原因や要因）
栄養診断を決定する。栄養診断の病因（原因／危険因子）の本質を十分に把握しておくことで、栄養介入（栄養計画・モニタリング項目）も同じ方針で進められる。

STEP3 ▶ P（Problem or Nutrition Diagnosis Label：問題や栄養診断の表示）
PES報告を行う。

実習1－3のポイント

1．栄養診断を理解するために

- 栄養診断の目的は、食物や栄養の専門職が栄養介入によって解決や改善を図ることができる具体的な栄養問題を明確化することである。
- 栄養診断は3つの領域から構成され、定義も示されている（表1－1）。
- 栄養診断は重要だと思われる内容に順位をつけ、重要なものから優先して選択する。NI、NC、NBの3つの領域から考えられる栄養診断項目に差がない場合は、まずはNIに関する栄養診断を検討する。栄養診断は、簡潔に1つに絞り込むことがよいが、重要な問題が複数ある場合には栄養診断が2〜3つになることもあり得る。3つ以内が望ましい。

表1－1　栄養診断の3つの領域と定義

- NI（Nutrition Intake：摂取量）
  経口摂取や栄養補給法を通して摂取するエネルギー・栄養素・液体・生物活性物質に関わることがら
- NC（Nutrition Clinical：臨床栄養）
  医学的または身体的状況に関連する栄養の所見・問題
- NB（Nutrition Behavioral/ environmental：行動と生活環境）
  知識、態度、信念、物理的環境、食物の入手や食の安全に関連される栄養所見・問題

2．栄養診断を決定する場合の考え方

- 栄養診断は、患者・クライアントの「アセスメントデータ」で原因の本質となる「病因や徴候／病状」を明確に示すことができるようにする。
- 「Etiology（原因や要因）」の本質が把握できていれば、栄養診断や「Plan：栄養介入（栄養計画・モニタリング項目）」においても同じ方針で進めることができる。

例１）「エネルギー摂取過剰」の場合

原因 仕事のストレスで食べないと落ち着かない

原因の本質 食べ過ぎ→運動不足→体重・腹囲の増加→血圧、血糖値、中性脂肪 各上昇

例２）「アルコール過剰摂取」の場合

原因 お酒大好き、習慣化してやめようとする気持ちがない

原因の本質 飲み過ぎ→運動不足→体重・腹囲の増加→午前中の血圧、血糖値、γ－GTP、尿酸値、中性脂肪 各上昇

3．栄養診断のPES報告

- 栄養診断は「PES報告」と呼ばれる文章表現を活用し、簡潔な一文で記載する。
- 「PES」は、下記の略語である。
  - P（Problem or Nutrition Diagnosis Label：問題や栄養診断の表示）
  - E（Etiology：原因や要因）
  - S（Sign/Symptoms：徴候／症状）

  なお、英語は結論を先に伝える文章表現のため「P・E・S」の順番であるが、日本語は結論が最後にくる文章構成のため「S・E・P」の順番で表現する。
- 栄養診断は「Sの根拠に基づき、Eが原因となった（関係した）、Pの栄養状態と栄養診断する」と簡潔な一文で記載する（ワーク１－８）。

ワーク１－８　Rさんの PES報告

食事摂取量が目標のエネルギー量よりも少なく、低体重や骨格筋量のやや低下がみられることから（S）、食事バランスの偏りと食事量の過小による（E）、エネルギー摂取不足（P）の状態にあると栄養診断する。

実習１－４　【栄養教育計画の作成】

２回目の面接を実施して、課題の抽出、目標の設定、計画の作成を行ってみよう。

【個人ワーク、ペアワーク】

実習手順

STEP1 ▶栄養教育計画を作成する。

STEP2 ▶学習指導案に基づきシナリオを作成する。

STEP3 ▶初回の面接と同じペアを組み、管理栄養士・栄養士役と相談者役になって、２回目の面接を行う。

STEP4 ▶面接が終了したら、その内容を「栄養カルテ」（SOAP形式のP）に記録する。

STEP5 ▶管理栄養士・栄養士役と相談者役を交替して同様に進める。

STEP6 ▶相談者役は、栄養教育計画を実施する。

実習１－４のポイント

学習指導案、教材、シナリオの準備

管理栄養士・栄養士役は、実習１－２で把握した相談者役の行動変容ステージモデルの準備性に基づき、栄養教育計画を作成し（ワーク１－９、１－10、１－11）、２回目の面接の準備として、教材、シナリオ（ワーク１－12）を作成する。その際には、以下の点に留意する。

- ２回目の面接で管理栄養士・栄養士役は、冒頭、前回の栄養アセスメント結果を実習１－２で作成した資料（栄養アセスメント結果表：ワーク１－１、１－４）を使ってわかりやすく相談者役に説明する。
- 教材は、フードモデル、料理カードを使用する。また、必要に応じてセルフモニタリング用紙を用意する。
- ２回目の面接で優先的な栄養課題を決定する。その課題を改善する方法として目標を設定し、評価項目（評価基準）を設定して栄養教育計画を作成する。その際には、栄養教育計画は相談

ワーク1－9　Rさんの栄養教育計画（全体計画）

テーマ		自分自身の栄養状態を知ろう　―適正な食事と身体活動を増やして低体重を解消しよう―
ねらい		栄養アセスメントの結果をふまえ、適正な食事の量と栄養バランスの工夫、さらには身体状況の是正を図り、健康な状況を醸成する。
学習者		小林R（管理栄養士養成課程の学生）
場所		栄養教育実習室
時間		1回60分
目標	学習目標	「食事バランスガイド」を用いて指示された自分の単位を理解し守る。 【数値目標】主食5つ、副菜6つ、主菜4つ、果物2つ、牛乳・乳製品2つの2,000 kcal
	行動目標	• 主食の量をご飯茶わん1杯90 g→160 g、おにぎり1個→2個にする。 • 副菜の食材の量を今までの1.5～2倍にする。 • 通学時に今より少し速足歩行をする。ストレッチ体操を寝る前に10～15分継続する。
	環境目標	• 母親に主食・副菜の量を1.5～2倍の量に増やしてつくってもらう。 • 「食事バランスガイド」の指示内容を理解し、規定量の料理をつくって提供してもらう。
	結果目標	適切な栄養バランスのとれた食事と身体活動を増やして筋肉を強化する。 【数値目標】BMI：18.4→20.0　体重：44.2 kg→48.0 kg
評価	企画評価	• 栄養課題や個人要因・環境要因の評価は適正だったか。 • 優先課題の決定は適正だったか。 • 教育内容、教材（フードモデル、料理カード）は適正だったか。 • 評価計画の設定は適正だったか。
	経過評価	• 企画（計画）通りに教育を実施することはできたか。 • 学習者の習得状況や態度はどうだったか、自己効力感は高まっているか（学習目標の達成度を測る影響評価として重ねて扱ってもよい）。
	影響評価	• 行動目標は達成されたか（継続的に達成されているか）。 • 学習目標、環境目標は達成されたか。 ⇨「食事バランスガイド」を活用した1日の単位を守るようになったか。 ⇨母親の支援は受けられたか。
	結果評価	結果目標は達成されたか。 ⇨BMI：20.0、体重：48.0 kg。

ワーク1－10　Rさんの栄養教育計画（2回目の面接の学習指導案）

	内容	方法・注意	準備物・配布物
導入 10分	• あいさつ • 初回面接時の栄養スクリーニングの確認 • 今回の栄養教育の目標	• 前回行った栄養スクリーニング項目で確認する。 • 栄養アセスメントの結果説明と栄養課題を見つけ、その改善方法について具体策を考える。	
展開 40分	• 栄養アセスメントの結果説明	• 栄養アセスメントの結果、BMIが18.4と低体重であり、骨格筋量が低値であることを説明し、その個人要因として総エネルギーが不足していること、身体活動量も不足していることを説明する。	• 身体計測結果表 • 栄養状態の評価票
	• 優先的な栄養課題を選定し、その結果目標、行動目標、学習目標、環境目標を決定	• 結果目標、行動目標、学習目標、環境目標を対象者自らが設定できるように支援する。	
	• 栄養教育計画の立案	• 結果目標を実現するために、行動目標、学習目標、環境目標を設定する。	
	• 低体重（BMI：18.4）のため「食事バランスガイド」を活用した食事バランスのよいとり方の指導	• 体重変化をみながら、各料理区分の適量範囲を調整する。 • 主食5つ、副菜6つ、主菜4つ、果物2つ、牛乳・乳製品2つで2,000 kcalとする。	• 食事バランスガイド • フードモデル
	• 間食のとり方の説明	• 好物のおやつは、菓子より果物やいも類、乳製品などで代替する。	• 料理カード

	●骨格筋量が低値のため、身体活動量を増やすように提案	●大学までの通学時の40分を早足で歩行すること、これまで時々やっていたストレッチ体操を毎日10～15分継続することを習慣化できるよう勧める。	
まとめ 10分	●自分自身の栄養状態の正しい把握 ●栄養課題の改善方法の確認	●各目標設定を確認する。 ●次回の面接を予告する。	

ワーク1－11　**Rさんの栄養カルテ④〔SOAP形式のP（plan：計画）の抜粋〕**
――栄養教育計画と今後の栄養教育計画の実施

栄養教育計画	●一見よく食べているようにみえるが、栄養アセスメントの結果から、身体計測では体重や筋肉量が低値であった。このことから食事内容として適切な食材の量やとり方を指示する。 ●「食事バランスガイド」を使って、主食5～7つ、副菜5～6つ、主菜3～5つ、果物2つ、牛乳・乳製品2つを目安量として摂取できるようにする。 ●炭水化物の摂取量が低値であることから、主食を4つ→6つに増やす。 ●野菜の摂取が少ないので、緑黄色野菜、淡色野菜として副菜を3つ→6つに増やす。果物は日々できるだけ常食とすることを勧める。 ●通学路の徒歩40分を早足で歩行すること、ストレッチ体操を10～15分／日行うことを勧める。
今後の栄養教育計画の実施	日常の食生活・生活習慣に大きな課題はないが、内容を精査して正しい食事内容のとり方、過ごし方を栄養教育計画に基づいて実施することで、行動変容は比較的容易にできると考えられる。支援を継続していく。

ワーク1－12　**Rさんとの2回目の面接シナリオの一部（例）**

Rさん：　管理栄養士・栄養士：

小林Rさん、こんにちは。管理栄養士の○○です。	
こんにちは。今日はよろしくお願いいたします。	
前回は、栄養スクリーニングを目的に身体測定やインボディによる体組成、食生活、生活習慣について聞かせていただきました。そして、3日間の食事記録も提出していただきましたね。今回はその結果を説明させていただきます。その後、体調はいかがですか。	⇦今回の栄養教育の目標 ⇦開かれた質問
大丈夫です。元気です。	
それでは、先日のいろいろな測定結果や調査結果をお知らせいたします。	⇦栄養アセスメントの結果
はい。私の栄養状態はどうでしょうか。	
BMIは18.4と低体重です。骨格筋の値も低かったので、もう少し身体活動量を増やすとよいと思います。体重が低かった要因は、総エネルギーの摂取量が少ないことが考えられます。食生活を振り返って、ご自分ではどのように思われますか。	⇦優先課題の見極め
規則正しく3食とも食べているのですが、主食、副菜のそれぞれの量が自分でも少ないように思います。それに比べて主菜がやや多いようにも思います。でも、今はこの量で慣れてしまっています。	⇦振り返り
それでは「食事バランスガイド」を使って、バランスよくとれているかみてみましょう。	
果物がとれておらず、野菜も不足している気がします。	⇦振り返り
「食事バランスガイド」のコマでみてみますと、主食4つ、副菜3つ、主菜5つ、果物1つ、牛乳・乳製品3つ、菓子・嗜好飲料1つとなっていて、コマは傾いていますね。	
やはりコマは傾いていますか。どのように直したらコマはバランスよく回るようになるのでしょうか。	⇦問題の気づき
そうですね。お気づきのようにコマのバランスがよくないので傾いてしまっていますね。では、主食を5つ、副菜6つ、主菜4つ、果物2つ、牛乳・乳製品2つの2,000 kcalをめざしましょう。主食5つもとれない場合は、大好きな間食をい	

	も類や果物などに代えてとるのもよいでしょう。いかがでしょうか。	
相談者	この「食事バランスガイド」のコマのバランスをとって、うまく回したいと思います。うまくコマが回れば、低体重から脱出でき、健康になれるのですね。少ない量で慣れてしまっていますが、何とかやれそうな気がします。	⬅結果の期待 ⬅効力の期待（自己効力感）
管理栄養士	生活習慣では、身体活動量を増やして骨格筋を増やすことが必要です。何かご自分でできそうなことはありますか。例えば、毎日徒歩で通学していますね。その歩き方を少し早足にしてみるとか。それから、これまで時々ストレッチ体操をしておられるようですが、毎日やってみるのはいかがでしょうか。	
相談者	そうですね。それならあまり負担にならないので、通学する時に自宅から大学まで往復40分歩きます。その時に、少し早足で歩いてみます。それから、帰宅後にストレッチ体操を毎日10～15分やってみます。続けられるかどうか不安ですが、授業で学んだセルフモニタリングを行って、やった日は○を付けてチェックしていきます。	⬅目標行動の自己決定 ⬅セルフモニタリング
管理栄養士	そうですね。ご自分の生活の中に実現できそうな行動目標を立てられ、立派ですね。	
相談者	ありがとうございました。少しやれそうな気がしてきました。	⬅自己効力感
管理栄養士	では、次回は１か月後にお越しください。	

者役を中心にして立案し、最終的な結果（アウトカム）目標、行動目標、学習目標、環境目標を立てる。また、管理栄養士・栄養士役は誘導せず、相談者役が自ら課題に気づき、改善策を導き出せるようにして目標を設定する。

- 目標以外の他の問題点についても、食生活や身体活動などで改善してほしい項目について留意点の説明を加え、資料や教材を使って指導する。
- 管理栄養士・栄養士役は、栄養教育を実施することで相談者役がセルフエフィカシーを高め、行動変容ができ、次のステージに進展できるように支援する。
- 相談者役は、自分自身の栄養状況を科学的根拠に基づいて把握する。

実習１－５　【モニタリングと評価】

半期最終週に３回目の面接を実施してモニタリング・評価を行い、栄養教育計画の見直し・改善を行ってみよう。

【ペアワーク】

実習手順

STEP1▶２回目の面接で作成した栄養教育計画を確認しておく。

STEP2▶初回、２回目の面接と同じペアを組み、管理栄養士・栄養士役と相談者役になって、３回目の面接を行う。

STEP3▶面接が終了したら、その内容を「栄養カルテ」（SOAP形式のＡ）に記録する。

STEP4▶管理栄養士・栄養士役と相談者役を交替して同様に進める。

実習１－５のポイント

- ３回目の面接を第３週目に実施して、栄養教育計画を実施している相談者役の改善状況をモニタリングし、評価する。主な評価の視点は、以下の通りである。
  - 行動目標、学習目標、環境目標は達成されたか（影響評価）。
  - セルフエフィカシー、モチベーションは低下していないか。
  - 行動変容ステージは進展しているか。
- 達成できている場合は、さらに行動目標に向かって適正な行動変容ができるように支援する。達成できていない場合は、栄養教育計画を見直して修正する。

実習

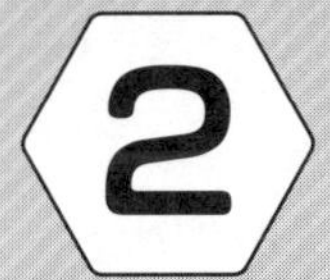

食事調査の方法

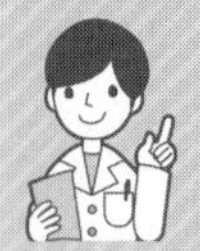

目的

- 食事調査を行い、その結果から栄養素等摂取量、食品群別摂取量を算出し、栄養アセスメントを行って学習者の栄養状況を把握して課題を抽出し、その改善策を立案することができる。

はじめに

食事調査は、栄養アセスメント法の1つであり、管理栄養士・栄養士がその専門的な知識や技術を活かし、情報収集できるものである。食事調査の方法は、対象者の過去の食事を振り返る調査と現在の食事に関する調査に分けられる。また、実際に食べた食事内容を調査するものと、食事の質問票を用いて調査する方法がある。各種の調査法にはそれぞれ長所と短所があるため、適切なアセスメントを行うためには調査目的に合わせた調査法を選択することが重要である。現在、わが国の研究分野や実務現場では、主に食事記録法（DRs：Dietary Records）、24時間思い出し法（24-hour dietary Recall）、食物摂取頻度調査法（FFQ：Food Frequency Questionnaire）が用いられている。

24時間思い出し法は、習慣的な摂取量の把握ができない。一方、食物摂取頻度調査法は、習慣的な摂取量を把握することはできるが、個人内変動（日間変動）は把握できない。食事記録法は、習慣的な摂取量と個人内変動の両方が把握できるという特徴がある。

食事調査によって料理や食品単位で得られた情報は、日本食品標準成分表を用いて摂取した食品重量から栄養成分値を換算する。得られる値は測定値ではなく換算値であり、あくまで推定値である。したがって、系統誤差をより少なくして真の値に近づけるための精度管理を高める必要がある。

実習2－1

自分自身の食事調査（目安量記録法）を行い、目安量から重量を換算しよう。

【ペアワーク（実習前に食事調査を行う）】

実習手順

STEP1▶事前準備として実習の1、2週間前に3日間分の食事記録調査票(目安量法)と記録上の注意事項と記録例について、教員が管理栄養士・栄養士役になって学習者役の学生に説明する。

STEP2▶学生は、自分自身の連続3日間の食事記録を行う。

STEP3▶実習当日、学生は教育者（管理栄養士・栄養士）役と学習者役のペアを組み、お互いに食事記録調査票（目安量記録法）を預かり、標準化資料に基づいて目安量から重量を換算する。

実習2－1のポイント

1．秤量記録法と目安量記録法

- 各種の食事調査法のうち、秤量記録法や陰膳法（材料買い上げ法）は、算出される値の精度が高くゴールドスタンダードとされ、他の調査法の妥当性検証に用いられる。秤量記録法は、現在、わが国の国民健康・栄養調査に用いられているが、近年の食行動や食形態は大きく変化し、外食や中食の利用者が増加していることから、厳密な秤量記録法を行うことができない現状にある。そこで、秤量記録法であっても、学習者が外食や中食を利用した場合には、目安量記録法の手法にしたがい、料理を構成している食品とその重量に換算したうえで栄養素レベルに換算する方法をとる。したがって、秤量記録法がゴールドスタンダードとなるのは、原材料の秤量が可能な家庭内での手作り料理を毎食摂取した場合となる。

●各種食事調査には長所・短所があることを理解して、学習者の栄養教育の目的に合わせてどの調査方法を選択するのかを見極めることが必要である。例えば、生体情報と食物から摂取した栄養素等量との妥当性を検証する場合は、陰膳法を用いて科学的な分析値を使うことが最も信頼性が高いことは言うまでもない。反面、経費と手間がかかる。各種食事調査の方法、種類、特徴は、表2－1の通りである。

表2－1　各種食事調査の方法、種類、特徴

調査法		実施上の注意	長所	短所
現在の食事に関する調査法	食事記録法	●秤量記録法と目安記録法がある。 ●摂取した食物とその量、食品名、調理方法、目安量を的確に記載してもらう場合は、回答者の事前訓練が必要となる。 ●調査者が記載内容を確認し、必要に応じて修正する。または修正を求める。	●厳密に行われれば、記録期間中の食物摂取量を正確に把握できる。	●回答者の負担が大きい。 ●回答者が記録するので、子どもや自立機能の低下した人には難しい。 ●調査日数が少ないと、日常的な摂取量の妥当性が低下する。 ●回答者が記載する負担を考えて食事を変化させてしまうと、通常の食生活が反映されない。 ●入手した情報をコード化するには、手間と費用がかかる。
	陰膳法	●実際に選択された食事をすべて集められるよう配慮する（プライバシーの保護や材料費の支払いをきちんとするなど）。	●回答者の記憶に依存せず、また、日本食品標準成分表が有する誤差が解消できるので、精度が高い。 ●他の食事調査法の精度を評価する場合のゴールドスタンダードとなる。	●回答者の負担が大きい。 ●調査者の手間と費用、時間が多くかかる。
過去の食事を振り返る調査法	24時間思い出し法	●信頼性を高めるためには、調査者の訓練が必須となる。 ●思い出しの手助けには、実物大のフードモデルや写真を利用する。	●調査者が面接して回答を記録するので、回答者は読み書きを必要としない。 ●回答者の負担が少ない。 ●直前のことを思い出すので、回答者は一般に食事の大半を思い出すことができる。 ●食物を摂取してから行われるので、食行動の変化がない。	●食事は個人内変動（日差）が大きいため、１回のみの調査で個人の日常の食事を把握するのには適さない。 ●調査者の面接技術に依存する。
	半定量食物摂取頻度調査法	●食品リストは、回答者や目的に応じて、適切なものを採用する。 ●摂取量は、１回当たりの平均的な摂取量（ポーションサイズ）を示す。 ●食事記録法や陰膳法などと比べてどの程度一致するかの妥当性が検討されている調査票を使用する。	●習慣的な摂取状況を把握できるので、日常的な情報が得られる。 ●データ収集と処理の費用や時間、回答者の負担が比較的少ないため、大規模な調査（疫学調査）に利用される。	●使用する食品リストや回答者の記憶に依存するため、摂取量の定量が24時間思い出し法よりは正確ではない。 ●単一の食品で聴き取る場合は、正確な回答を得ることが困難である。 ●ある集団の食事摂取の量的パラメータを推測するために使用するのが適当かどうかについては意見が分かれるため、推計される栄養素等摂取量は概算にすぎないことを認識する必要がある。
	食事歴法	●通常、過去に他の目的で詳細な食事記録が収集されている人を対象とし、再び調査をして食事歴を評価する。 ●必要に応じて、フードモデルや写真を活用する。	●食習慣を評価できる。 ●がんの疫学調査などで採用されている。	●回答者の記憶に依存するので不確実なこともある。 ●調査者の十分な訓練が必要である。

出所）逸見幾代・佐藤香苗編『マスター栄養教育論　第２版』建帛社　2013年　p.63

●疾病の栄養補給法の決定や健康人の栄養素等摂取量と血液検査との関連性を知る場合などは、かなり精度の高い調査方法が要求される。その折には、少しでも口から体内に入った食事をすべて記録用紙に忠実に再現させることである。それには秤量記録法で食前の摂取量から残菜の量を差し引いて実質の摂取量を記録用紙に記載しなければならない。また、秤量記録法の記載方法には、学習者に事前の説明をし、適正な食事記録からより確かな結果をフィードバックできることを強調して説明する。秤量記録法は自己申告であるため、過小評価、過大評価、記入漏れ、記入ミスもある。それをさらに精度を高めるためにカメラで食前・食後の食事内容を撮影し提出してもらい、ベテラン管理栄養士がその写真と食事記録を照合し補てんする。食事調査の限界レベルの中でもこの方法で行う秤量記録法が最高レベルの調査結果を担保している。

●食事記録法は、摂取した食品の各重量を日本食品標準成分表の100 g当たりの成分値を用いて換算する値であり、これもまた概数であることを付記しておく。

表2－2　目安量記録法の記録上の注意事項と記入例（Yさん）

1．食事記録にあたっての注意

①調査日に飲食したすべての食べ物について、記入例にしたがって重量欄以外の項目をすべて記入してください。
②土日祝日を除く平日連続３日間の食事を記録してください。
③食事をとらなかった場合は「欠食」と記入してください。
④目安量は、記入例にしたがって記入してください。
⑤インスタント食品や市販惣菜などの場合は、成分表示をそのまま切り抜くか、備考欄にできる限り記入してください。また、備考欄には残食状況やその他の特記事項を例にならって記入してください。

2．食事記録票（目安量記録法）の記入例

（１）日目　　令和○年○月○日　○曜日

区分	料理名	食品名	目安量	重量（g）	備考
朝食（自宅）	トースト	食パン	６枚切り１枚		
		マーガリン	小さじ１杯		
	ミルクティー	紅茶	マグカップ１杯		
		ミルク	3g入りステック１本		AGFマリーム（粉末）
	果物	りんご	１／２個（Mサイズ）		
昼食（学食）	ごはん	ごはん	丼軽く１杯		
	から揚げ	鶏肉	３個		
		キャベツ	１人前		
	味噌汁	わかめ	少々		汁はすべて飲んだ
		ねぎ	少々		
夕食（外食）	カルボナーラ	パスタ	１人前		
	サラダ	サラダ菜	２枚		
		きゅうり	うす切り３枚		
		アスパラガス	５cm長さ３本		
		ミニトマト	２個		
		和風ドレッシング	大さじ１杯		小さじ１杯残った
	飲み物	コーヒー	カップ１杯		ミルク、砂糖無し
間食	菓子	ポテトチップス	10枚		

注）太枠内は管理栄養士・栄養士が記入する。

2．食事記録票(目安量記録法)の記入方法

目安量記録法の記録上の注意事項と記録例は、表2－2の通りである。

3．食事記録票（目安量記録法）からの食品重量の換算

学習者の記録した食事記録票（目安量記録法）から食品重量を換算する（ワーク2－1）。

- 「食品名」欄に食品のコード化に必要な情報を記入する。
- 「重量」欄には、標準化資料を参考にして、目安量の重量換算値を記入する。
- 重量の記入については、ワーク2－1の❶～❹の考え方を活用する。

4．個人情報の保護

調査で知り得た学習者（対象者）の個人情報については守秘義務があるので、関係者以外には口外してはならない。実習にあたっては、学習者から預かった資料の管理・保管のために専用のファイルを1人分ずつ用意しておくとよい。

ワーク2－1　回収したYさんの食事記録票（目安量記録法）の食品重量の換算

（1）日目　　　　令和△年6月3日　月曜日

区分	料理名	食品名	目安量	重量(g)	備考
朝食（自宅）	トースト	食パン	6枚切り1枚	60	
		マーガリン	小さじ1杯	4	
	ミルクティー	紅茶（浸出液）	マグカップ1杯	180	
		ミルク（コーヒーホワイトナー･粉､植物性脂肪）	3g入りステック1本	3	AGFマリーム(粉末)
	果物	りんご	1／2個(Mサイズ)	80	
昼食（学食）	ごはん	めし（精白米・水稲）	丼軽く1杯	150	
	から揚げ	鶏肉（若鶏もも・皮つき・生）	3個	100	
		しょうゆ（こいくち）		6	
		酒		6	
		片栗粉（じゃがいもでん粉）		5	
		揚げ油		5	
		キャベツ	1人前	30	
	味噌汁	わかめ（もどし）	少々	12	
		ねぎ（葉ねぎ）	少々	2	
		味噌（淡色･辛みそ）		10	
		だし汁（かつお・昆布）		150	汁はすべて飲んだ
夕食（外食）	カルボナーラ	パスタ（マカロニ･スパゲッティーゆで）	1人前	250	
		卵		50	
		ベーコン		20	
		生クリーム		30	
		オリーブ油		10	
		塩		1	
		ブラックペッパー		－	
	サラダ	サラダ菜（レタス・サラダ菜・生）	2枚	20	
		きゅうり	うす切り3枚	10	
		アスパラガス	3cm長さ3本	15	
		ミニトマト	2個	30	
		和風ドレッシング（ドレッシングタイプ和風タイプ）	大さじ1杯	10	小さじ1杯残った
	飲み物	コーヒー（浸出液）	コーヒーカップ1杯	150	ミルク、砂糖無し
間食	菓子	ポテトチップス	10枚	20	

❶食品の分類を加筆し、調味料、吸油量の算出式で重量を換算

❷外食の食品重量割合で換算

❸重量換算表や実物大写真集で換算

❹大さじ1(15g)－小さじ1(5g)＝10(g)

注）太枠内は管理栄養士・栄養士が記入する。

> **実習2－2**
> 食事調査結果から栄養素等摂取量および食品群別摂取量を把握し、評価しよう。
> 【ペアワーク】

実習手順

STEP1▶栄養計算ソフトを用いて学習者の食事記録の内容を入力し、栄養素等摂取量および食品群別摂取量を算出する。

STEP2▶3日間の算出結果の平均値と標準偏差（SD：Standard Deviation）を算出する。

STEP3▶日本人の食事摂取基準（2020年版）を評価基準として学習者の栄養素等摂取量を評価し、食生活上の課題や問題点を抽出する。

STEP4▶食品群別摂取量を目安量と比較し、学習者の食生活上の課題を抽出する。

STEP5▶抽出された課題を学習者に提示し、その具体的な改善策を提案する。

実習2－2のポイント

1．個人内変動、季節変動、地域変動、曜日間変動

3日間の食事調査から得られる結果は、学習者の習慣的な栄養素等の摂取状況を確定的に表すものではない。人の食事摂取量は、個人内変動や季節変動、地域変動、曜日間変動などの様々な要因が影響する。そのため、管理栄養士・栄養士は栄養素等摂取量の算出結果を取り扱う場合、絶対的な数値ではなく、あくまで計算値であることを心得ておく必要がある。

なお、本実習では、算出方法を学ぶことを目的に、平均値および標準偏差を算出する。

2．標準偏差

3日間の食事調査の場合には算出する必要はないが、ばらつきの検証方法の1つとして標準偏差（SD）がある。SD値が大きい場合は、食事の日間変動が大きいことを表しているため、その要因を検証して必要に応じて教育内容に反映させる。

3．栄養素等摂取量の評価

以下の点に留意して、栄養素等摂取量と日本人の食事摂取基準（2020年版）による栄養評価を行う（ワーク2－2、2－3）。

●エネルギー摂取量の過不足の評価

日本人の食事摂取基準（2020年版）によれば、推定エネルギー必要量を用いずに体重の変化（またはBMI）を用いるとされている。その理由は、エネルギー摂取量と、食事摂取基準の推定エネルギー必要量やエネルギー必要量を算出する各種推定式（Harris－Benedictの式など）といった異なった方法によって得られた値の両者を比較することは、異なる測定誤差が生じるため困難であるとしている。エネルギー摂取量との差に存在する誤差がたとえわずかな過不足でも、大きな体重変動を生じさせるとも明記している。

エネルギーの摂取量および消費量のバランス（エネルギー収支バランス）の維持を示す指標として、体格指数（BMI：body mass index）を採用し、18歳以上を年齢によって4つに区分し、目標とするBMIの範囲を提示した（表2－3）。一定期間におけるエネルギー収支の差は、体重変化やBMIとして測定できる。しかも、体重の日間変動や測定誤差もわずかである。したがって、エネルギーの過不足には体重の変化を測るのが妥当であり、その精度や簡便さからも現実的だとしている。

●食事摂取状況のアセスメント

- 体重変化量を測定する。
- 測定されたBMIが目標とするBMIの範囲を下回っていれば「不足」、上回っていれば「過剰」の恐れがないか、他の要因も含めて総合的に判断する。

ワーク2－2　Yさんの栄養素等摂取量と食事摂取基準値との比較

栄養素等		日本人の食事摂取基準（2020年版）*		BMI、平均摂取量±SD
BMI	kg/m^2	18～49歳	18.5～24.9	20.7
エネルギー	kcal/日	EAR	2000	1051±226
炭水化物	g	－	－	117.8±30
エネルギー比率	%	DG	50～65（57.5）	45.8±13
たんぱく質	g	RDA	50	47.9±21
エネルギー比率	%	DG	13～20（16.5）	18.0±5
脂質	g	－	－	40.5±15
エネルギー比率	%	DG	20～30（25）	34.1±6
カルシウム	mg/日	RDA	650	220±70
鉄	mg/日	RDA	10.5	4.5±1.5
ビタミンA	μgRAE/日	RDA	650	552±352
		UL	2,700	
ビタミンB_1	mg/日	RDA	1.1	0.67±0.33
ビタミンB_2	mg/日	RDA	1.2	0.82±0.44
ビタミンC	mg/日	RDA	100	42±10
食物繊維総量	g/日	DG	18以上	7.6±2.4
食塩相当量	g/日	DG	6.5未満	5.2±1.0

注1）＊日本人の食事摂取基準（2020年版）に準拠して、対象者（年齢：20歳、性別：女子、身体活動レベル：Ⅱ（ふつう）、身長：157 cm、体重：51 kg）の栄養素等量を設定した。
2）EAR：推定平均必要量、DG：目標量（中央値）、RDA：推奨量、AI：目安量、UL：耐容上限量

ワーク2－3　Yさんの栄養素等摂取量の評価

- エネルギー摂取量は、推定エネルギー必要量からみるとかなりの低値ではある。しかし、日本人の食事摂取基準（2020年版）によるエネルギー摂取の過不足評価では、BMI 20.7で目標値18.5～24.9の範囲内にあることから、おおむね実質のエネルギー量は摂取できている。なお、食事内容に記入漏れや記入ミスの有無を確認し、必要があれば是正する。
- エネルギー産生栄養素バランスの評価では、炭水化物エネルギー比率45.8±13%、たんぱく質エネルギー比率18.0±5%、脂肪エネルギー比率34.1±6%であった。脂肪エネルギー比率が過剰である。その分、炭水化物エネルギー比率が不足しているので、目標量まで摂取量の増加をめざす。なかでも脂質の摂取の仕方は、量と質の摂取が大切である。
- ミネラル類では、カルシウムが220±70 mg/日（RDA：650 mg/日）、鉄が4.5±1.5 mg/日（RDA：10.5 mg/日）であり、推奨量から不足の可能性とその確率が推定できる。推奨量をめざす計画を立案する。
- ビタミン類では、ビタミンB_1が0.67±0.33 mg/日（RDA：1.1 mg/日）、ビタミンCが42±10 mg/日（RDA：100 mg/日）であり、推奨量から不足の可能性とその確率が推定できる。推奨量をめざす計画を立案する。
- 食物繊維総量は7.6±2.4 g/日（DG：18 g/日以上）であり、目標量から不足の可能性とその確率が推定できる。目標量をめざす計画を立案する。

表2－3　目標とするBMIの範囲（18歳以上）[1)、2)]

年齢（歳）	目標とするBMI（kg/m^2）
18～49	18.5～24.9
50～64	20.0～24.9
65～74[3)]	21.5～24.9
75以上[3)]	21.5～24.9

注1）男女共通。あくまでも参考として使用すべきである。
2）観察疫学研究において報告された総死亡率が最も低かったBMIを基に、疾患別の発症率とBMIの関連、死因とBMIとの関連、喫煙や疾患の合併によるBMIや死亡リスクへの影響、日本人のBMIの実態に配慮し、総合的に判断し目標とする範囲を設定。
3）高齢者では、フレイルの予防及び生活習慣病の発症予防の両者に配慮する必要があることも踏まえ、当面目標とするBMIの範囲を21.5～24.9 kg/m^2とした。

表2－4　エネルギー産生栄養素バランス（%エネルギー）

性別	男性				女性			
年齢等	目標量[1)、2)]				目標量[1)、2)]			
	たんぱく質[3)]	脂質[4)] 脂質	脂質[4)] 飽和脂肪酸	炭水化物[5)、6)]	たんぱく質[3)]	脂質[4)] 脂質	脂質[4)] 飽和脂肪酸	炭水化物[5)、6)]
0～11（月）	—	—	—	—	—	—	—	—
1～2（歳）	13～20	20～30	—	50～65	13～20	20～30	—	50～65
3～14（歳）	13～20	20～30	10以下	50～65	13～20	20～30	10以下	50～65
15～17（歳）	13～20	20～30	8以下	50～65	13～20	20～30	8以下	50～65
18～49（歳）	13～20	20～30	7以下	50～65	13～20	20～30	7以下	50～65
50～64（歳）	14～20	20～30	7以下	50～65	14～20	20～30	7以下	50～65
65～74（歳）	15～20	20～30	7以下	50～65	15～20	20～30	7以下	50～65
75以上（歳）	15～20	20～30	7以下	50～65	15～20	20～30	7以下	50～65
妊婦　初・中期					13～20			
後期					15～20	20～30	7以下	50～65
授乳婦					15～20			

注1）必要なエネルギー量を確保した上でのバランスとすること。
2）範囲に関しては、おおむねの値を示したものであり、弾力的に運用すること。
3）65歳以上の高齢者について、フレイル予防を目的とした量を定めることは難しいが、身長・体重が参照体位に比べて小さい者や、特に75歳以上であって加齢に伴い身体活動量が大きく低下した者など、必要エネルギー摂取量が低い者では、下限が推奨量を下回る場合があり得る。この場合でも、下限は推奨量以上とすることが望ましい。
4）脂質については、その構成成分である飽和脂肪酸など、質への配慮を十分に行う必要がある。
5）アルコールを含む。ただし、アルコールの摂取を勧めるものではない。
6）食物繊維の目標量を十分に注意すること。

●エネルギー産生栄養素バランス

日本人の食事摂取基準（2020年版）では、エネルギー産生栄養素バランスが目標量として算定された（表2－4）。

●栄養素の摂取不足の評価

- 測定された摂取量と推定平均必要量ならびに推奨量から不足の可能性とその確率を推定する。
- 目安量を用いる場合は、測定された摂取量と目安量を比較し、不足していないことを確認する。

●栄養素の過剰摂取の評価

測定された摂取量と耐容上限量からの過剰摂取の可能性の有無を推定する。

●塩分相当量の摂取量の評価

日本人の食事摂取基準（2020年版）では、ナトリウムの目標量は食塩相当量（g/日）として、さらに目標量は下げられた。15歳から75歳以上まで、男性で7.5g未満、女性で6.5g未満と実行可能性を重視した値（目標量）が算定されている。なお、高血圧および慢性腎臓病（CKD）の重症化予防のための食塩相当量は、男女とも6.0g/日未満とした。

4．食品群別摂取量の評価

栄養素等摂取量の過不足は、当然ながら食品群別摂取量に連動している。学習者に栄養教育を実施する場合には、栄養素レベルではなく、食品や料理レベルで過不足の状況を提示するとより理解が得られやすい（ワーク2－4、2－5）。また、適正な摂取量を提案する場合にも、栄養素レベルではなく、具体的な食品や料理を提示するのが学習者にとってわかりやすく、適切である。

5．課題の改善策の提案

栄養素等摂取状況および食品群別摂取状況から

ワーク2－4　Yさんの食品群別摂取量と目安量との比較

18食品群		目安量（g）	平均摂取量（g）	18食品群	目安量（g）	平均摂取量（g）
穀類		520	211	豆類	75	3
いも・でん粉類		70	10	魚介類	100	53
砂糖・甘味類		5	5	肉類	90	70
種実類		5	2	卵類	55	55
野菜類	緑黄色野菜	140	111	乳類	210	38
	その他の野菜	260	93	油脂類	12	12
果実類		200	14	菓子類	25	0
きのこ類		20	20	し好飲料類	450	41
海藻類		15	3	調味料・香辛料類	80	24

ワーク2－5　Yさんの食品群別摂取量の評価

- 穀類やいも類の摂取量は、目安量に対して摂取量が低い。
  ⇨エネルギー不足や炭水化物エネルギー比率の低率の要因と関連していることが推定される。
- 野菜類や海藻類も同様に低い。
  ⇨ビタミン類不足や食物繊維総量不足の要因と関連していることが推定される。
- 肉類や卵類の摂取量は目安量に近い値であったが、魚介類や豆類の摂取量は大幅に低かったため、目安量をめざす計画を立案する。
  ⇨飽和脂肪酸（S）と多価不飽和脂肪酸（P）の摂取バランスと関連していることが推定される。
- 乳類の摂取量が低い。
  ⇨カルシウム不足の要因と関連していることが推定される。

ワーク2－6　抽出されたYさんの課題に対する具体的な改善策

- エネルギー摂取不足の要因の1つに毎日の朝食欠食があるため、朝食をとる習慣を身につける。朝食欠食の要因を検証し、例えば、夕食をとる時間が遅く、朝食時に空腹にならないのであれば、夕食の量を少なくするか、消化のよい料理を食べるなどの改善策をとる。
- 炭水化物エネルギー比率が低いのは、米、パン、麺などの穀類の不足に由来しているため、主食の必要量を毎日満たすようにする。
- 脂肪エネルギー比率が高いのは、油脂類を多く使った炒め物、揚げ物料理や、脂の多い肉類の摂取が多いことに由来している。これらの料理を控えるか、牛肉や豚肉はもも肉、ひれ肉など脂身の少ない部位を選ぶ。
- カルシウムの摂取不足は、牛乳、ヨーグルト、チーズなどの乳製品や骨ごと食べる魚類や海藻類の摂取不足に由来しているため、これらの食品を使った料理の摂取量を増やす。
- ビタミン類や食物繊維総量の不足は、野菜類や海藻類の摂取不足に由来しているため、これらの食品を使った副菜の摂取量を増やす。

抽出された課題を提示し、それに対する具体的な改善策を学習者に提案する（ワーク2－6）。

- 改善策の提案には、栄養素や食品の摂取状況だけでなく、食事記録の内容から調理法や調味法など摂取した料理の特徴も検討する。
- 栄養教育計画の作成においては、身体計測、生理・生化学検査、臨床診査、QOL調査などの各種データと、栄養素等摂取状況、食習慣・食行動などを照らし合わせて課題の改善策を提案し、学習者とともに測定可能な結果（アウトカム）目標とともに行動目標を設定する。
- 目標が高すぎると行動変容に結びつきにくいので、学習者が達成しやすい目標にすることが重要である。例えば、「朝食を食べる習慣を身につける」であれば、栄養バランスのとれた朝食をとることを求めるのではなく、まずは、第1段階としてジュースでも果物でもおにぎりでもよいので、何か食べやすい物を食べる習慣づけを目標にするとよい。

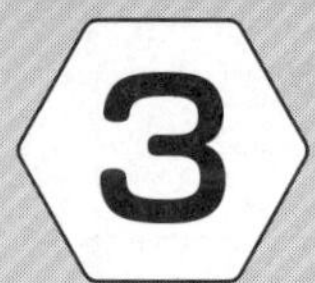

実習3 アンケート調査の進め方

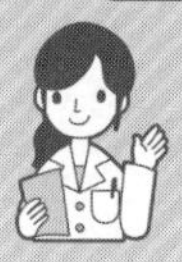

目的

- アンケート調査票の設計から、調査結果の集計、統計解析までの手法を学ぶ。

はじめに

学習者の課題を把握し、栄養アセスメントを行う1つの方法として、アンケート調査がある。アンケート調査は、①調査計画の立案、②準備と実施、③集計と解析、④報告と活用の順で行う。

本実習では、アンケート調査の質問項目を目的に合わせて作成し、調査結果の集計、統計解析までの手法を学ぶ。

実習3－1

アンケート調査票を設計しよう。

【グループワーク】

実習手順

STEP1▶調査計画を立案する。調査目的を設定する場合には、次の例を参考にする。

- 大学生の学食利用の実態について
- 大学生の間食のとり方の実態について
- 大学生の飲酒の実態について
- 大学生の朝食摂取状況について

STEP2▶調査目的に合ったアンケート調査票を次の手順で作成する。

①調査票を作成する際の注意事項を確認する。

②調査目的に合った既存のアンケート調査票を収集して質問項目を抽出する。

③質問項目についてグループ別にブレインストーミングを行って、作成者間でより多くの意見を出し合って考案し、調査票の原案を作成する。

④本調査の一部の学習者に予備調査を実施する。

⑤予備調査をふまえて、必要に応じて質問項目の手直しを行い、本調査票を完成する。

STEP3▶依頼文を作成する。

STEP4▶アンケート調査結果の集計と統計解析を行う。

実習3－1のポイント

1．アンケート調査計画の立案

アンケート調査計画の立案にあたっては、表3－1の項目を明確にする。

表3－1　アンケート調査計画に必要な項目

項目	内容
調査目的	何のために調査するのか？　結果をどう活かすのか？（仮説検証型、現状把握型）
調査項目	何を知りたいか？　何を調べるか？
調査対象	誰に質問するのか？（母集団）
調査規模	何人に調査するのか？（全数調査、標本調査）
調査時期	いつ調査を実施するのか？
調査方法	どのように調査するのか？ （面接、郵送・留置・街頭・電話・集合調査、電子メール、インターネットなど）
解析方法	どのように集計し、統計解析するのか？（単純集計、クロス集計など）
報告方法	どのように整理し、誰に報告するのか？
調査予算	いくらかかるのか？
調査日程	いつまでに終了させるのか？

出所）内田治『すぐわかるSPSSによるアンケート調査・集計・解析　第4版』東京図書　2010年　p.18を一部改変

2．調査票の作成

調査票を作成する際の一般的な注意事項は、表3－2の通りである。その中でも特に質問文を作成する際には、表3－3の事項に注意する（ワーク3－1）。

表3－2　調査票作成時の一般的な注意事項

協力のお願い	アンケート調査票とは別の用紙に、実施者、調査目的、対象者（学習者）、アンケートの概要を箇条書きで簡潔に記す。
全体の分量	学習者の年齢など特性にもよるが、最大30分程度で回答できる分量とする。
レイアウト	質問の順序やジャンプ先、回答欄の位置も工夫する。
見栄え	可能な限りよい見栄えのものをつくる。文字の大きさ、書体も学習者に合わせる。手書きや質の悪い用紙は避ける。
記名か無記名	記名が警戒心を生む場合もある。
不用意な質問	家族構成や職業、学歴などの私的な質問は、あらかじめその必要性を慎重に検討すること。必要な場合は理由を明示したうえで、配布・回収方法を工夫する。
質問文の配置	簡単な質問から複雑な質問へ。一般的な質問から私的な質問へ。
回答	自由回答式、選択回答式（プリコード）、順位回答式などがある。原則としてプリコード式とし、自由回答は少なくしたほうがよい。

出所）車谷典男、奈良県立医科大学地域健康医学教室「調査の進め方・まとめ方講座」資料　2000年より一部改変

表3－3　質問文についての注意事項

簡潔明瞭	敬語は基本的には不要。まわりくどい説明文をつけた質問はしない。
一文一意	1つの質問文に質問は1つにする。
否定疑問文	誤解されやすいために使用しない。
専門用語	難しい専門用語は使用しない。
誘導質問	回答を誘導するような質問は避ける。

ワーク3－1　質問文の問題点の検討

1．どんな飲み物がお好きですか？

⇨【問題点】ジュース類、アルコール類、茶類のどのような飲み物なのか漠然としすぎていてわかりにくい。

【望ましい質問例】

・お茶は1日何回飲みますか？　1回に飲む量はどのくらいですか？

・アルコールは週に何回飲みますか？　その時の酒の主な種類と量を教えてください。

・ジュースや嗜好飲料は週に何回飲みますか？　1回に飲む量はどのくらいですか？

2．初めて脂質異常症と診断されたのはいつですか？

⇨【問題点】専門用語は避ける。また、この病名は脂質代謝異常とも表現するため、その説明が必要になる。

【望ましい質問例】

・脂質異常症とも、脂質代謝異常とも診断される病気があります。これは、血液中に含まれるコレステロールや中性脂肪（トリグリセライド）などの脂質の数値が、基準外の状態のことをいいます。コレステロールの値で悪玉コレステロールが多いとか、中性脂肪が多いなどと診断をされたのはいつですか？

3．今までに血圧を測定してもらったことがありますか？

⇨【問題点】期間を設定しないと意味をなさない。

【望ましい質問例】

・過去半年間のなかで、血圧を測定したことがありますか？　そのときは正常範囲内でしたか？

4．この頃、よく散歩しますか？

⇨【問題点】「この頃」は時期·期間を質問し、「よく」は頻度を質問しているため、1文2問である。

【望ましい質問例】

・最近、散歩をしていますか？　散歩は週当たり何回でしょうか？　1回当たりの時間（分）はどのくらいですか？

5．健康診断を受けるつもりはないのですか？

⇨【問題点】否定疑問文であり、回答が紛らわしくなる。

【望ましい質問例】

例）健康診断を受けますか？

6．あなたの生まれはどちらですか？

⇨【問題点】答えたくない質問もある。

【望ましい質問】

・このような個人情報保護が重要な質問は、安易にできない。調査の同意を得る場合に必要な説明書の中に、「この調査には、出身地や住所をお聞きすることがあります」と説明文を加え、同意を得た人にのみ尋ねる。

7．卵にはコレステロールがたくさん含まれていますが、1週間に何個食べますか？

⇨【問題点】典型的な誘導質問である。

【望ましい質問例】

・卵は1週間に何個食べますか？

3．依頼文の作成

依頼文を作成する場合には、特に以下のａ）からｆ）の点に配慮して作成する（ワーク３－２）。

ａ）見出し
ｂ）目的の明確化
ｃ）個人情報の保護と守秘義務
ｄ）同意の確認
ｅ）理解と協力のお願い
ｆ）連絡先の明記

ワーク３－２　依頼文の作成

> 昼食の実態調査に関するお願いa)
>
> 私たちは、食物栄養学科４年の○○ゼミ生です。本学学生の昼食の実態調査を行うことになりました。この調査の目的は、昼食に関する実態を明らかにして、問題・課題を抽出し、その改善策を提案b)することです。この調査結果は、個人を特定するような活用や、目的以外の利用はしませんc)。また、アンケート調査の結果は皆さんに改善策の提案としてご報告します。なお、回答が得られた場合、同意が得られたものとみなしますのでご了承をお願いいたしますd)。
>
> 以上、本調査へのご理解とご協力をよろしくお願いいたしますe)。
>
> この調査の結果についてご不明な点がありましたら、下記までご連絡くださいf)。
>
> TEL・FAX：012-3456-7890
> e-mail：abcdef@ghijk.ne.jp
> 代表者：栄養教子

4．アンケート調査結果の集計と統計解析

- アンケート調査結果の集計の手順は、表３－４の通りである。

表３－４　調査結果の集計手順

①回収した調査票にＩＤ番号をつける。
↓
②質問の回答にコーディングをする。
↓
③Microsoft Excelで集計表を作成し、質問項目（１行目）とＩＤ番号（A列目）を記入する。
↓
④データ（回答）を入力する。
↓
⑤データクリーニングをする（エラーチェック）。
↓
⑥集計を行う。

- コーディングとは、選択回答形式の各選択肢にコード（記号）を割りつける作業のことである。Excel上で集計を行うためには、回答をすべて記号に変換する必要がある。

例）問１．性別…………「男・女」
→「男：１」「女：２」
問２．妊娠の有無…「有・無」
→「有：１」「無：２」

- 統計解析の方法については、実習４（p.41参照）で述べる。

実習

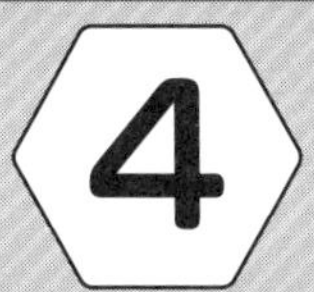

4 コンピューターによる統計解析

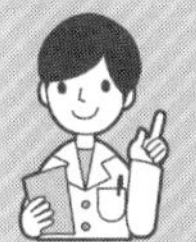

目的

- 集団を対象に実施した食事調査やアンケート調査の結果を統計学的に解析して、栄養教育のアセスメント資料の1つにすることができる。

はじめに

集団を対象に実施した食事調査やアンケート調査の結果を栄養教育のアセスメント資料にするためには、データ集計を行い、統計学的解析を行う必要がある。そのためには、食事調査から得られた栄養素等摂取量や、コーディング作業を終えたアンケート調査のデータを表計算ソフトMicrosoft Excelに入力した後、Excelの関数や分析ツール、あるいはIBM SPSS Statisticsなどの統計解析ソフトを活用して統計学的解析を行う。

実習4－1

栄養素等摂取量のデータを解析してみよう。

【個人ワーク】

実習手順

STEP1▶Excelの関数を活用して基本統計量を求める。

STEP2▶実習クラス全員の3日間の平均栄養素等摂取量のデータを用いて、エネルギー摂取量が1,000 kcal／日以上と未満に分け、たんぱく質の平均摂取量に有意差があるかをSPSSで検定する。

STEP3▶実習クラス全員の3日間の平均栄養素等摂取量のデータを用いて、ランダムに3群に分類し、3群別のエネルギー摂取量の平均値を算出して有意差があるかをSPSSで検定する。

STEP4▶3日間の平均栄養素等摂取量のデータを用いて、エネルギー摂取量と各栄養素摂取量との相関係数をExcelの分析ツールや関数を活用して算出する。

実習4－1のポイント

1．基本統計量

- 集団の基本的な特性を表す数値を「基本統計量」と言い、「代表値」と「散布度」に分けられる。
- 代表値とは、集団全体の姿を代表的な1つの値で表すものであり、平均値（average）、中央値(median)、最頻値（mode)、最大値(maximum)、最小値（minimum）などがある。
- 散布度とは、集団の各データのばらつきの度合いを示すものであり、分散（variance)、標準偏差（standard deviation)、変動係数（coefficient of variation)、四分位範囲（interquartile range）などがある。
- 正規分布の場合、平均値、中央値、最頻値は同じ値になる。また、母集団全員が平均値である場合、ばらつきがないので標準偏差や分散はゼロになる。
- 正規分布とは連続的な変数で、身長や体重などのように平均値のあたりに集積するようなデータの分布（確率分布）である（図4－1)。
- 集団を対象に行う統計調査には、対象集団（母集団）全員に調査を行う「全数調査」と、その一部の対象集団を標本（サンプル）にして調査をする「標本調査」がある。標本調査は、結果に基づき母集団の特性を推定する方法である。全数調査は、多くの労力や時間、経費を要するため、一般的には標本調査が用いられる。

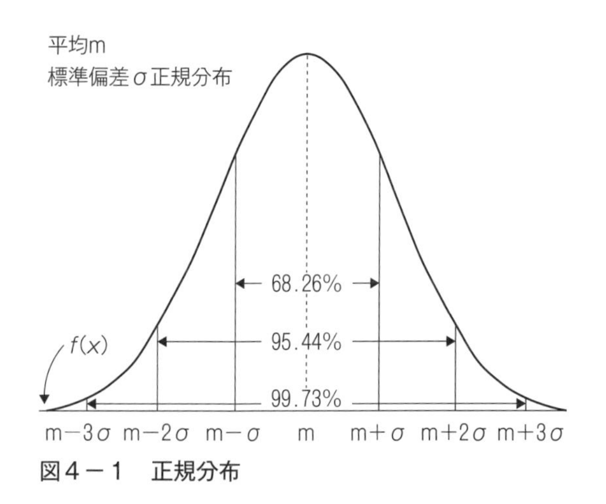

図4－1　正規分布

2．Excelの関数を活用した基本統計量の求め方

集団を対象に実施した食事調査から得られた栄養素等摂取量から「平均値」「中央値」「最大値」「標準偏差」などを算出する。Excelの操作手順は次の通りである。

①Excelの1行目に栄養素などを入力する。

②同じくExcelのA列目に学習者のIDを入力する。

③Excelの関数「*fx*」をクリックして計算式を選択し、項目ごとに集計する。

④平均値（AVERAGE関数）を算出する場合は、次の❶～❹のように操作する。なお、中央値（MEDIAN関数）、最頻値（MODE関数）、最大値（MAX関数）、標準偏差（STDEVP関数）

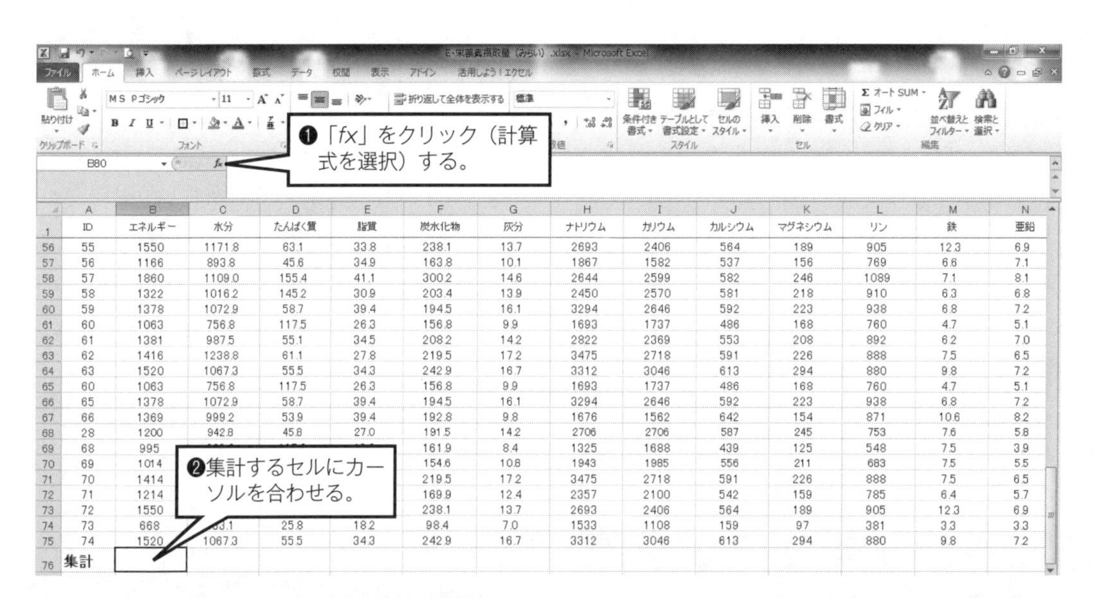

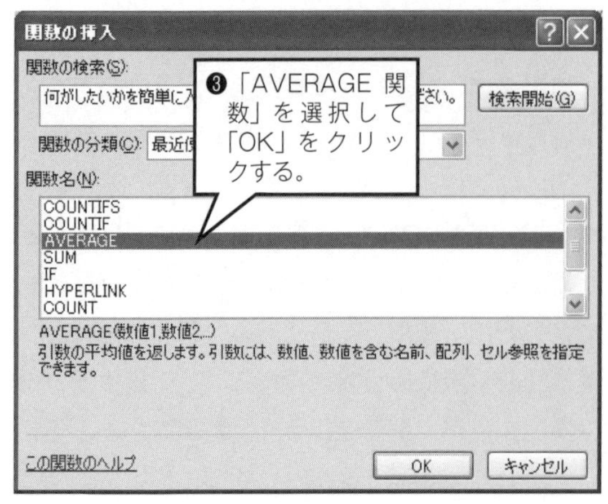

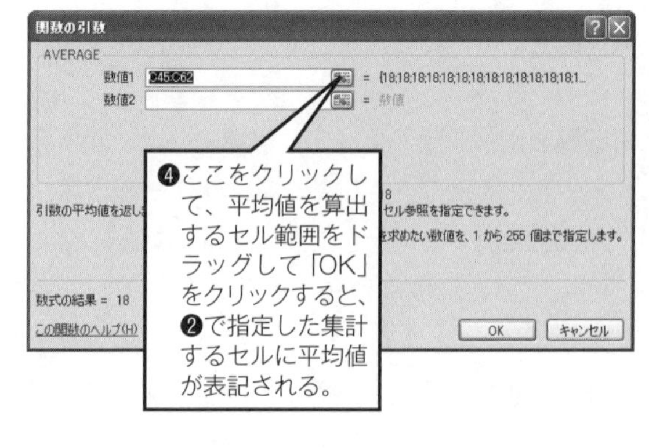

なども平均値と同じ操作手順で求める。

3．検　定

- 標本調査においては、標本の結果に基づき母集団を推定するために検定を行う。その手法には母集団の分布に仮説を設ける「パラメトリック法」と、仮説を設けない「ノンパラメトリック法」がある。
- パラメトリック法は、平均値、分散、相関係数などの統計量が対象となり、正規分布や等分散を仮定する。相関係数の検定、２標本の平均値の差のｔ検定、一元配置分散分析などがある。
- ノンパラメトリック法は、代表値、散布度、相関係数、度数などの統計量が対象となり、χ^2検定がその代表である。

4． t検定

ｔ検定は２標本(集団)の平均値の差に有意差があるかどうかの判定に用いる。ｔ検定を行う場合は、２標本の分散が等しい場合と差異がある場合で検定式が異なるため、事前に分散に有意差があるかどうかをＦ検定によって判定する必要がある。Ｆ検定の結果から次のようなｔ検定を用いる。

- 分散に有意差がある場合……「分散が異なる時のｔ検定（Welch法）」
- 分散に有意差がない場合……「分散が等しい時のｔ検定」

また、２標本が同一標本（集団）で、例えば、教育前後の変化を評価する場合には「対応あるｔ検定」を用い、独立した２標本の差を検定する場合には「対応のないｔ検定」を用いる。

5．一元配置分散分析

一元配置分散分析は、３つ以上の標本の平均値の比較をする場合の有意差の検定に用いる。この分散分析法は、３標本間に有意差があるかどうかの判定であり、３標本間のどれとどれに有意差があるかまでは判定はできない。

6．相関係数

- 相関係数とは、２つの変数がどれだけ関連があるかを示すものである。例えば、集団を対象に食事調査を実施した場合に、算出された総エネルギー摂取量（変数Ａ）と食塩相当量（変数Ｂ）は、変数Ａが増加すると変数Ｂが増加するというというような関係にあるが、これを「正の相関」という。一方、変数Ａが増加すると、変数Ｂが減少する関係を「負の相関」という。この２つの変数の相関の強さを統計学的には「相関係数」で表す。
- 相関係数（ｒ）は－１から＋１までの範囲にあり、ｒ＝０であれば相関がないことを表す。－１に近いほど負の相関が強いことを表し、０に近いほど相関は弱く、＋１に近いほど正の相関が強いことを表している。
- 相関関係の検証には、有意差（独立性）の検定を行う。検定の結果、有意水準が５％未満であれば、相関関係があると考える。なお、相関関係が認められることが因果関係を示しているのではないことに注意する必要がある。

実習４－２

アンケート調査を集計してみよう。

【個人ワーク】

実習手順

STEP1▶実習３－１で作成したアンケート調査を実施する。

STEP2▶回収したアンケート調査票の各項目の数量を合計する（単純集計）。

STEP3▶属性やカテゴリごとに回答結果を集計する（クロス集計）。

STEP4▶集計結果から集計表やグラフを作成する。

実習４－２のポイント

１．単純集計

回収したアンケート調査票の各項目の数量を合計して単純集計を行う。Excelの操作手順は、次の通りである。

①Excelの１行目に調査項目を入力する。

②同じくExcelのＡ列目に学習者のIDを入力する。

③項目ごとの合計を算出するためには、Excelの関数「*fx*」をクリックして計算式の「SUM」を選択する。身長、体重などの平均値や標準偏差、中央値、最大値などは、実習４－１と同様に操作する。

④「性別」や「はい・いいえ」で回答した項目をコーディングして、例えば「１」の数量を知りたい場合には、次の❶～❹のように操作する。

❶「*fx*」をクリック（計算式を選択）する。
❷集計するセルにカーソルを合わせる。

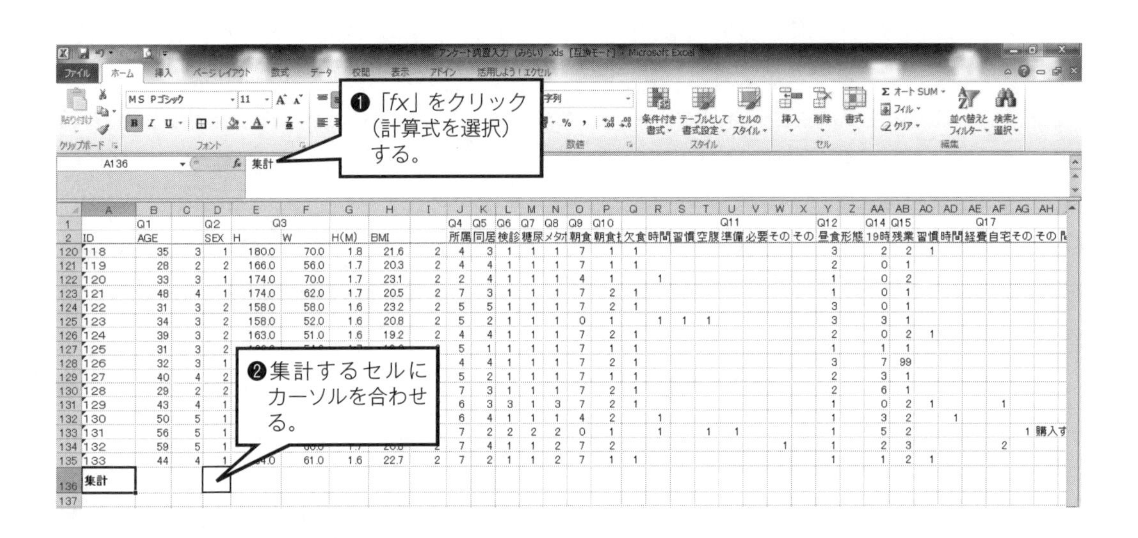

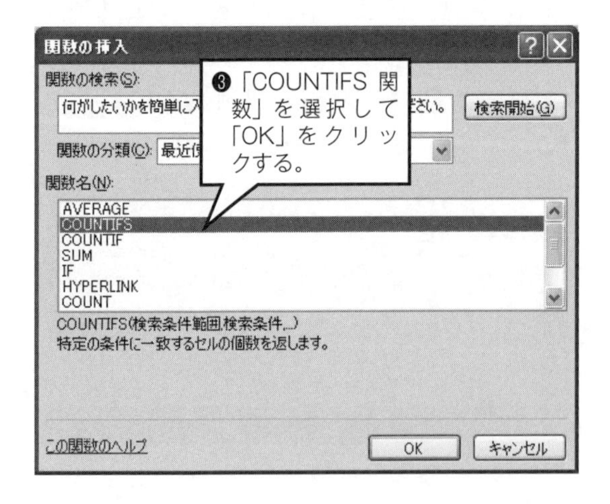

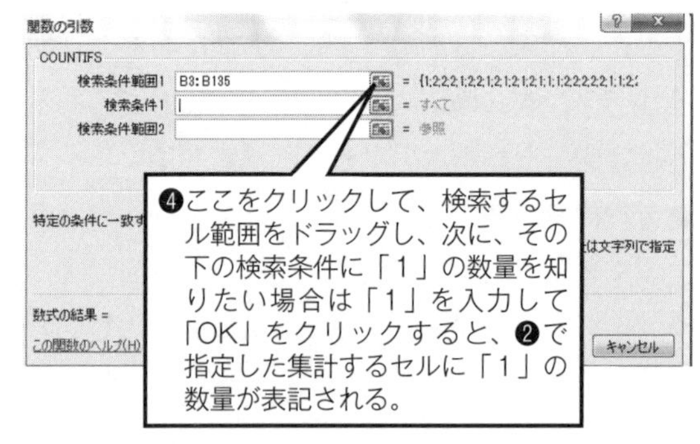

2．クロス集計

- 得られたデータは、各項目別の単純集計だけでなく、複数の項目を掛け合わせて分析するクロス集計を行うと、項目間の相互関係を明らかにすることができる。例えば、年代別、性別、BMI別などの学習者の属性と、栄養素等摂取量、食習慣、血液データ、運動習慣などの様々な項目との関係をみることで、解析の多面性が得られる。
- クロス集計の結果の検定には χ^2 検定を用いる。
- クロス集計にはExcelの分析ツールやSPSSを活用すると便利である。

3．集計表、グラフの作成

- 集計した結果は、必要に応じて表やグラフで表すと一目瞭然でわかりやすい。グラフは、項目の内容に応じて棒グラフ、ヒストグラム、折れ線グラフ、円グラフなどの中からより適切なものを選択する。
- 調査結果の報告書を作成する場合には、単純集計、クロス集計、相関、多変量解析などの順に集計結果を表やグラフに表し、それぞれに解説と分析を加えることが重要である。
- グラフをExcelで作成するには、主に次の❶❷の手順で行う。

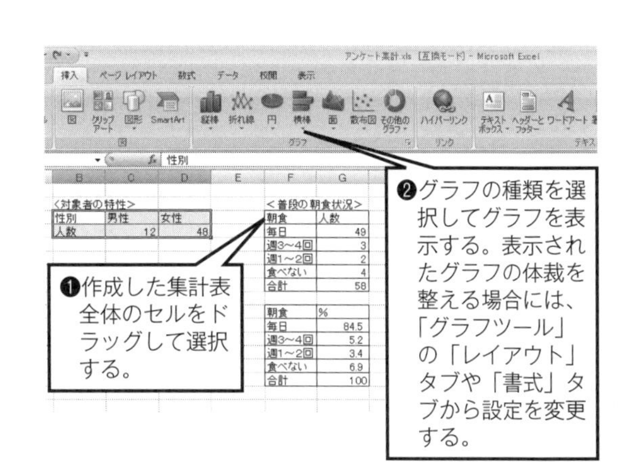

5 カウンセリングの基本的技法 —やせ願望者のための栄養教育—

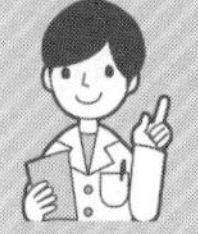

目的

- やせ願望のある肥満者の心理的な状況を理解し、カウンセリングの基本技法を使って面接から栄養教育の手掛かりを探すことができる。

はじめに

思春期は、体が急速に変化し、身体的にも機能的にも性差が明確となり、心身ともに子どもからおとなに変化する重要な時期である。このような急激な変化によって情緒的には不安定であり、加えて自立と依存を繰り返す時期でもあることから、些細なことでもいらだって反抗したり、逆に落ち込むなど心理的に動揺しやすい。また、まわりが気になる時期でもあることから、特にやせる必要のない思春期の女子が「不健康やせ」(成長曲線上異常のあるやせ)の状態になるケースは増加傾向にあり、さらにそれを契機に「思春期やせ症」(神経性食欲不振症/神経性やせ症/神経性無食欲症)に進行する場合もある。また、無理なダイエットによるリバウンド、栄養不良による体内脂肪蓄積、骨密度の低下などの問題も見逃すことができない。

南里清一郎著「行き過ぎたダイエットによる『不健康やせ』の実態とその対応」(『母子保健情報』第56号　恩賜財団母子愛育会　2007年)によれば、全国8地域14校の高校2、3年生の女子に対して、平成14年(1,409名)と平成17年(1,264名)に行った実態調査の結果、「不健康やせ」の頻度は9.8〜20.9%(平均13.2%)から10.2〜29.1%(平均16.5%)と増加し、「思春期やせ症」と推定された生徒は2.3%から1.0%と減少傾向にあった。これは「不健康やせ」を早期に発見して対応したことにより「思春期やせ症」への進行を食い止めた可能性があると報告されている。つまり、この年代特有のやせに対するあこがれや体型に対する誤った思い込みによる「ボディイメージ」を修正し、成長過程に見合った栄養バランスや食事量となるように栄養教育を行うことが、早期の「不健康やせ」への対応と「思春期やせ症」の予防になると考えられる。

しかし、相談者が心に問題を抱え、「わかっているけれどもできない」という、相反する気持ちを同時に抱いている状況においては、栄養バランスや食事量などに気を取られて画一的に栄養教育を行っても効果は期待できない。まずは相談者の話に耳を傾け、その人の気持ちや感情に焦点をあてながら相談者が自らのニーズに気づくように支援することが大切である。

さらに、相談者が「摂食障害」の場合には、自己コントロールの困難な食行動が持続して慢性化するケースが多く、学生生活の適応困難も起こりやすい。したがって、本人だけではなく、家庭への介入や学校との連携も必要となる。また、管理栄養士・栄養士が一人で抱え込むことなく、校医・心療内科の医師やカウンセラーにつなぎ、早期発見、早期介入を心がけなければならない。

摂食障害を発症しているケースでは、夜間の隠れ食いや体重減少がみられ、家族が心配して近医の心療内科を受診し、食事に関する悩みを訴えることが多いため、栄養相談室での面接を勧められて訪れることがある。これらのケースでは、ボディイメージのずれや食べ吐き、栄養障害などの問題を抱えた困難なケースが多いため、カウンセリングのスキルをもつ管理栄養士・栄養士の育成が必要であると考える。

本実習では、心に問題を抱えたやせ願望のある肥満者を想定し、カウンセリングの基本技法を用いて栄養教育を実践する。

学習者（相談者）の特性

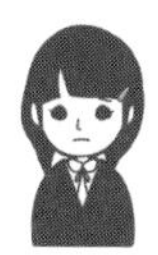

神山Aさんは、中学時代に「不健康やせ」の時期を経験しており、その後何度もダイエットを繰り返しては失敗している。体重が増加している中で再度無理な食事をして体調を崩していることを心配した母親が学校に相談し、保健室からの依頼で受診することになった。校医より体重過多につき、ダイエットの指導を受けるように指示があった。

属性 年齢：17歳、性別：女性、家族構成：父44歳、母40歳、姉18歳、弟13歳

身体計測値 身長：158 cm、体重：60 kg、BMI：24、体脂肪率：30%、腹囲：78 cm

臨床検査値 血圧：123/67 mmHg、Hb：10.5 mg/dL、Ht：34 mg/dL、AST：38 IU/L、ALT：35 IU/L、γ-GTP：45 IU/L、空腹時血糖：89 mg/dL、HbA 1c（NGSP）：4.9%、Tch：195 mg/dL、HDL-C：68 mg/dL、LDL-C：102 mg/dL、TG：125 mg/dL

質問票の結果 ▶母親は、以前より娘のダイエットが気になっている。特に最近では、体重が増えたことを理由に朝食も食べずに青い顔をしていることが気がかりである。

▶まわりにはやせた子が多く、おしゃれを楽しんでいる。その一方で、自分には似合う服がないと苛立っている。

▶部活は吹奏楽部でクラリネットを担当している。運動は苦手で、家では体がだるいこともあってゴロゴロしていることが多い。

▶テレビや新聞で紹介されたダイエット食品で3kg減量しては4～5kgリバウンドしており、それを中学生の時から繰り返している。

▶この3か月間で体重が5kg増加した。本人は、過食していることはわかっているがやめられない。

Aさんとの面接の経過

回数	ねらい	Aさんのステージ
1回目	感情を手がかりに本当の問題を知る。	無関心期
2回目	食事調査の結果から、自分の栄養課題やそれに対する改善策に自ら気づく。	関心期
3回目	無自覚に食べてしまう間食の食べ方を学習する。	関心期→準備期
4回目	バランスのよい正しい食べ方を学習する。	関心期→準備期

注）Aさんの食事調査の結果は表5－3（p.54）を参照。

実習5－1

Aさんの初回面接のシナリオを用いて、カウンセリングの基本技法を練習しよう。

【個人ワーク、ペアワーク】

実習手順

STEP 1 ▶聴き方の基本姿勢を理解する。

STEP 2 ▶やせ願望のある肥満症のAさんの発言の中から「事柄」と「キーワード」を各自でまとめ、Aさんの心理面を理解する。

STEP 3 ▶2人1組になって管理栄養士・栄養士役と相談者のAさん役を決め、以下の手順でロールプレイを行い、Aさんへの共感的理解やAさんの矛盾感に対応するカウンセリングの方法を体験する。

①ワーク5－2のシナリオを使って、管理栄養士・栄養士役は、Aさんの「事柄」と「キーワード」の回答を用いてAさんの発言を要約した（繰り返すための）文章を作成する。さらに、それを発言して（繰り返して）から、「ここまで話してみて、今一番強い気持ち（あるいは、気になっていること）は何ですか？」と尋ねる。

②管理栄養士・栄養士役の質問に対して、相談者役はAさんの気持ちになって自由に答える。
③管理栄養士・栄養士役は、Aさん役の回答をそのまま繰り返してから「本当はどうだったらいいと思う？（どんな自分だったら好きになれそう？）」と尋ねる。
④管理栄養士・栄養士役の質問に対して、相談者役はAさんの気持ちになって自由に答える。
⑤Aさん役は、「どうすればよいかがわかって気持ちが楽になった」「何が気になっていたかがわかった」など管理栄養士・栄養士役にわかってもらえた感覚がしたかどうかをまとめる。

STEP4▶ 同様に2人1組になって管理栄養士・栄養士役とAさん役を決め、以下の手順でロールプレイを行い、Aさんのアンビバレンスな心的状況に対応し、ラポール（信頼関係）を形成するカウンセリング技法を体験する。
①減量をしない場合と減量をした場合のデメリットとメリットをそれぞれ書き出す。
②デメリットとメリットを管理栄養士・栄養士役が乱発した場合とAさん役が自分で語る場合のシナリオを作成する。
③2人1組になって管理栄養士・栄養士役とAさん役になり、②の2つの方法でロールプレイを続けて行う。
④Aさん役は2つの方法でロールプレイを行い、それぞれの方法でどんな気持ちになったかを確認する。
⑤2つの方法を比較して気づいたことを話し合ってまとめる。
1つめの方法：拒否反応を起こしてしまった、など。
2つめの方法：自分で考えると何が問題なのかがよくわかった、など。

実習5－1のポイント

1．「聴き方の4つの基本姿勢」を理解する

- 食行動の乱れは、抱えているストレスを緩和するための代償行動であることが多い。したがって、表面的な栄養素等摂取状況や食事内容だけにとらわれた栄養教育では問題の解決にはならないことがある。まずは、相談者の気持ちや感情、ニーズに寄り添っていくことで問題解決の道が開けるようになる。
- 相談者の話に耳を傾け、気持ちやニーズを明確にするためには、表5－1をよく理解することが必要である。

2．「事柄」と「キーワード」をとらえる

管理栄養士・栄養士は、相談者の話の「事柄」と「キーワード」（気持ちや感情、セリフや独特な言い回しなど意味のある言葉）に焦点をあてて聴くことで、相手を理解することができる。また、相談者は、それによって自分のことをわかってもらえたという思いが生まれる（ラポールの形成）。表5－2はキーワードの具体例である。これを参考にして初回面接のシナリオを用いて、相談者であるAさんの発言から「事柄」と「キーワード」を探してみる（ワーク5－1）。

3．繰り返し、共感する

- Aさん役は、管理栄養士・栄養士役の繰り返しによって自分の気持ちや感情に共感してもらうことで内省化が生じ、さらに、管理栄養士・栄養士役の質問によってAさん役は自分自身の問題に気づくことができる（ワーク5－2）。
- ワーク5－2は、何度か行って慣れてきたら回答例をAさん役自身のひらめきで答えてみると、共感がより一層理解できるようになる。管理栄養士・栄養士役は言い換えをせず、Aさん役の言った通りに繰り返すように注意する。
- この傾聴の仕方は「SAT行動目標化支援法」の一部である。実際の「SAT行動目標化支援法」の展開カウンセリングシートは、以下のホームページからダウンロードできる。
http://nuas-neo-net. jimdofree. com/ダウンロード/

表5－1　聴き方の4つの基本姿勢

方法	留意点
観　察 ●話のポイントをつかむ（「いつ」「どこで」「誰が」などの事柄にとらわれず、気持ちや感情を聴く）。 ●話の内容と表情や態度の不一致を見逃さない。 ●情動表現は重要なポイントととらえる。	言語的表現の観察法　～キーワードに注目する～ ●気持ち用語（「疲れたから眠りたい」「大変だな」「やらなくちゃ」など） ●感情用語（喜び・楽しさ／不安／心配／怒り／自己嫌悪／悲しみ／辛さ） ●セリフ用語（「ダメでしょ！」「早くしなくっちゃ」「やってられないわ」） ●独特の言い回し（「心が寒い」「目からウロコが……」「体がとろけちゃう」） 非言語的表現の観察法　～キーメッセージに注目する～ ●目や顔、声の表情（目が潤む／声が震える／声が裏返る） ●身体姿勢の変化（身を乗り出す／腕や足を組む／反り返る） ●ジェスチャー（頭をかく／身振り手振りなどしながら表現する）
傾　聴 ●相手の気持ちのままに受け止める。 ●ブロッキングを自覚しつつ脇に置いて、相手の気持ちの変化についていく（フォローの姿勢）。	ブロッキング現象 ●相手の話を聞こうとすると、それを邪魔する考えや思いが発生する。 ●自分の考えで聞いてしまうので、相手を理解することはできない。 ●ブロッキングで聞かれると、話しても、わかってもらえているとか、受け止めてもらっているという気持ちになれない。 ●ブロッキング現象には、同感、同情、思い込み、同一視、追体験、意見したくなる、シナリオをもっている、ガイダンスしたくなるなどがある。
確　認 ●相手の話のキーワード、キーメッセージを再現し、繰り返して表現する。 ●相手の生き生きとした反応を得られるようにする。 ●テーラーリングを行う（相手から生き生きした反応が得られるまで聴き直す）。	効果的な繰り返し ●キーワード、キーメッセージを用いて表現する。 ●言い換えないで相手の言ったように繰り返す。 ●ジェスチャーや表現の仕方をまねる。 ●表情や口調、気持ちや感情も我が物にして表現する。 ●相手の話の腰を折らない。 ●うまくいかなかった時は「もう一度教えて」と聴き直し、修正していく。
共　感 ●相手の置かれている状況や気持ちをイメージして、同じような気持ちになって表現する。	共感法の効果 ●信頼をもたらし、癒し効果がある。 ●内省化（自分の考えや行動を深く省みること）が起こり、気づきが生まれる。 ●自分の本当の要求がみえてくることで、自分のとるべき行動がわかる。 ●自己決定、行動変容へとつながる。

表5－2　キーワード（下線部）の例

1. 学生時代の友人とディズニーランドに行く約束をしたんだけど、急に雨が降ってきて、*せっかく来たのに晴れてほしかった*〔気持ち〕し、*嫌だなー*〔気持ち〕って思いました。
2. 最近、コレステロールが高くなったと言われて*気になっている*〔気持ち〕んですよ。
3. 「毎日間食しているから減らしなさい」って言われたんだけど、*好きなものはやめられない*〔気持ち〕んですよ。
4. 「散歩がいいよ」って勧められたんですけど*自信ないな～*〔気持ち〕。毎日忙しいから時間がなくてね。
5. 血糖値が高いので、自分も母のようになってしまうのではないかと*心配*〔感情〕なんです。だから、*しっかりしないと*〔気持ち〕ね。
6. 検査データが悪いと聞いた時は*ビックリ*〔気持ち〕しました。*思い当たることはいろいろあります*〔気持ち〕。
7. グリコヘモグロビン（HbA1c）が*8.2も*〔気持ち〕あって*「エッ、どうしよう」*〔セリフ〕って*心配*〔感情〕になったので、医師に相談したら「栄養相談に行きなさい」って勧められたんです。
8. 「散歩がいいよ」って勧められて、毎日やれていたから*よかった*〔気持ち〕んです。でも、最近忙しいから*体はゴワゴワ*〔独特な言い回し〕だけど、時間もないし……。なかなか*思うようにはいかない*〔気持ち〕ですね。

ワーク５－１　Ａさんの発言にある「事柄」と「キーワード」（初回面接のシナリオの一部①）

Ａさん：　管理栄養士・栄養士：

シナリオ	事柄	キーワード
神山Ａさんこんにちは。管理栄養士の○○です。今日は、太っていることが気になっているということですが、子どもの頃はどうでしたか？		
お母さんからは、小さい頃も太ってコロコロしていたって言われています。		
小さい頃からなんですね。では、太り始めたのは？　ダイエット歴も少し教えてください。		
中学１年生の頃から太り始め、すごく嫌だったから朝ごはんを抜いたり、市販のダイエット食品を利用して何度もダイエットしたけど３kgくらいやせると、また４～５kg戻るので、何でやせられないんだろうって悩んでいます。	●中１から太り始めた ●朝ごはん抜き ●ダイエット食品を利用 ●３kgやせると４～５kg戻る	●すごく嫌だった ●何でやせられないんだろう
中学１年生の頃からですごく嫌だったんですね。では、今気になっていることは何ですか？		
お母さんは、最近私が朝ごはんを食べないからってすごく気にしているけど、まわりはやせた子ばかりでおしゃれを楽しんでいるのに、私には似合う服がなくて悲しい。	●お母さんは気にしている ●まわりはやせた子ばかりでおしゃれ ●似合う服がない	●悲しい
運動は何かしていますか？		
部活は吹奏楽部でクラリネットをやっています。運動は苦手だし、体もだるいから家でゴロゴロしていることが多いです。この３か月で５kgも体重が増えちゃって……。もうヤダ！　チョコレートやスナック菓子は食べちゃダメってわかっているけど、食べ出すと止まらないし……。わかっているけどできないんです。	●運動は苦手 ●だるい ●家でゴロゴロ ●３か月で５kgも増えた ●食べ出すと止まらない	●もうヤダ！ ●わかっているけどできない

ワーク５－２　繰り返し（共感的理解）の重要性（初回面接のシナリオの一部②）

【ワーク５－１の発言をまとめて話すことから始める】

お母さんには、小さい頃も太ってコロコロしていたって言われています。中学１年生の頃から太り始め、すごく嫌だったから朝ごはんを抜いたり、市販のダイエット食品を利用して何度もダイエットしたけど、３kgくらいやせると、また４～５kg戻るので、何でやせられないんだろうって悩んでいます。
お母さんは、最近私が朝ごはんを食べないからすごく気にしているけど、まわりはやせた子ばかりだし、おしゃれを楽しんでいるのをみると、私には似合う服がないから悲しい。
部活は、吹奏楽部でクラリネットをやっています。運動は苦手だし、体もだるいから、家でゴロゴロしていることが多いです。この３か月で５kgも体重が増えちゃって……。もうヤダ！　チョコレートやスナック菓子は食べちゃダメってわかっているけど、食べ出すと止まらないし……。わかっているけどできないんです。

Ａさんは、中学１年生の頃から太り始めて、すごく嫌だったから何度もダイエットしたけど、また戻ってしまうから何でやせられないんだろうって思うのね。まわりはやせた子ばかりで、おしゃれをしているのに、自分には似合う服がないからと思うと悲しいのね。運動は苦手だし、だるいし、ゴロゴロしていたら５kgも体重が増えて、もうヤダって。でも、チョコレートやスナック菓子は食べちゃダメってわかっているけどできないのね。

【管理栄養士が続けて】
ここまで話してみて、今一番強い気持ち（あるいは、気になっていること）は何ですか？

例１）何度やっても続かないから情けない（情けなさは、強ければ怒り、弱ければ諦めの気持ちがある）。
２）バカみたいって思うけど、できないから悲しいわ。

例１）何度やっても続かないから、情けないって思うのね。
２）バカみたいって思うけど、できないから悲しい気持ちがあるのね。

【管理栄養士が続けて】
本当はどうだったらいいと思う？（どんな自分だったら好きになれそう？）

例１）決めたことはやれるようになりたい。【大目標】
２）もっと自分を好きになりたい。【大目標】

【Ａさんの発言（大目標）について】そうなれるといいですね。
【Ａさんの発言（大目標）を小目標化する場合】そのために今やれそうなことは何ですか？

【自然にひらめいたことを言い、すぐにでもやれそうな答えを探す】
例１）おやつの量を減らしたい。【中目標】
⇨お母さんに買い置きしないよう頼む。【小目標】
２）自分に自信をつけるために、正しい食べ方を学んでチャレンジしたい。【中目標】
⇨食事調査を２日間行う。【小目標】
⇨「カロリーブック」でエネルギー量の少ないものを探す。【小目標】

それでは、食事記録票の記入方法を説明します（p.54参照）。

４．相談者のアンビバレンスに対応し、ラポール（信頼関係）を形成する

今まで自分の心の問題や体型がおかしいことなどから目をそらし、問題を変えようと思わなかったり、受け入れていないといった無関心期から、「わかっているけど、できない」というような関心期に移行したステージでは「何とかしなければ」「何とかしたい」といったアクセルと、「でもできない」「失敗したらどうしよう」「自分には無理」といったブレーキを同時に踏んでいるような状況が生まれる。

このように「変わりたい、でも変わりたくない、変われない」といった相反する気持ちを同時に抱いて心が揺らぎやすい状態のことを「アンビバレンス（両価性）」という。矛盾する気持ちを探索し、気づくことで、心の中にある「変化への動機」を高めることができる（ワーク５−３、５−４）。

ワーク5－3　減量のメリットとデメリット

減量をしない（行動を変えない）		減量をする（行動を変える）	
現状維持のデメリット（不利益）	現状維持のメリット（利益）	変わることのデメリット（不利益）	現状維持のメリット（利益）
●魅力ある人とは言えない。 ●素敵な洋服を買うことが難しくなる。 ●肥満症のリスクが増す。 ●おしゃれができない。 ●プールで水着姿になれない。	●何を食べようかと考えなくてもよい。 ●家族と同じものが食べられる。 ●本当に好きなものが食べられる。 ●エネルギー量を気にしなくてもよい。 ●みんなと一緒に食事ができる。	●何を食べるかを常に考えなければならない。 ●大好物をやめなければいけない。 ●健康的な食材は高い。 ●我慢しなくてはならない。	●もっと魅力的になれる。 ●達成感を味わえる。 ●もっと活動的になれる。 ●好きな服が着られる。 ●体が軽い。

ワーク5－4　Aさんの矛盾する気持ちへの焦点のあてかた

1）デメリットとメリットを管理栄養士・栄養士役が乱発する場合（初回面接のシナリオの一部③）

減量をしないといけないんですけど……。わかっているんですけどできないんです。

もし減量ができないと、せっかくのあなたの魅力も半減するし、素敵な洋服を買うのが難しくなっておしゃれができなくなります。それだけではなくて、肥満症のリスクも増えるし、何よりもプールで水着になるのは辛いですよね。でもちゃんと減量できれば、もっと魅力的になれるし、「やせた」っていう達成感も味わえるし、もっと活動的にもなれて、いいことばかりですよ。

2）デメリットとメリットをAさん役に語ってもらう場合（初回面接のシナリオの一部④）

減量をしないといけないんですけど……。わかっているんですけどできないんです。

では、減量しないでいると、どんなメリットがあると思いますか？

何を食べようかと考えなくてもいいし、家族と同じものが食べられます。それに、エネルギー量を気にせず本当に好きなものが食べられるし、みんなと一緒に食事もできます。

では、太り続けると、どんなデメリットがあると思いますか？

このまま太り続けると魅力ある人とは言えないし、素敵な洋服を身につけることが難しくなっておしゃれができなくなります。プールで水着になることも抵抗感が出てきます。それに、肥満症のリスクが増します。

では、やせようと思うと、どんなデメリットがありますか？

何を食べるかを常に考えなければならないし、好きな食べ物もやめなければいけなくなるでしょう。それに、健康的な食材は高いし、いろいろなものを我慢しなくてはなりません。

では、やせてくると、どんなメリットがあると思いますか？

ちゃんと減量できれば、もっと魅力的になれるし、「やせた」っていう達成感も味わえてもっと活動的にもなれます。

実習５－２

Ａさんの食事調査の結果を評価し、栄養教育計画を作成しよう。

【個人ワーク】

実習手順

STEP1▶Ａさんが記録した２日間の食事記録票の記入方法に間違いがないかを確認する。特に食品や数量に記入漏れがないかを確認し、問題があった点をまとめる。

STEP2▶Ａさんのエネルギー、たんぱく質、脂質、炭水化物の平均摂取量を算出し（p.34、実習２－２参照）、食事調査の結果と平均摂取量の算出結果を評価して、ほめることと改善することを検討する。なお、整理した相談者の情報やデータを補うために必要なアセスメント項目があれば、面接時に質問して確認できるように準備する。

STEP3▶評価結果をもとにして、栄養教育計画を作成する。全体計画を作成するとともに、初回面接の組み立てを検討して学習指導案を作成する。

STEP4▶学習指導案に基づいて、面接で使用する教材を準備する。

実習５－２のポイント

１．食事記録が正確にとられているかを確認する

- 相談者は、必ずしも正確に食事記録をとっているとは限らないため、管理栄養士・栄養士は、相談者の食事記録がどの程度正確なのか、面接時にその場ですぐに判断し、修正する必要がある（表５－３、ワーク５－５）。調味料や油、食材などの記入漏れが見つかった箇所には相談者が無自覚に摂取している食品があって、その積み重ねがエネルギーオーバーなどにつながっていることも考えられる。その場合には、本人にもエネルギーオーバーの原因やその人なりの食習慣などに気づいてもらうきっかけになる。
- 相談者が正確に食事を記録しているかどうかを管理栄養士・栄養士が判断するには、まずはその料理にどのような食材や調味料がどのくらい使われているかがおおよそわかっていなければならない。

２．平均摂取量を算出する

管理栄養士・栄養士は、相談者の食事記録がどの程度正確なのかを面接時に判断した後、さらにその場で短時間に栄養計算をするスキルが求められる。ここでは一例として、「糖尿病食事療法のための食品交換表」に基づいた簡易栄養計算表を用いて計算する方法を紹介する（ワーク５－６）。

「糖尿病食事療法のための食品交換表」は、日常食べている多くの食品について、多く含まれている栄養素によって６つの食品グループと調味料に分けてつくられている（p.112参照）。簡易栄養計算表は、それをもとにして食品群の分類を６グループからさらに細分類化して13グループに分けて単位数を計算する様式である。そこに、食事記録票に記された表１から表６の単位数を食品群別に置き換えて簡易栄養計算表に記入する。最初は30～40分かかるかもしれないが、使いこなせるようになると５～10分程度で計算できる。事前に食事記録を回収しておくことも可能だが、当日に持参してきた場合でも、例えば、問診票やアンケート調査票などに記入してもらっている間に計算できるようになる。

３．栄養教育計画の作成

初回面接をふまえて、Ａさんが自らの問題点に気づき、実行可能な改善点を自ら見出して目標を自己決定できるように栄養教育計画を作成する（ワーク５－７、５－８）。

表5－3　Aさんの食事記録票

食事記録票　　　　　氏名：　神山 A　　　　年齢：　17歳　　性別：　男　㊛

月/日	献立名	食品名	目安量	単位						
				表1	表2	表3	表4	表5	表6	数
朝（7時）	ご飯	めし	茶わん1杯	3						
	味噌汁	みそ								0.2
		たまねぎ	少し(30g)						30g	
		ポテト	1/3ヶ		0.3					
	納豆	納豆	ミニ1パック				1			
		ねぎ	少々(10g)						10g	
	トマト	トマト	1/4ヶ						50g	
昼（12時）	彩りご飯	ごはん	150g	3						
		もやし	20g						20g	0.1
		小松菜	20g						20g	
		にんじん	20g						20g	0.2
		卵	25g			0.5				
		ごま油	5g							
	たけのこ汁	たけのこ	20g						20g	
		わかめ	5g						5g	
	キムチきゅうり	キムチ	30g						30g	0.1
		きゅうり	20g						20g	
夕（19時）	ご飯	めし	大1杯200g	4						
	焼魚	鮭	1切							
	菜の花のしょうが和え	菜の花	50g						50g	
		しょうが	2g						2g	
	トマトの中華サラダ	トマト	50g						50g	
		チンゲン菜	20g						20g	
		ニラ	5g						5g	
おやつ（21時）	まんじゅう		1ヶ							
	合　計									
	基準単位									

月/日	献立名	食品名	目安量	単位						
				表1	表2	表3	表4	表5	表6	数
朝（7時）	ご飯	めし	茶わん1杯	3						
	味噌汁	みそ								0.3
		豆腐	1/6丁			0.5				
		ねぎ	少々						10g	
	卵焼き	卵	1コ			1				
		砂糖	少々							0.2
		油	少々					0.3		
	お浸し	ほうれん草	小皿1皿						80g	
昼（12時）	トースト	食パン	1/6切り2枚	4						
	牛乳		1本				1.5			
	ムニエル	ひらめ	1切			1.5				
		小麦粉		0.2						
	レモン		1切							
	キャベツ		50g						50g	
夕（19時）	ご飯	めし	大1杯	4						
	すき焼き	牛肉	60g							
		焼豆腐	1/3丁			1				
		白菜	80g						80g	
		ねぎ							20g	
		にんじん	適量						20g	
		糸こんにゃく							50g	
		砂糖	大1							0.5
	サラダ	レタス	1枚						16g	
		きゅうり	20g						20g	
		トマト	30g						30g	
おやつ（21時）	コーラ		1本							2.8
	バナナ		1本							
	合　計									
	基準単位									

ワーク5－5　食事記録票の記入方法に問題があった点

1日目	朝食	•「味噌汁」のポテトが表2（果物）ではなく表1である。 •「納豆」は表4でなく表3である。
	昼食	•「彩りご飯」のごま油の単位が未記入になっている。
	夕食	•「焼魚」の鮭の重量と単位が未記入になっている。 •「トマトの中華サラダ」にはドレッシングをかけなかったか。
	おやつ	•「まんじゅう」の単位が未記入になっている。
2日目	朝食	•「お浸し」にゴマや砂糖は用いていないか。
	昼食	•「トースト」にはジャムやバターをつけていないか。 •「ムニエル」を焼くバターやサラダ油が未記入になっている。 •付け合わせの「レモン」は一切れと微量であるため、栄養計算は気にしなくてもよい。
	夕食	•「すき焼き」の牛肉の部位と単位が未記入になっている。 •「すき焼き」に卵はつけていないか。 •「サラダ」にはドレッシングをかけなかったか。
	おやつ	•「コーラ」の1本の容量が未記入になっている。 •「バナナ」の単位が未記入になっている。

注）野菜は、緑黄色野菜と淡色野菜に分けて、それぞれグラム数で集計しておくと栄養教育に役立てることができる（例：緑黄色野菜のグラム数を丸で囲んでおくなど）。また、野菜は摂取したグラム数を300 gで割ると単位になる。

ワーク5－6　**簡易栄養計算表**

（1単位＝80 kcal）

食品の分類	食品の種類	1日目単位数	2日目単位数	平均単位数	エネルギー産生1単位あたりの平均摂取量			平均摂取エネルギー（kcal）
					炭水化物（g）	たんぱく質（g）	脂質（g）	
表1	穀類	10.0	11.0	10.5	189.0	21.0	0.0	
	いも・でん粉類	0.3	0.2	0.3	4.5	0.5		
表2	果物	0.0	1.0	0.5	9.5	0.5		
表3	魚介類	2.5	1.5	2.0	2.0	16.0	10.0	
	肉類	0.0	1.5	0.8	0.8	4.0	6.4	1日目 1,504
	卵類	0.5	2.0	1.3	1.3	10.4	6.5	
	豆腐・大豆製品	0.0	1.5	0.8	0.8	6.4	4.0	
表4	乳類	1.5	1.5	1.5	10.5	6.0	6.0	
表5	油脂類	0.5	1.3	0.9			8.1	2日目 1,984
表6	緑黄色野菜	0.8	0.3	0.6	14.0	4.0	1.0	
	淡色野菜	0.4	0.6	0.5				
調味料		0.3	1.4	0.9	10.8	2.7	1.8	
間食		2.0	1.0	1.5	52.0			2日間の平均 1,768
合　計		18.8	24.8	22.1	295.2	71.5	43.8	

注）表6のうち、海藻、こんにゃくは、エネルギー摂取量の計算からは省いている。
出所）日本糖尿病学会編・著『糖尿病食事療法のための食品交換表　第7版』日本糖尿病協会・文光堂　2013年　p.13の食品分類集（本書p.111）をもとに作成

ワーク5－7　**Aさんの栄養教育計画（全体計画）**

テーマ		本人に合った健康的なダイエット
ねらい		肥満症、貧血症であり、やせ願望が強く、極端な食事制限など無理なダイエットとリバウンドを繰り返していることから、Aさんの気持ちや感情に焦点をあてながら自らのニーズに気づき、本人に見合った栄養バランスや食事量となるように支援する。
学習者		神山A（関心期）
場所		栄養相談室
時間		1回30分
目標	学習目標	•「カロリーブック」や食事カードなどを用いて、いつも食べている間食のエネルギー摂取量を学ぶ。 •フードモデルや食事バランスガイドを用いて、自分に適切な摂取量をイメージする。
	行動目標	•1日150 kcalを食事で減らし、身体活動量で今より100 kcal増やす。 •間食を見直す。
	環境目標	母親に健康なバランス食の調理を依頼して、娘に提供してもらうようにする。
	結果目標	•3か月で体重を3kg減量、57 kgの体重を維持する。 •正しい食事のとり方を理解して継続するとともに、効果的なメンタルケアや再発防止対策によって重症化を予防する。
評価	企画評価	•栄養課題や個人要因・環境要因の評価は適正だったか。 •優先課題の決定と目標の設定は適正だったか。 •教育内容、教材（「カロリーブック」、食事カード、フードモデル、食事バランスガイド）は適正だったか。 •評価計画の設定は適正だったか。
	経過評価	•企画（計画）通りに教育を実施することはできたか。 •学習者の取得状況や態度はどうだったか、自己効力感は高まっているか（学習目標の達成度を測る影響評価として重ねて扱ってもよい）。
	影響評価	•行動目標は達成されたか（継続的に達成されているか）。 •学習目標、環境目標は達成されたか。
	結果評価	結果目標は達成されたか。 ⇨3か月で3kg減量し、57 kgの体重を維持できるようになったか。

ワーク5－8　Aさんの栄養教育計画（2回目の面接の学習指導案）

	内容	方法・注意	準備物・配布物
導入 10分	•あいさつ •食事調査票の記入の確認 •その場で栄養計算を行う •栄養計算の結果の説明 •食生活の確認 •行動変容ステージの確認	•あいさつ、今回の栄養教育の目標、前回までの課題の確認を行う。 •２日間の食事調査への協力に対してねぎらいと感謝の気持ちで迎える。 •食事記録票の記入がどの程度正確なのかを判断し、問題があればその場で確認する（ワーク5－5）。 •食事記録票からAさんのエネルギー、たんぱく質、脂質、炭水化物の平均摂取量を把握する（ワーク5－6）。その間、Aさんにはモニタリングシートを振り返り、気づいたことを書いて待ってもらう。 •食事調査の結果から本人の気づきを一緒に確認する。 •食生活の背景を詳細に聴き取り、関連のある課題を見極める。 •生活習慣を改善する意欲を把握する。	•Aさんの２日間の食事記録票 •簡易栄養計算表 •モニタリングシート（体重、間食、運動などを簡単に記録するシート）
展開 15分	•食習慣の課題についての理解の促し（自己の再評価） •改善に向けた意識づけ（意識の高揚、感情的経験） •行動目標の設定（自己の解放）	•ポーションコントロールプレート、フードモデルを活用し、バランスよく食べる食事の組み立て方を一緒に考えて提示する。 •現在の食習慣との関連性を理解させ、改善意識を高める。 •Aさんが行動目標の数値目標として、３か月後の目標体重を自己決定できるように支援することを心がける。	•ポーションコントロールプレート •フードモデル
まとめ 3分	•継続支援の説明と確認	•今後も継続して支援していく姿勢を伝え、支援方法を確認する。 •次回面接日の予約をする。	•モニタリングシート

4．Aさんの栄養教育にふさわしい教材

●食品の組み合わせ方や栄養バランスなどは、イラストや写真などによる視覚的な教材を使用して、見てすぐに理解しやすい方法で伝えることがポイントである。食事指導を円滑に進めるために使用される媒体は、栄養教育の目的に応じていろいろ考えられるが、どのような状況であっても重要なことは、相談者の記憶にどのように残すかということである。

●摂食障害の人や過食と減量を繰り返して悪循環に陥るダイエット志向の人に共通してみられるのは、栄養的な知識が薄く、体重を減らすことに執着し、かなり偏った食べ方に陥っていることである。あわせて、エネルギーや糖質、脂質を含む食品などに過敏に反応するケースもあるので、視覚的にそれぞれの食品や料理などの栄養価がわかる教材が役立つ。

●食事カード、フードモデルなどの模型は、実際の食事バランスや分量などをイメージしやすいので、状況に応じて活用するとよい。

●教材の例として、食事カードやポーションコントロールプレートを用いた教育方法を紹介する。

●**食事カード**（図5－1）

食事カードは、オムレツやとんかつなどの料理をカードにし、視覚的に料理の組み合わせ方を学んだり、相談者にカードを選んでもらい、カードに記載されたエネルギー摂取量を実際に計算してもらうことで本人に普段の食事の課題に気づきをもたらすなどの食事指導で活用する教材である。既存の食事カードや「カロリーブック」、ガイドブックを用いてもよいし、時間があれば、オリジナルのカードを作成してもよい。市販の食事カードの中には、実物大の料理の写真をカードにして料理法別にエネルギー量（kcal）が示されていたり、「糖尿病食事療法のための食品交換表」と同様に１単位80 kcalの考えをベースにしてつくられているカードもある。

主食がめん類の場合でも主菜・副菜をそろえましょう！

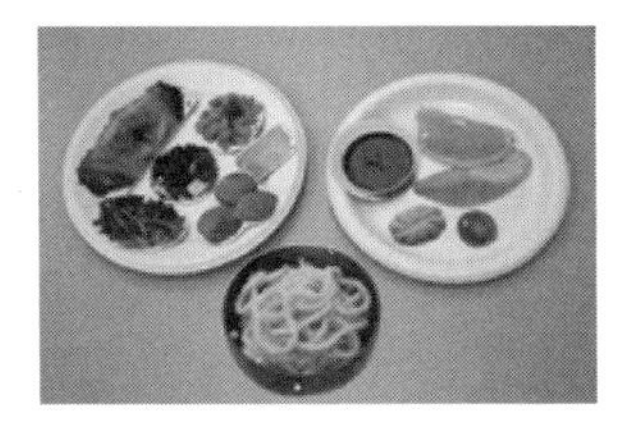

1日の食事スタイル

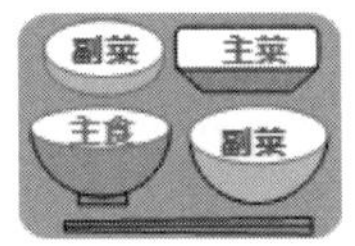

＋

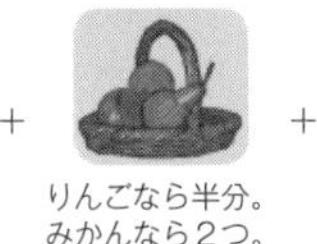

りんごなら半分。
みかんなら2つ。

＋

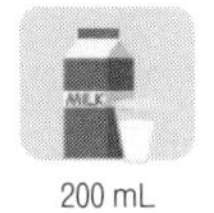

200 mL

朝・昼・夕食とも主食・主菜・副菜をそろえましょう！

1日のどこかで果物・牛乳を！

図5－1　食事カードで示した主食がめん類の場合の料理の組み合わせ方

● ポーションコントロールプレート（図5－2）

ポーションコントロールプレート（ヘルシープレート®）は、肥満者や2型糖尿病の患者のために開発されたもので、プレートに描かれたイラストに合わせて載せて食べるだけでエネルギーなどが調整できる。炭水化物を50%前後に制限したバランス食になることから、栄養状態を保ちながら減量するのに役立つ。特にAさんのように、体重が増えることに対して極度の不安を感じている相談者には適している。食べる習慣が改善されてきたら、プレートを上下反転させて盛りつけると、60%前後の炭水化物（一般的な栄養バランス食）となることから、相談者の状態の経過に合わせて活用することができる。

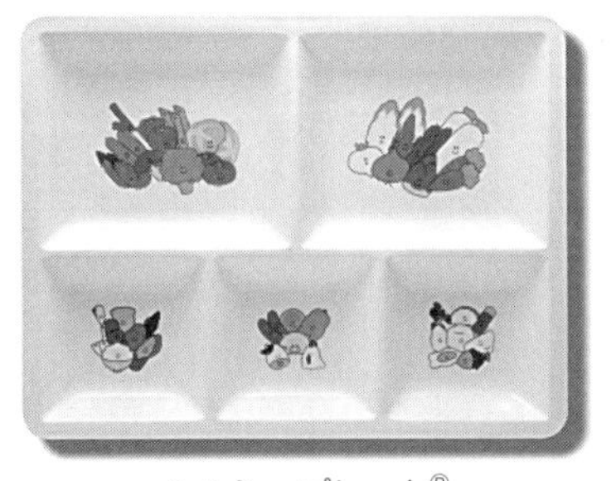

ヘルシープレート®

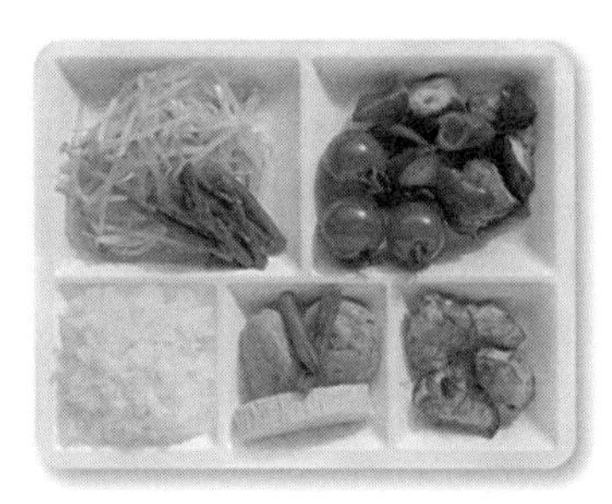

イラスト通りに盛りつけた場合
（炭水化物50%前後の食事）

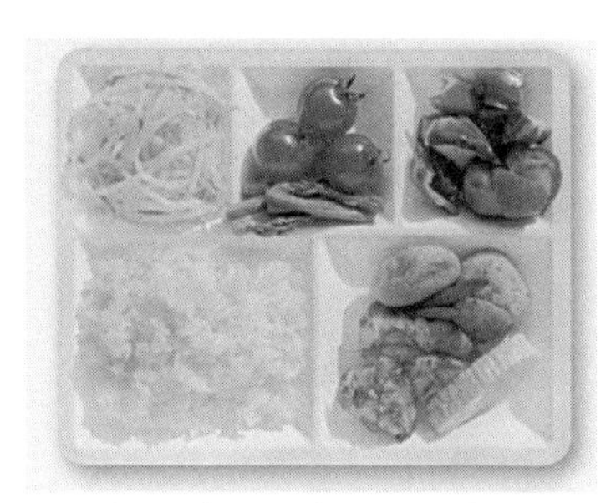

上下反転して盛りつけた場合
（炭水化物60%前後の食事）

図5－2　ヘルシープレート®を使用したポーションコントロール法

実習5－3

2回目以降の面接を想定して、ロールプレイを行ってみよう。

【グループワーク】

実習手順

STEP❶ ▶ 自分が相談者（学習者）役になる時に、どのような学習者の役で演技をしようとしているのかを前もって考えておく。

STEP❷ ▶ 1組3～4人のグループをつくり、管理栄養士・栄養士役1人、学習者（Aさん）役1人、観察者1～2人になる順番を決める。学習者役は、管理栄養士・栄養士役に自分がどのような演技をするのかを簡単に伝えておく。

STEP❸ ▶ 面接の環境設定（場所と時間の想定、相手との位置、距離、高さなど）を行う。特に位置は、管理栄養士・栄養士役と学習者役が対面ではなく、90～120度の角度で座り、斜めから向き合う（斜体面の）席に座る（図5－3）。

STEP❹ ▶ 前回の実習で決めた面接の組み立て（学習指導案）に基づいて、準備した教材を用いてロールプレイを行う。

STEP❺ ▶ 役割を交代して、グループ全員がすべての役を演じる。

STEP❻ ▶ 全員がすべての役を演じ終えたら、各ロールプレイでの観察者が面接を分析し、それをもとにグループで意見交換を行う。管理栄養士・栄養士役は学習者役の相談内容を正確に理

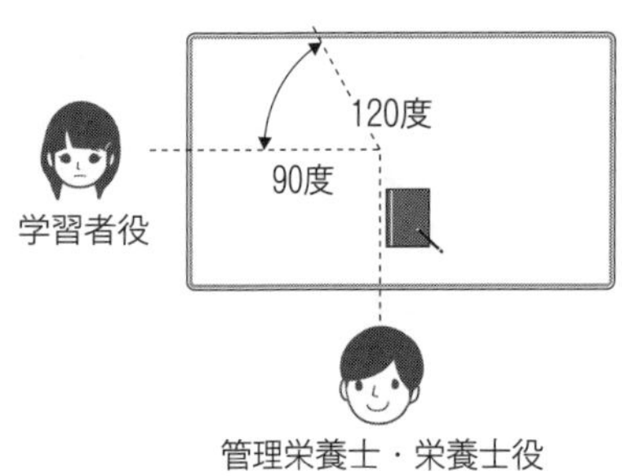

図５－３　面接の位置関係

解できたかなどについて、学習者役は管理栄養士・栄養士役の発言や態度などについて評価する。

実習５－３のポイント

摂食障害ややせ願望の肥満者は、食へのこだわりや間違った栄養情報にとらわれていることが多い。しかし、食事調査結果を評価して、一方的に「ああしたほうがよい」「こうしたほうがよい」などと管理栄養士・栄養士側の思いだけを伝えて改善点を示して指示を出す教育は好ましくない。検査の結果を伝えたり、学習者の食事記録からむら食いがあり食事量が一定でない、実際には食べているが記入漏れの食品があるなど客観的な事実のみを示しながら「気づいたことは何かありますか？」と学習者に問うことで、学習者が課題や改善点について「どこに自分の問題があるのか」「今、自分にできそうなことは何か」と自分で気づけるように導く。また、大きな目標ではなく、より具体的に小目標化させることを心がける。

●Ａさんとの３回目の面接シナリオの一部（例）

神山Ａさん、こんにちは。どうぞ、お座りください。前回、お話してから１か月経ちましたが、１か月間、いかがでしたか？	
前回むら食いしていたことに気づいたので、毎食食べてはいるけど、ついおやつを食べてしまって後悔しています。	
今日は、時々失敗するおやつの食べ方について、カードを使って勉強しましょう。Ａさん、前回（２回目）の面接で、おやつの量を減らすということに気づかれましたよね。	◐今回の栄養教育の目標
はい。	
では、ここに食事カードがあるので１日で食べていたおやつを選んでみてください。	
（チョコポッキー１箱分、せんべい５枚、バナナ１本、焼きそば１人前、コーラ２本を選ぶ）	
選んだカードのエネルギー量を読み上げるので、電卓で足し算をしてみてください。	
はい。	
ポッキー450 kcal、おせんべい、これは１枚80 kcalのものなので５枚で400 kcal、バナナ１本で80 kcal、500 mLのコーラ２本で450 kcalです。	◐客観的事実の確認（別の方法としては、いつも食べている食事カードを選んでもらって計算したり、バランスを考えてみるなど）
エッ！　1,380 kcalでした。	
そうですか。1,380 kcalあったんですね。Ａさんの１日の摂取エネルギー量はどのくらいかご存じですか？	
はい、以前は2,000 kcal以上食べても大丈夫だけど、体重が減るまでは1,600～1,680 kcalくらいにしておくといいって言われました。	
そうですね。気づいたことは何ですか？	◐気づきの確認
だらだら食べていたから気づかなかったけど、ほぼ１日分をおやつから食べていたんですね。	
気づけてよかったですね。では、１日に食べてほしいＡさんの食事の量をカードで並べてみますね。**（朝食、昼食、夕食のモデル量を示すか、１食分のモデル量を示して見せる）**いつも食べている食事と比べて気づいたことは何ですか？	◐気づきの確認

ご飯は太るのが嫌だから半分も食べていないし、抜いていた時もあります。野菜は、夜は食べるけど朝と昼はあまり食べていませんでした。ちゃんと食べていないから、おやつがほしくなっていたのかな……。	
ご飯を減らしていた分、おやつを食べていたのかなと気づいたんですね。野菜も少なかったって……。甘いものや糖質（炭水化物）の多いものは、食べるとすぐに血液中の糖に代わり、余分に入ってきた分は脂肪となって蓄えられます。それよりも困ったことに、2時間もすれば体に取り込まれてしまうので血糖が下がり、また何か食べたくなるという悪循環を繰り返すんですよ。Aさんの意志が弱いというよりは、それが体の悪い仕組みです。いろいろなものを組み合わせて、適量をバランスよく食べていたほうがお腹もすかないのです。	⬅情報提供（客観的に事実を述べることに徹して、相手の食べ方を批判したり、押しつけたりしないことが重要）
そういうことだったんですか！　わかっていても食べたくなるし、やめようと思ってもやめられないから、自分はだめな人間だと自信をなくしていました。	
気づけてよかったですね。これからどんなことがやれそうですか？	⬅自己決定への促し
食べ方がよくわかったし、自分の問題にも気づけたので、まずは1日3食しっかり食べるように気をつけてみます。野菜もいろいろ食べるように、お母さんにも頼んでつくってもらうようにします。	
それでは、モニタリングシートを差し上げますので、今まで学んだことに気をつけながら記録してみましょう。毎食やれたら○、うまくいかなかった時は△で印をつけてみてください。あわせて、体重の記録と気づいたことなどの日記もつけてみてくださいね。	
はい、やってみます。	
できそうですか？　自信は？	
大丈夫です。80%やれそう！	⬅自信度80%未満の場合は、妨げになっている気持ちを聴く
もし記録がつけられなくても、次回に状況を話してくださいね。次は、「ヘルシープレート」を使って、バランスのよい正しい食べ方について一緒に考えましょう。	
はい、わかりました。	

COLUMN

専門的な治療体制が求められている摂食障害のある人の対応

摂食障害は、心理的な要因で引き起こされるとされ、国立精神・神経医療研究センターの精神保健福祉資料によると国内患者は約22万人（平成29年度）と推計している。原因は様々だが、肥満などへの恐れから食事がとれなくなる「神経性やせ症／神経性無食欲症」やストレス発散で必要以上に食べることが習慣化する「神経性過食症／神経性大食症」などがある。治療では患者の話を聴き、恐れやストレスを取り除き、規則正しく食事をとれるようにするが、専門の医療機関が少ないことが課題となっている。

厚生労働省は2014（平成26）年度に、「摂食障害」を治療する拠点施設を全国10か所程度整備する計画を立てた。指定された「治療支援センター」では、精神科医や栄養士らが連携して治療にあたるとともに、地域の医療機関に治療方法を助言するという。

筆者がカウンセリングを行ったＹさん〔17歳女性、身長157 cm、体重45.3 kg、BMI 18.3 kg/㎡、月経不順、チューイング（噛み吐き）の行動あり〕の症例を紹介する。Ｙさんの母親は、以前より娘がやせすぎていることが気になっていたが、特に最近では、Ｙさんが夜間に隠れ食いをしたり、イライラしていることが多く、家族と一緒に食事することも避けるようになったことから、母親は心配して娘を近医の心療内科に受診させた。食事に関する悩みを訴えたＹさんは、ボディイメージのずれと軽度の摂食障害の疑いがあると診断された。そして、医師から栄養相談室の利用を勧められたため、Ｙさんから相談の依頼があった。面接時のＹさんの訴えでは、まわりにはやせた子が多く、自分はその中でも一番太っていて足が太いというコンプレックスがあり、週３回、近所のジムに通って体づくりに励んでいるという。中学生の時は43 kgくらいをキープしていたのに、最近は夜食や菓子を食べてしまうので体重が増えており、すごく嫌だと感じていた。

このように表面的な訴えからスタートするが、寄り添いながら気持ちや感情に焦点をあてて共感していくと、Ｙさんは自分の中のアンビバレンスな感情にさいなまれたり、幼いころの傷つき体験や失敗体験などの記憶が想起されて苦しむことがあった。そこで、自己イメージを高めることを妨げている原因を解消するためのセラピーや癒しのワークなどを実施した結果、Ｙさんは、まわりの人の関心や気を引くために無自覚に繰り返していた感情パターンであることに自ら気づいた。Ｙさんは自分自身の問題に気づきが起きたことで、自己実現に向けての行動目標を立てることができた。

このように、摂食障害のある人への介入は困難なケースが多く、治療には専門医や管理栄養士・栄養士などの密な連携が必要である。カウンセラーとして経験を積んだ熟練した管理栄養士・栄養士を育成することが急務であると考える。

第Ⅲ部

実習事例・症例編

個人を対象とした栄養教育・栄養指導

実習

6 育児が初めての母親を対象とした離乳食の進め方指導

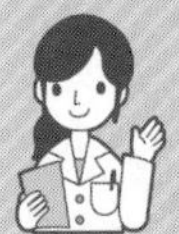

目的

- 「授乳・離乳の支援ガイド（2019年）」の「離乳食の進め方の目安」とともに、育児が初めての母親が求める情報をまとめた教材を作成して提示しながら、カウンセリング技法を活用して個々の学習者の実態に即した離乳食の進め方を相談・指導できる力を習得する。

はじめに

離乳の進め方は、「授乳・離乳の支援ガイド（2019年）」の「離乳食の進め方の目安」を基本とし、乳児の発育（成長・発達）の個人差と保護者の育児に対する意識に配慮して栄養教育を行う。

乳児は、乳汁（母乳または育児用ミルク）を吸う機能から食べ物を噛みつぶして飲み込む機能へと次第に発達していくので、食品の形態、種類、量、回数などに配慮して離乳を進める。この時期の食体験は、味覚の発達や嗜好の形成に関係し、「食べさせてもらうこと」から「自分で食べること」へと移行し、「自ら食べること」を経験して次第に摂食行動が自立していく。また、乳児期は、母子間の愛着形成と乳児の心の発達にも重要な時期である。乳児は、最も密に双方向のコミュニケーションをとってくれる人を特定の人として選び、愛着の対象者とする。例えば、乳児の表情や行動に母親が対応すると、乳児は母親のスキンシップや食を促す言葉に順応する。それにより母子の信頼関係が増し、乳児の食行動は発達していく（母子相互作用）。母親や家族との信頼関係を軸に乳児の食習慣は築かれ、幼児期以降の発達にも関連していく。

近年は、核家族化の進行に伴い、初めて子育てをする保護者にとっては育児に対する不安やストレスが生じやすい。管理栄養士・栄養士は、社会的認知理論の「結果期待」と「セルフエフィカシー」（p.14参照）、つまり、育児を通して子どもの成長に期待すると同時に、育児の成功が自信になるように留意し、親子関係の確立をめざした育児支援を行う。さらに、ソーシャルネットワークを活用したり、子育てグループに参加して、保護者同士がともに支え合い、協力して学習活動などを自主的に行いながら子どもの育成と保護者の意識の向上をめざす。

本実習では、育児が初めての母親を対象として、離乳食の進め方を支援するための栄養教育を行う。3～4か月児健康診査で行う栄養相談では、乳児の発育の経過を把握して生後5～6か月の離乳開始に向けた正しい情報を提供したり、家族の状況や育児担当者の意識に留意して育児に対する不安やトラブルを解消するためのソーシャルサポートを提案することが必要になる。

実習6－1

Nちゃんの離乳開始時期を見極めて、離乳計画を作成しよう。

【グループワーク】

実習手順

STEP 1 ▶生後4か月の体格をカウプ指数で評価する。さらに、体格指数と発育曲線を用いて評価する。

学習者の特性

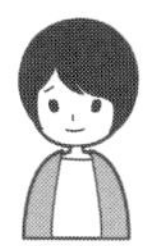

生後4か月の斉藤Nちゃんは、母乳栄養で育ち、離乳食に移行する時期が近づいている。母親は育児経験がなく、具体的な離乳の進め方を知りたいと感じ、保健センターで4か月児健康診査を受けた。健康診査および質問票の結果を次に示す。

属性 月齢：4か月、性別：女子、家族構成：父親（33歳、会社員）、母（30歳、専業主婦）

相談者 母親

身体計測値

	体重	身長	頭囲	胸囲
出生時	2.9 kg	48.5 cm	34 cm	33 cm
4か月	6.5 kg	62.0 cm	40 cm	41 cm

栄養状態 良

栄養法 母乳栄養（授乳回数は1日に5～6回）

発育状態 ▶出産は正常分娩であった。現在、疾病はない。

▶3か月後半に首がすわり、脇の下を支えれば母親の膝にすわることができる。また、あやすと笑う、目でものを追いかけて手を伸ばす、音のするほうを見る、手でおもちゃをつかむことができる。

▶スプーンなどを口に入れると、押し出すことが少なくなってきた。食べ物に興味をもち、よだれが出る。

▶午前と午後の各1回昼寝をする。

質問票の結果 ▶夫は育児に関心があり、休日に育児参加している。平日は夫の帰宅が遅いので母親は疲労感をもっている。

▶夫婦ともに子どもの成長が嬉しく、育児は楽しいと思っている。

▶隣町で母親の実母（Nちゃんの祖母）が暮らしており、子育てについて気軽に相談できる。

▶住宅地に住み、近くにはスーパーマーケット、児童館、児童公園がある。晴れた日はベビーカーで児童公園へ散歩に行く。

▶母親は、妊娠をきっかけに家族の食事バランスを整えたいと思うようになった。欠食や嫌いな食品はなく、主食・主菜・副菜をそろえるように努力している。料理は得意ではなく、市販品を利用することが多い。

▶初めての離乳食でどうしたらいいか悩んでいる。

▶家族にアレルギー症状のある人はいない。

STEP 2 ▶STEP 1による発育の評価、乳児の咀嚼機能の発達の目安および質問票の結果による母親の意識をもとに総合的に評価して、離乳開始時期を見極める（栄養診断を行う）。

STEP 3 ▶離乳計画を作成する。質問票の結果から母親が求める情報やソーシャルサポートを提案する。

実習6－1のポイント

1．発育状況の評価

- 生後4か月の体格をカウプ指数で評価する（ワーク6－1、表6－1）。
- 身体発育曲線を使い、個人差を考慮する（ワーク6－2）。今後の成長も身体発育曲線に沿っているかが目安となるので、大きく外れる場合

ワーク6－1 Nちゃんの生後4か月のカウプ指数の算出と評価

	カウプ指数【体重(g)÷[身長(cm)]^2×10】	判定
生後4か月	6,500(g)÷[62.0(cm)]^2×10=16.9	ふつう

表6－1　乳児期のカウプ指数の判定

年齢（月齢）	ふつうの範囲
乳児（3か月～11か月）	16～18
満1歳	15.5～17.5
満1歳～満2歳	15～17
満3歳～満5歳	14.5～16.5

ワーク6－2　Nちゃんの身長、体重、頭囲の評価〔身体発育曲線（女の子）〕

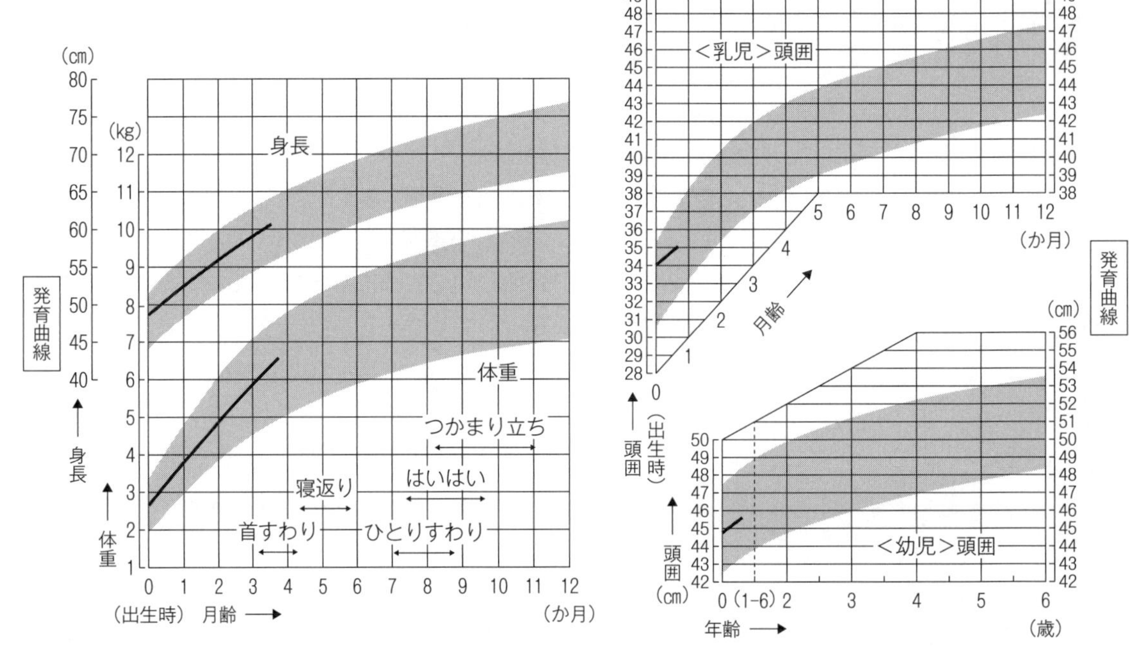

注1）母子手帳の発育曲線〔一般調査および病院調査による発育曲線（3、10、25、50、75、90、97%値：年・月・日齢別、性別）〕
　2）首すわり、寝返り、ひとりすわり、はいはい、つかまり立ち及びひとり歩きの矢印は、約半数の子どもができるようになる月・年齢から、約9割の子どもができるようになる月・年齢までの目安を表したものです。お子さんができるようになったときを矢印で記入しましょう。
　3）頭囲のグラフ：帯の中に94パーセントの子どもの値が入ります。なお、頭囲は左右の眉（まゆ）の直上を通るようにして計ったものです。
出所）厚生労働省「平成22年乳幼児身体発育調査報告書」、厚生労働省「母子保健法施行規則」様式第3号

は、医師に相談するようにアドバイスをする。また、授乳の間隔が長く、昼寝の回数からも母乳が足りているかどうかを判断する。

- 乳児のカウプ指数は生後3か月～5歳まで適応し年齢によって異なる。Nちゃんの場合、生後4か月のカウプ指数が16.9で、乳児の身体発育曲線で帯状の中に推移している。

2．離乳食の開始時期の見極め方

発育状態と咀嚼機能の発達の目安を参考にして母親の意識を読み取り、離乳開始時期について（ワーク6－3、表6－2）、栄養診断を行う（ワーク6－4）。咀嚼機能の発達の目安は、今後の離乳食の進め方の指標とする。

ワーク6－3　Nちゃんの発育（成長・発達）状況の総合的な評価と離乳開始時期

項目	評価
成長状態	●生後4か月まで順調に体重が増加し、母乳栄養は足りている。
発達状態	●疾病はない。 ●首は完全にすわっておらず、支えが必要である。 ●食べ物に興味を示す。 ●哺乳反射が減弱していることから、スプーンなどを口に入れても舌で押し出す動きが少なくなるかどうかを観察していく。
母親の意識	食事への関心は強く、アドヒアランス*が高い。離乳食に関する正しい知識を得ていけば、自分で責任をもって実行できそうである。
離乳開始時期	生後5か月頃

注）＊対象者が栄養教育の方針の決定に積極的に参加し、その行動をとること。

表6－2　乳児の咀嚼機能の発達の目安

時期	咀嚼機能の発達の目安	回数／日
離乳食の開始	●乳児の首のすわりがしっかりして寝返りができ、５秒以上座れる。 ●哺乳反射が消えていく。食べ物に興味を示し、スプーンなどを口に入れても押し出すことが少なくなる、食べ物に興味を示す。	
離乳初期 （生後５～６か月頃）	●離乳食（つぶし粥・つぶし野菜など）を飲み込むこと、舌触りに慣れる時期で、乳汁は授乳のリズムに沿って欲するまま与える。 ●食べ方は、口唇を閉じて補食や嚥下ができ、舌で前から後ろへ送り込むことができる。	１日１回１さじから始める
離乳中期 （生後７～８か月頃）	●舌でつぶせる固さのものを与え、乳汁は授乳のリズムに沿って欲するまま与える。 ●舌・顎の動きは前後から上下運動へ移行し、口唇は左右対称に引かれるようになる。食べさせ方は、平らな離乳食用のスプーンを下唇にのせ、上唇が閉じるのを待つ。	１日２回
離乳後期 （生後９～11か月頃）	●歯ぐきでつぶせる固さのものを与え、食欲に応じて離乳食の量を増やす。離乳食後に乳汁や育児用ミルクを欲するまま与える。 ●舌で食べ物を歯ぐきの上に乗せ、歯や歯ぐきで潰すことができる。口唇は左右非対称の動きで噛んでいる方向によっていく動きとなる。食べさせ方は、丸み（くぼみ）のある離乳食用スプーンを下唇に乗せ上唇が閉じるのを待つ。 ●手づかみ食べは生後９か月頃から始まる。食べ物を握って固さ・触感を体験し関心を持ち、自分の意思で食べようとする行動につながる。	１日３回
離乳完了期 （生後12～18か月頃）	●形のある食べ物をかみつぶすことができるようになる。離乳食後に乳汁や育児用ミルクは離乳食の進行に合わせて与える。 ●手づかみ食べで、前歯で噛み取る練習をして、一口量を覚え、食具を使うようになって自分で食べる準備をしていく。	１日３回の食事、２回の間食

出所）厚生労働省「授乳・離乳の支援ガイド」2019年　pp.30-31をもとに筆者作成

ワーク6－4　Nちゃんの PES報告

４か月のカウプ指数・身体発育曲線から判断すると発育状況が良好であり（S）、問診票の結果から母親の離乳食に対する不安の軽減と支援の必要性があることから（E）、今後の経過をみて、生後５か月頃から離乳食を開始することは可能であると診断する（P）。

3．離乳計画の立案

Nちゃんの離乳計画（ワーク6－5）を作成する際には、以下の点に留意する。

- 健康診査の結果を評価し、母親の問診結果から支援する内容を把握する。離乳食の練習として、なめらかにすりつぶした粥を1さじ与え、飲み込みと舌触りに慣れるようにすることを提案する。
- 母親は育児が初めてなので、適量、乳汁と離乳食のバランス、食べさせてよいもの、離乳食の進め方、離乳食のつくり方、食べさせる時間などの離乳計画、離乳食の衛生、食物アレルギー予防のポイントなど「離乳食の進め方の目安」を基本に情報提供する（表6－3、6－4）。
- 母親は、料理は得意ではないが努力していることや市販品を多く利用していることに着目し、家庭料理から簡単に調理できる離乳食を紹介する。同時に母親が実行可能なこと、優先順位の高いものを目標として、栄養教育計画を作成する（ワーク6－6、6－7）。
- 基本情報は、厚生労働省「授乳・離乳の支援ガイド」の「離乳食の進め方の目安」に示されている。できるだけ既成のリーフレットを活用し、それに加えて離乳食を紹介する。それでも不足する情報は、面接時に説明する。
- ソーシャルサポート（p.16参照）などの行動変容技法を使って、育児不安やトラブルを解消するための提案を検討しておく。

ワーク6－5　Nちゃんの離乳計画

1．離乳の基本的な進め方

	離乳初期 生後5～6か月頃	離乳中期 生後7～8か月頃	離乳後期 生後9～11か月頃	離乳完了期 生後12～18か月頃
離乳食の進め方	初めて与える食品は1日1品1さじから。	1日2回食で食事のリズムをつけていく。	1日3回食に進め食事のリズムを大切にしていく。	1日3回の食事のリズムを大切にして、生活リズムを整える。
1日の回数	1回	2回	3回	3回
乳汁*と離乳食のバランス	離乳食に慣れる。乳汁は飲みたいだけ与える。	離乳食の量が増える。乳汁は飲みたいだけ与える。	食欲に応じて離乳食の量が増える。育児用ミルクは1日2回程度。鉄分を多く含む食品を与える。	離乳食が中心。補食を1～2回、時間と量を決めて与える。
食べ方の目安	つぶし粥から始め、除々に野菜などを試す。慣れたら豆腐、白身魚、固ゆで卵黄などを試す。	白身魚から赤身魚、卵黄から全卵へ進め、緑黄色野菜を組み合わせる。鉄欠乏に注意していく。	脂肪の少ない肉類、豆類、海藻を増やす。主食＋主菜＋副菜を組み、共食を楽しむ。手づかみ食べができる。	栄養の大部分を食事でとるようになる。主食＋主菜＋副菜を組む。自分で食べる楽しみが増える。
調理形態	なめらかにすりつぶした状態。	舌でつぶせる固さ。	歯ぐきでつぶれるくらいの固さ。	歯ぐきで噛める固さ。
調理のポイント	すりつぶす。調味は不要。	粗くつぶす、みじん切り、薄く切るという順に進める。	家族の食事から味付け前のものを取り分ける。塩分濃度は0.5%以下にする。	形のある食べ物を噛みつぶして食べるように調理する。

注）＊乳汁は、母乳や育児用ミルク、乳児用調整液状乳（乳児用液体ミルク）などをさす。

2．Nちゃんのタイムスケジュール

時	4か月(現在)	5～6か月	7～8か月	9～11か月	12～18か月
6	母乳	母乳	母乳		
7				フォローアップミルク	
8					朝食(主食＋主菜＋副菜)、フォローアップミルク
9					
10	母乳	離乳食＋母乳	離乳食＋母乳	離乳食＋乳汁	補食（果物）
11					
12					昼食(主食＋主菜＋副菜)、フォローアップミルク
13	母乳	母乳	母乳	離乳食＋乳汁	
14					
15					
16	母乳	母乳	離乳食＋母乳	離乳食＋乳汁	
17					夕食(主食＋主菜＋副菜)、フォローアップミルク
18	母乳	母乳	母乳	フォローアップミルク	
22	母乳				

注）成長には個人差があるので、食欲や成長・発達の様子に応じて進める。
　　フォローアップミルクは離乳が順調に進んでいる場合は必要なく、鉄欠乏のリスクが高い場合などに活用するとよい。

3．その他の留意点

- 乳児は抵抗力が弱いので、衛生面には十分に気をつける。特に以下の点に留意する。
  - 食材、手指、調理器具は清潔に扱う。
  - 食材は必ず加熱してから使う。
  - はちみつは、乳児ボツリヌス症予防のため、満1歳までは使わない。

- 生後６か月までの母乳が望ましい。離乳食の進行は、あせらず、１さじから与えて様子をみて進める。便の様子、肌に湿疹が出ていないかを観察する。
- 育児不安やトラブルを解消する時には、以下の方法で対処する。
  - ベビーフードの味は単調なので、家庭料理からつくる手軽な離乳食を提案し、一生懸命つくった料理を食べてくれる喜びを感じてもらう。（セルフエフィカシー）
  - 平日は隣町で暮らすＮちゃんの祖母の協力を得る。夫の理解やねぎらいの言葉をもらう。（ソーシャルサポート）
  - 子どもの成長に期待し、嬉しく思う。食べる楽しさを子どもに体験させる。（結果期待）
  - 離乳食への移行ができ、自信につながるよう留意する。夫からほめてもらう。（セルフエフィカシー）
  - 児童館や児童公園で子育て仲間と出会うきっかけを多くして情報を共有し、よいことを真似る。病院の健康診断などを活用する。（モデリング、ソーシャルサポート）

表６－３　離乳食の進め方の目安

離乳の開始 ──→ 離乳の完了

以下に示す事項は、あくまでも目安であり、子どもの食欲や成長・発達の状況に応じて調整する。

			離乳初期 生後５～６か月頃	離乳中期 生後７～８か月頃	離乳後期 生後９～11か月頃	離乳完了期 生後12～18か月頃
食べ方の目安			•子どもの様子を見ながら、１日１回１さじずつ始める。 •母乳や育児用ミルクは飲みたいだけ与える。	•１日２回食で食事のリズムをつけていく。 •いろいろな味や舌触りを楽しめるように食品の種類を増やしていく。	•食事リズムを大切に、１日３回食に進めていく。 •共食を通じて食の楽しい体験を積み重ねる。	•１日３回の食事リズムを大切に、生活リズムを整える。 •手づかみ食べにより、自分で食べる楽しみを増やす。
調理形態			なめらかにすりつぶした状態	舌でつぶせる固さ	歯ぐきでつぶせる固さ	歯ぐきでかめる固さ
１回当たりの目安量	Ⅰ	穀類(g)	つぶしがゆから始める。 すりつぶした野菜なども試してみる。 慣れてきたら、つぶした豆腐・白身魚・卵黄などを試してみる。	全がゆ50～80	全がゆ90～軟飯80	軟飯80～ごはん80
	Ⅱ	野菜・果物(g)		20～30	30～40	40～50
	Ⅲ	魚(g) または肉(g) または豆腐(g) または卵(個) または乳製品(g)		10～15 10～15 30～40 卵黄１～全卵１／３ 50～70	15 15 45 全卵１／２ 80	15～20 15～20 50～55 全卵１／２～２／３ 100
歯の萌出の目安				乳歯が生え始める。	１歳前後で前歯が８本生えそろう。	離乳完了期の後半頃に奥歯（第一乳臼歯）が生え始める。
摂食機能の目安			口を閉じて取り込みや飲み込みが出来るようになる。	舌と上あごで潰していくことが出来るようになる。	歯ぐきで潰すことが出来るようになる。	歯を使うようになる。

注）衛生面に配慮して食べやすく調理したものを与える。
出所）厚生労働省「授乳・離乳の支援ガイド」2019年　p.34

表６－４　食物アレルギー予防への対応

- 食物アレルギーの発症を心配して、離乳の開始や特定の食物の摂取開始を遅らせても、食物アレルギーの予防効果があるという科学的根拠はないことから、生後５～６か月頃から離乳を始めるように情報提供を行う。
- 食物アレルギーが疑われる症状がみられた場合、離乳開始後に発症した場合は、基本的には原因食物以外の摂取を遅らせる必要はないが、自己判断で対応することで状態が悪化する可能性も想定されるため、必ず医師の指示に基づいて行うよう情報提供を行う自己判断で対応せずに、必ず医師の診断に基づいて進める。
- 食物アレルギーの診断がされた場合は、必要な栄養素等を過不足なく摂取できるよう、具体的な離乳食を提案する。

出所）表６－３に同じ　p.33から抜粋

ワーク6－6　Nちゃんの母親の栄養教育計画（全体計画）

テーマ		離乳の進め方を理解し実践しよう。
ねらい		離乳食の進め方について情報を提供し、育児が初めてである母親の不安を軽減する。
学習者		Nちゃんの母親（準備期）
場所		保健センターの栄養相談コーナー
時間		1回20分（4か月児健康診査） 母子保健に関する行事予定：5か月児離乳食教室、10か月児健康診査、1歳6か月児健康診査
目標	学習目標	●正しい離乳食の進め方を具体的に理解する。
	行動目標	●月齢に対応した離乳食を提供し、母子ともに円滑に実践できる。
	環境目標	●学習者の母親の協力を得る。 ●夫の理解と協力を得る。ねぎらいの言葉を得る。
	結果目標	●離乳食から幼児食へと順調に移行する。 ●発育が順調に進む。
評価	企画評価	●NちゃんのPES報告に沿い、優先課題の決定と目標の設定は適正だったか。
	経過評価	●企画（計画）通りに教育を実施することはできたか。 ●学習者の習得状況や態度はどうだったか、自己効力感は高まっているか（学習目標の達成度を測る影響評価として重ねて扱ってもよい）。 ⇨離乳食の正しい進め方について理解できたか。 ⇨母親の気持ちを確認し、意思を優先しながら行動目標を設定することができたか。
	影響評価	●行動目標は達成されたか（継続的に達成されているか）。 ⇨10か月児健康診査で、不安要因が解決されているか。 ●学習目標、環境目標は達成されたか。 ⇨10か月児健康診査で、理解した離乳食を調理できているか。協力は得られているか。
	結果評価	●結果目標は達成されたか。 ⇨離乳完了時の成長（身長・体重など）測定で、発育が順調か。 ⇨発達の観察で、発育が順調か。

ワーク6－7　Nちゃんの母親（初回面接の学習指導案）

	内容	方法・注意	準備物・配布物
導入 3分	●あいさつ ●健康診査結果の確認 ●栄養状況の確認 ●行動変容ステージの確認	●あいさつ、自己紹介を行い、Nちゃんの母親への栄養教育の目的を確認する。 ●4か月健康診査の受診に対してねぎらいと感謝の気持ちで迎える。 ●健康診査の結果からNちゃんの発育を評価し、母親と一緒に確認する。 ●育児の様子や意欲を聴き取り、離乳開始時期を見極める。 ●育児に対する意識、不安感を把握する。	●母子手帳
展開 15分	●離乳食の進め方の説明 ●行動目標の設定	●離乳の基本について説明する。 ●乳児の発達段階に応じた食事形態を理解する。 ●調理上の衛生管理、食物アレルギー発症予防について理解する。 ●食品の組み合わせやおとなの食事から展開する方法を工夫してもらうように提案する。 ●一生懸命つくった料理を食べてくれる喜びを感じてもらうようにする。 ●母親が手作りをする目標を設定し、離乳完了までの計画を立てる。	●リーフレット ●フードモデル
まとめ 2分	●理解度と意欲の確認 ●母子保健に関する行事予定の説明	●質疑応答。 ●離乳食講習会（5か月児離乳食教室）の案内を行い、参加を促す。	●講習会案内チラシ ●母子手帳

実習6－2

「離乳食の進め方の目安」をもとにして、教材を作成しよう。

【グループワーク（実習前に各自でレシピを用意する）】

実習手順

STEP1▶事前に各自でレシピを用意する。その際には、Nちゃんの母親は育児が初めてであることから、離乳食への不安感を取り除き、「離乳食の進め方の目安」を実践できるようにするためには、どのような情報が必要なのかを検討する。

STEP2▶各自が用意したレシピを参考にして「離乳食の進め方の目安」に沿った食品を選択し、量、形状をグループで考える。さらに、家庭料理から展開する簡単な調理の方法を考える。

STEP3▶コンピューターを活用して、A４判１枚のリーフレットにまとめる。材料、分量、調理法などについて、適宜、図やイラストなどを加えてわかりやすい内容にする。なお、資料を引用する場合には、著作権を確認する。

実習6－2のポイント

Nちゃんの離乳食のレシピをリーフレットを作成する際には、次の点に留意する（ワーク6－8）。

- レシピを紹介する場合には、事前に試作して、分量、形状、味などを確認しておく。9～11か月頃から薄味で調味することができるので、調味の割合も試作・試食するが、ベビーフードの塩分濃度は、乳児用0.5%以下（200 mg以下／食品100 g）という基準がある（WHO／FAO勧告）。甘味については特に定めはないが、１～３%程度が望ましい。
- 家族の食事から離乳食に展開する方法に加えて、市販のベビーフードを活用する方法も紹介する。実際に市販のベビーフードを試食して形状、味を体験すると、母親が離乳食を調理する場合の参考になる。
- 食品の種類の増やし方や組み合わせ方をイラストで示すなど、発達段階に応じた調理形態や離乳食への配慮についてポイントをまとめる。
- リーフレットには、面接でアドバイスしたいと思う情報、持ち帰って何度も読み返すことができる情報を入れ込む。

ワーク6－8　教材の例（リーフレット）

離乳食の簡単レシピ

生後５～６か月頃

料理名	食品名	分量	調理法	家族の料理からの展開
つぶし粥 18 kcal	米 水（米の８～10倍の水）	35 g 300 mL	①米を洗って計量した水につけ30分以上吸水する。 ②炊飯する。 ③ミキサーにかけて再加熱する。１さじから開始する。 ④１回分を製氷器に小分けして冷凍する。 ⑤電子レンジで解凍して再加熱する。	• 炊いた白飯を鍋に入れ、３倍の水を加えてコトコトと加熱する。 • 炊きあがったらブレンダーでミキシングする。再加熱する。
野菜のスープ煮 25 kcal	にんじん じゃがいも 野菜スープ 片栗粉	5 g 30 g 50 mL 0.2 g	①にんじん、じゃがいもを細かく切る。 ②水を加えてやわらかく煮る。 ③スプーンでつぶし、野菜スープで煮て、片栗粉でとろみをつける。調味せず、素材の味を活かす。	• 家族の野菜スープを煮込む時にやわらかい野菜を鍋に取り分け、つぶしてスープで煮る。家族の料理の調味前に取り分ける。

• 果汁は糖分が多く、飲むと血糖値が上昇して食欲が抑えられてしまうので乳汁を十分に与える。

生後７～８か月頃

料理名	食品名	分量	調理法	家族の料理からの展開
青菜のリゾット 41 kcal	５倍粥 ほうれん草 野菜スープ 粉ミルク液（溶いたもの） 粉チーズ	50ｇ 30ｇ 大さじ２ 20 mL 0.3ｇ	①ゆでたほうれん草（葉先）をきざむ。 ②野菜スープにほうれん草を加えて加熱し、粥、粉ミルク液を加えて煮る。 ③粉チーズを振る。 調味せず、ミルクの風味と粉チーズの味を活かす。	●家族のほうれん草のお浸しの一部をきざむ。 ●白飯の一部を鍋に入れ、野菜スープを足してほうれん草も加えて煮る。 ●粉ミルク液を加えて加熱し、粉チーズを振る。 家族の料理の調味前に取り分ける。
卵黄のココット 62 kcal	卵黄 ブロッコリー ツナ（スープ缶） かつおだし汁	15ｇ 10ｇ 5ｇ 40 mL	①ゆでたブロッコリーをきざむ。 ②ココット型にブロッコリーとツナを入れる。 ツナはスープ味を使用する。 ③卵黄をかつおだし汁でのばし、ココット型へ流す。 だしの風味を活かす。 ④鍋にココット型を入れ、まわりに湯をはり、蓋をして蒸し煮する。	●家族のブロッコリーとツナのサラダの材料をココットの具にする。 ●卵白は、家族の料理に使用する。

●１日２回食になれば、主食・主菜・副菜がそろう食事内容にする。

生後９～11か月頃

料理名	食品名	分量	調理法	家族の料理からの展開
ラップおにぎり（ミニおにぎり） 87 kcal	白飯（やわらかめ） かつおぶし すりごま 味つけのり	50ｇ 0.5ｇ 0.2ｇ 0.1ｇ	①白飯にかつおぶしとすりごまを少々加えて混ぜる。 ②５等分し、ラップで包んで握る。 ③細く切った味つけのりを巻く。	●家族の白飯や薄味の菜飯などを小さなおにぎりにする。自分で食べる練習になる。
肉じゃが 40 kcal	じゃがいも にんじん 玉ねぎ 鶏挽肉 だし汁 しょうゆ 砂糖	10ｇ 10ｇ 10ｇ 10ｇ 200 mL 1ｇ 2ｇ	①じゃがいも、にんじん、玉ねぎを細かく切る。 ②テフロン鍋に材料を入れて炒め、かつおだし汁を加えて煮込む。 ③塩味は、おとなの２分の１以下の調味割合とし、薄味に仕上げる。	●家族の肉じゃがを下ごしらえして一部を細かく切り、調理する。 ●離乳食は小分けして冷凍する。 ●電子レンジで解凍して再加熱する。

●目安として塩分濃度は0.5％以下（WHO/FAO勧告）、甘味について特に定めはないが１～３％程度が望ましい。

生後12～18か月頃

料理名	食品名	分量	調理法	家族の料理からの展開
しらすチャーハン 101 kcal	白飯 しらすぼし（湯通し） ねぎ にんじん しいたけ ごま油 しょうゆ	50ｇ 3ｇ 5ｇ 5ｇ 5ｇ 0.5ｇ 2ｇ	①にんじん、しいたけは、みじん切りにして耐熱皿に入れ、水を振り、電子レンジで加熱する。 ②フライパンにごま油を入れ、みじん切りのねぎ、にんじん、しいたけ、しらすぼし、白飯を炒めて少量のしょうゆで調味する。	●家族のチャーハンの具を細かく切り、薄味にする。 ●香辛料は避ける。
コロコロコロッケ 140 kcal	じゃがいも 粉チーズ 玉ねぎ 合い挽き肉 小麦粉 卵 パン粉 油	40ｇ 0.5ｇ 5ｇ 10ｇ 4ｇ 3ｇ 5ｇ 5ｇ	①じゃがいもをゆでてつぶし、粉チーズを混ぜる。 ②玉ねぎのみじん切りと合い挽き肉を炒めて加え、混ぜる。 ③小さいボールに形づくり、衣をつけて揚げる。	●家族のコロッケの具を小さく丸めて調理する。

実習6－3

Nちゃんの母親との初回面接を想定して、ロールプレイを行ってみよう。

【グループワーク】

実習手順

実習5－3（p.57参照）と同様の実習手順で、学習者役をNちゃんの母親にして進める。

実習6－3のポイント

- 母子手帳の記録および母親と乳児の表情や仕草から母子相互作用をとらえ、質問内容を的確に把握する。管理栄養士・栄養士が一方的に説明するのではなく、会話の展開を工夫する。
- リーフレットとフードモデルを十分に活用して、離乳食の進め方を順序よく構成する。調理法をすべて説明するのではなく、母親の今までの調理経験からできていることは認めて、セルフエフィカシーを引き出して説明する内容のポイントを絞る。
- 食物アレルギーが疑われる症状がみられる場合の対処と食品衛生については、対処の根拠をわかりやすく示す。
- Nちゃんの発育状態が順調で、母親は嬉しくやる気を示していくように育児態度をほめ、今後の育児に対して自信をもってもらえるように言葉をかける。
- 夫の支援を得たり、料理教室や児童館などで出会う子育て中の家族と交流することを提案し、ソーシャルサポートやモデリングの効果をねらう。

Nちゃんの母親との初回面接シナリオの一部（例）　Nちゃんの母親：　管理栄養士・栄養士：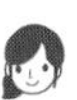

初めまして。管理栄養士の○○です。４か月児健診後の栄養相談を担当します。**（立って母親とNちゃんに微笑む）**よろしくお願いします。どうぞおかけください。	栄養教育の目的
こんにちは。お願いします。**（Nちゃんは母親の膝に座り、見上げて喃語を発する）**	
お子さんはご機嫌がいいですね。母子手帳を拝見していいですか。	ラポールの形成
はい。**（母子手帳を手渡して）**今、身体計測と診察を受けてきました。「順調ですね」って言われて嬉しくて。でも、初めての子なのでいろいろと心配です。	自己効力感
初めてのお子さんで心配に思っていらっしゃるのですね。**（母子手帳の健診記録を判断する）**なるほど、身長・体重の指数も発育曲線でもNちゃんは順調に育っていらっしゃいますね。嬉しいですね。現在の乳汁栄養の様子を聞かせてください。	繰り返し 共感的理解 開かれた質問
母乳だけです。昼間はだいたい４～５時間おきに飲んで５回くらい、近くの公園へ散歩に行ったり、家で遊んで、昼寝は２回くらいです。	
母乳が足りて生活リズムもできてきましたね。そろそろ離乳食のことも考えていきましょうか。ご家族の方は育児に協力してくださいますか。	閉ざされた質問
はい、主人がいろいろと手伝ってくれます。３人暮らしで主人の帰宅が遅いと私だけなのでちょっと疲れを感じることもあります。料理はあまり得意ではないのですが、妊娠をきっかけに家族の食事バランスを整えたいと思っていました。でも、離乳食はどうしようかなって思っています。	行動変容ステージの確認
育児は疲れますので、ご主人の協力があってよいですね。家族の食事バランスを整えたいと思っていらっしゃるとのことですが、離乳食は、あと１か月くらい、Nちゃんの様子をみてから始めましょうか。食べ物に興味を示し、スプーンを口に入れても押し出すことが少なくなったら始めてみましょう。	共感的理解
わかりました。隣町にいる母にも子育ての経験を聞いていました。応援してくれているので私も頑張ろうって思っています。今日は具体的に教えてください。	主観的規範
それでは、「離乳食の進め方」とNちゃんの離乳計画、簡単レシピ（リーフレット）、フードモデルを使ってお話しましょう。	ラポールの形成

進め方や調理例が載っているのですね。Nのための離乳計画で乳汁と離乳食のバランスが示され、子どもの成長に合わせて調理形態が変わっていくのが具体的な図でよくわかります。**（母親は前かがみに興味を示す。Nちゃんも手を伸ばそうとする）**	
Nちゃんも興味ありますね。最初は母乳を与える時間の午前に１回、なめらかにすりつぶした米粥を１さじ与えて様子をみます。ゴックンと飲みこむ練習と思って。あとは母乳を飲みたいだけあげてください。	
米粥のつぶしですね。お粥はつくったことがあります。１さじでよいのですね。	
まずは１さじです。つくって小分けに冷凍することもできます。１回分ずつ解凍して再加熱で使えます。	
冷凍保存は便利ですね。つくってみようと思います。味つけはどうするのですか。	⬅意識の高揚
まだ調味しなくてもよいです。食品本来の味を覚えていきます。スープの野菜なども試して慣れてきたら、豆腐や白身魚などを煮てトロトロにのばして与えます。	⬅共感的理解
順番に増やしていくのですね。食べ残したものはどうしましょう。	
捨てて次は新しいのを用意しましょう。抵抗力が弱いので衛生面には十分に気をつけ、手洗いと調理器具は清潔に扱い、食材は加熱して使いましょう。	
卵はいつから食べられますか。私も主人もアレルギーはないのですが、友達のお子さんが湿疹で困っているのでアレルギーが気になっています。	
気になりますね。離乳食に慣れてきて調子がよければ固ゆでの卵黄１さじを粥に混ぜて試してみましょう。卵白はアレルギーを起こしやすいので、全卵は加熱しても７か月以降から試してみましょう。	
火を通した卵黄から少しずつ試していくのですね。子どもの様子をみるのが大切ですね。	
そうですね。個人差もあるので便の様子や肌に湿疹が出ていないかを観察しましょう。食物アレルギーが疑われる症状がみられたら、自己判断をしないで、医師の診断を受けましょう。	
わかりました。では、回数と食品の組み合わせはどうしたらよいのでしょうか。	
７か月頃は１日２回にして食事のリズムをつけ、色々な食品の種類と量を増やします。しだいに主食・主菜・副菜を組み合わせるつもりで、家族の食事の味つけ前に取り分けます。つぶす、みじんに切るなどの調理法で、舌でつぶせる固さにします。	
切り方も変えていくのですね。このリーフレットを参考にしてみます。	⬅意識の高揚
９～11か月は１日３回にして、主食･主菜･副菜がそろう食事内容にしましょう。味つけは薄くします。塩味はおとなの味の半分の薄さです。いろいろな食品に慣らして味の経験をさせましょう。	
離乳食の準備って大変そうですね。できるかな。	
普段の食事支度の途中から､少し取って離乳食を調理しましょう。例えば､肉じゃがの下ごしらえの時に一部を細かく切り、薄味で調理します。小分けを冷凍し、再加熱できます。	⬅共感的理解
なるほど、家庭料理からつくるって考えたら手軽ですね。肉じゃがは、好きでよくつくるので真似してみよう。家族が同じメニューで食べられますね。	⬅モデリング ⬅結果の期待
12～18か月は形のある食べ物を噛みつぶすことができるようになります。手づかみで食べ物を口に運びます。自分で食べようとしてくれます。	
自分で食べてくれることを想像したらワクワクしてきました。一生懸命つくった料理を食べてくれたら嬉しいです。母にも教えてもらいます。そうだ、１歳にはお誕生日会もできますね。	⬅結果の期待 ⬅自己効力感 ⬅自己の解放
よい目標ができましたね。来月この保健センターで離乳食講習会があります。参加して実際に調理してみませんか。	
その日は夫が休みなので、一緒に参加してもよいですか。	⬅ソーシャルサポート

どうぞ。ご夫婦で参加される方も多いですよ。グループごとに情報交換の時間もあります。また、近くの児童館でも情報交換ができます。保育士もいますし、遊びに行かれてはどうですか。	
参加者のみなさんと子育ての話ができますね。食事以外のことも不安なことがあるので行ってみます。	←モデリング
では、何かご質問はありませんか。	
今のところ大丈夫です。	
次の健診でまたお会いしましょう。リーフレットはお持ち帰りください。**(母子手帳を渡す)** お疲れさまでした。	
また来ます。ありがとうございました。	
気をつけてお帰りください。	

COLUMN

離乳食で困ったこと

今回の実習事例のように、特に育児が初めての保護者は、様々な不安感や悩みを抱きやすい。管理栄養士・栄養士は、既存資料の調査結果から乳幼児の保護者が困りやすいことを把握しておくとよい。

厚生労働省「平成27年度乳幼児栄養調査結果の概要」によると、離乳食で困ったことでは、「作るのが負担、大変」33.5%、「もぐもぐ、かみかみが少ない（丸のみしている）」28.9%、「食べる量が少ない」21.8%、の順に多くみられる。また、2～3歳未満児の保護者が、現在子どもの食事で困っていること（複数回答）では、「遊び食べをする」41.8%、「むら食い」33.4%、「偏食する」32.1%、「食事よりも甘い飲み物やお菓子を欲しがる」24.8%、「食べるのに時間がかかる」23.3%の順に多くみられる。さらに、10年前に比べて離乳食で困ったことでは、「作るのが負担、大変」は23.2%から33.5%に増加している。

実習

7 食物アレルギー児への保育所での栄養教育と保護者支援

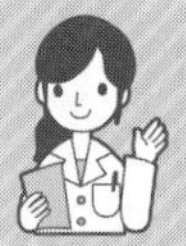

目的

- 食物アレルギー児と保護者の食生活に関する負担を軽減するために、カウンセリング技法を活用して個々の学習者の実態に即した個別栄養相談を実践する力を習得する。

はじめに

乳幼児期は、よい食習慣、望ましい生活習慣を心がけ、社会性を身につけることが重要である。特に食事は、生命の維持、発育・発達に欠かせない。食事をみんなで楽しむ、様々な食材にふれるなどの経験を積み重ねることは、子どもの五感を豊かにし、心身を成長させる。子どもにとって保育所は、長時間を過ごし、家庭と同じ「生活の場」であることから、保育所での給食も子どもの心身の成長に大きく影響する。

食べる機能の発達は、摂食・嚥下機能の発達、食行動の発達、味覚の発達に分けられる。保育所に入所する乳幼児期の子どもは体格のみならず、これらの食べる機能の発達においても個人差が大きいことが特徴である。遊び食べをする子、噛まない、噛めない子、飲み込めない子などがみられる。また、味覚形成が十分でないことを「好き嫌いが多い子」と勘違いしやすいが、食べたことがないものや、酸味、苦味などは後天的に学習しておいしく感じるため、個々人の「安心」を確かめながら発達段階に合わせて栄養教育を進める必要がある。

本実習では、乳幼児期に多い食物アレルギー児への保育所での個別栄養相談を取り上げる。医療機関での食物アレルギー児への栄養教育では、医師の指示に基づく「必要最小限の除去」であるが、保育所では集団給食を提供しているため、対象児童への給食対応には「完全除去」か「全解除」の二者択一の対応を原則としている。また、保育所に通う食物アレルギー児が誤食事故を起こさず、栄養に配慮した適切な給食を提供し、対象児が他の子どもと同じように楽しく安全に、安心して保育所での集団生活を送ることができるように、管理栄養士・栄養士、調理師はもちろん、保育士などを含めた全職員が食物アレルギーの正しい知識をもって連携し、保育所全体で対象児を支援することが不可欠である。さらに、乳幼児期は食物アレルギーの寛解（耐性化）も多く、変化が早いため、医療機関との連絡調整や地域の専門的な支援、関係機関との連携のもとで対応の充実を図る必要がある。

学習者（患児）の特性

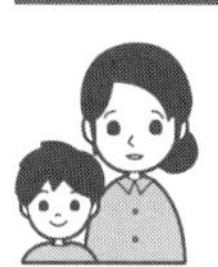

5歳4か月の佐藤S君は、3年前、卵を食べた後、数十分経過して顔まわりと腹部に湿疹が出た。〇〇大学附属△△病院小児科を受診したところ、IgE抗体検査、皮膚テストが陽性だったことからアトピー性皮膚炎と食物経口負荷試験陽性により、即時型食物アレルギーと診断された。この時点では卵を完全除去するための調理上のポイントが書かれた冊子を配付され、管理栄養士の個別指導を受けた。3歳以降は、代替食対応可の保育所に通いながら、病院への通院を続けている。1年前、誤食によりアナフィラキシーショック症状を呈した際は、病院で医師からの治療以外に、エピペンの処方、管理栄養士の個別指導を受けた。内容は、S君の食事内容で注意すべきことと心理面に関することだった。

3日前、同病院を受診したところ、食物経口負荷試験で「加熱卵黄のみ解除（原因食物の部分解除：加熱卵黄は食べてもよい）」との診断を受けていた。そこでS君の母親から、①先日医療機関で新たに診断された内容を伝えたい、②新たな診断内容に伴い、保育所での給食対応を聞きたいとの要望を受け、初めてS君の母親と保育所で面接を実施することになった。

属性 年齢：5歳4か月、性別：男子、家族構成：父32歳、母30歳、弟10か月

身体計測値 身長：105 cm（−1.0 SD*）、体重：16 kg（−1.0 SD）、頭囲：51 cm、胸囲：57 cm

食物除去の指示書（診断書）の内容 完全除去食物：卵、アナフィラキシー症状の既往歴：あり、緊急時の処方薬：ヒスタミンH 1受容体拮抗薬、エピペン® 0.15 mg

アナフィラキシー発症時の対応 1年前、隣のお宅にうかがって昼食を食べた際、S君が友人用に用意されていた卵を使ったおかずを誤食した。摂取直後は特に症状はなかったが、S君はその家庭の同年代の子どもと家の庭で走り回っていたら、顔面蒼白になって倒れた（アナフィラキシーショック症状を呈した）。すぐに母親が駆けつけ、処方されていたエピペン®を注射して〇〇大学附属△△病院を受診したため、症状は改善した。この時、管理栄養士からアナフィラキシーショックの対応について指導を受けた。

その他の状況
- ▶母親はアレルギー性鼻炎である。
- ▶父親は育児に協力的である。
- ▶S君に安全な食事をしてほしいとの思いから、母親は食物アレルギーのお子さんをもつ保護者向けの料理教室に1年前から通い始めた。
- ▶母親は食事づくりに熱心で、1日中台所にいることもある。
- ▶S君は友人宅に招かれて遊びに行く機会が増えてきた。1年前のアナフィラキシーショック症状のこともあり、誤食をしないか心配している。

保育所生活上の配慮・管理事項
- ▶保育所へは主治医の記入による「生活管理指導表」やその他必要資料（診断書）を提出し、昼食は保育所の給食対応様式にしたがって代替食対応給食を食べている。おやつは持参している。
- ▶卵の殻を使った工作には直接接触しないように注意が必要である。
- ▶職員全員が給食の代替食による対応方法を理解しており、市販食品は保育士、調理師、管理栄養士・栄養士がそれぞれ原材料を確認している。
- ▶保育所の嘱託医（園医）との連携を図りながら、定期的に緊急対応訓練を行っている。
- ▶個人情報に配慮し、緊急連絡網を作成している。
- ▶保育当日のアレルギー対応の管理体制はボードで確認している。

注）＊ここでは、子どもの成長の平均値からのバラつきの大きさ（分布の幅）をSD（標準偏差：Standard Deviation）で表す。横断的標準身長・体重曲線（SD曲線：ある年度を定めて各年齢の子どもを男女別に多数集めて身長を測定し、年齢別の平均値を曲線でつないで作成したもの）の平均値からどれだけの隔たりがあるかを示すものがSDスコアである。SDスコア＝（身長の実測値−標準身長）/標準偏差で算出できる。SDスコアが−2SDより低い身長の人は全体の2.3%にあたり、この場合、「低身長」と判断する。パーセンタイル表示は教育現場で使われるが、小児医療の現場ではSD曲線が広く利用されている（日本小児内分泌学会「男子身長体重標準曲線」参照　http://jspe.umin.jp/public/files/kyokusen0-18_1.pdf）。

実習７－１

栄養アセスメントを行って課題を抽出し、栄養教育計画を作成しよう。

【個人ワーク】

実習手順

STEP❶▶S君の身体計測、主治医の記入による生活管理指導表と診断書、保育所におけるアレルギー疾患生活管理指導の留意点、食事摂取状況とアレルギー症状の記録（表７－１）、連絡ノート（表７－２）をもとに、除去食物の詳細や治療の様子、既往歴、家族歴などを把握して課題を抽出する。

STEP❷▶優先課題を決定し、栄養アセスメントをもとに栄養診断を行う。患者および保護者への栄養教育の目標を設定して栄養教育計画を作成する。

実習７－１のポイント

１．栄養アセスメントと課題の抽出

保育所での対応を決定するためには、以下の面接前の資料をもとに栄養評価（情報の整理と課題の抽出）、栄養診断を行う。栄養教育の目標を設定して、栄養教育計画を立てる（ワーク７－１、７－２、７－３、７－４）。

●保育所におけるアレルギー疾患生活管理指導で

表７－１　S君の食事摂取状況とアレルギー症状の記録（食物日誌）

時期	5月10日（金）		5月11日（土）		5月12日（日）	
	メニュー・材料	摂取時間・気づき	メニュー・材料	摂取時間・気づき	メニュー・材料	摂取時間・気づき
朝食	ご飯 筑前煮 味噌汁	６時半 食欲はないが３分の２程度食べた。	米粉パン マーガリン 豆乳 いちご	７時半 完食した。	ホットサンド（レタス、チーズ） ココア りんご	６時半 ３分の２程度食べた。
昼食	ミートスパゲッティ コンソメスープ しそひじき和え	11時半（給食） 半分程度食べた。	ご飯 サケのムニエル 切り干し大根のサラダ いもの煮物	11時半 ３分の２程度食べた。	ご飯 酢豚 あさりの佃煮	11時半 完食した。
おやつ	フルーツゼリー	15時（持参） ３分の１程度食べた。	バナナ	15時	ヨーグルト	15時
夕食	ご飯 焼き魚 小松菜のお浸し	18時半 魚を半分残した。	ご飯 ミネストローネ（トマト、じゃがいも、たまねぎ、豚肉）	18時半 完食した。	ご飯 豆腐ハンバーグ すまし汁 オレンジ	18時半 完食した。
日常生活	起床６時 就寝22時		起床７時 就寝21時		起床６時半 就寝21時半	
軟膏	なし		あり		あり	
内服	あり		あり		あり	
アレルギー症状　呼吸	なし		なし		なし	
アレルギー症状　鼻炎	なし		なし		なし	
アレルギー症状　皮膚	顔の両頬が発赤した。夕食後、腹部に湿疹が出た。		前日の症状は改善した。新たな症状はない。		症状なし。	

表7－2　連絡ノート　　　　　　　　　　　　　5月10日金曜日　　天気（　晴　）お迎えの時間（16時00分）

保育所への連絡	健康状態：（よい・ふつう・(悪い)） 起床時間：６時頃 朝食の様子：（よく食べた・(ふつう)・食べない） 排便の有無：排便はなかった 排便時間：— 便の様子：— アレルギーの有無：（(ある)・ない） アレルギー症状：（両頬が発赤） 困っていることなど： 日によって食欲がない時があります。ご飯や飲み物は口にしますが、おかずをあまり食べません。このままの状態が続くのか不安です。	家庭での様子： 最近、体調が以前と比べてよくなってきていたのですが、今日は体調が悪いようでした。はっきりと言葉で表すことができずにぐずるため、つい怒ってしまいます。昨晩は、飲み物を飲む程度で食事をせずに眠ってしまいました。熱はありません。気になるため、今日は医療機関の受診を考えています。
家庭への連絡	健康状態：（よい・ふつう・(悪い)） 昼食の様子：（よく食べた・(ふつう)・食べない） おやつの様子：（よく食べた・(ふつう)・食べない） お昼寝の時間：12時30分頃 排便の有無：あり 排便時間：14時45分頃 便の様子：軟便 アレルギーの有無：（(ある)・ない） アレルギー症状：（少しお腹の調子が悪そう） アドバイス： Ｓ君は、体重など平均よりやや少ない（−1.0 SD）です。問題はなく順調に成長しています。このまま少食で野菜や肉・魚をほとんど食べない状態が続くと成長に悪影響が出る場合があります。本園では保護者様を対象に、個別栄養相談を開室していますので、もしご興味があるようでしたらご連絡ください。	保育所での様子： いつもの元気なＳ君が今日は疲れている様子でした。頬の赤みは少しあります。食欲はありませんでしたが、昼食を半分程度、デザートを３分の１程度食べました。卵は摂取していませんのでご安心ください。友達と一緒に園庭に出ると楽しそうに駆け回っていました。少しお腹をおさえているようでしたので、医療機関を受診して様子をみてあげてください。原因がわかるとよいですね。どうかお大事になさってください。

ワーク7－1　アセスメント項目による情報の整理と課題の抽出

項目	得られた情報と課題の抽出
除去食物	２歳４か月から卵を含むすべての食品の除去が必要だったが、３日前に医療機関を受診した時には「加熱した卵黄のみ解除」と告げられた。 代替表記：たまご、鶏卵、あひる卵、うずら卵、タマゴ、エッグ 特定加工食品：マヨネーズ、オムレツ、目玉焼き、かに玉、親子丼、オムライス
身体状況	• 体調が以前よりよくなっているものの、顔まわりと腹部に湿疹が出る時がある。 • スキンケアの必要がある。 • 緩やかに成長を続けている。
食生活・食習慣	• 母親がＳ君の食生活全般を管理している。 • ３年前から卵の除去食をつくっている。 • 家庭での喫食状況は表７－１で確認する。 • 保育所に提出されている医師の診断書および生活管理指導表に基づき、昼食は代替食対応給食を食べており、おやつはお菓子を持参している。 • 本人が気づかず、友人の卵を誤食する可能性がある。 • 家族は協力的で、Ｓ君が誤食しないように気をつけている。
生活習慣	食後に激しい運動をしないように配慮する。
精神状況（悩み）	• 加熱卵黄解除の診断を受けて、家庭での対応は病院の医師、管理栄養士から十分な説明を受けたため把握できている安心感があるが、保育所ではどのような対応をしてもらえるのかという不安を抱えている。 • 最近、Ｓ君には多くの友達ができて嬉しい反面、保護者のいない時に誤食や再び食物依存性運動誘発アナフィラキシーを起こすのではないかと保育所での生活(周囲の対応)を心配している(相談相手がいない)。 • 母親は食事づくりに熱心で１日中台所にいるため、疲労がみられる。
緊急時の対応	内服薬とエピペン®の保管など保育所内の管理体制を整え、保育士、管理栄養士・栄養士、調理師などの全職員が共通した対応を行うようにする。

ワーク7－2　S君のPES報告

食欲がないために食事量が少なく（S）、卵が原因となる食物アレルギー疾患の罹患により発赤や湿疹の出現や腹痛があり、成長が緩やかであることから（E）、成長のために必要な栄養素摂取量がやや不足している（P）と栄養診断する。

ワーク7－3　S君の母親の栄養教育計画（全体計画）

テーマ		加熱卵黄を解除する際の保育所給食の対応
ねらい		加熱卵黄を解除するにあたって保育所での対応について情報を提供し、保護者の不安を和らげる。
学習者		S君の母親　（実行期）
場所		保育所の保健室
時間		1回30分（保護者の希望にあわせて13時から開始）
目標	学習目標	●加熱卵黄解除の診断に伴う保育所での対応について理解する。 ●保育所での代替食対応給食について理解し、家庭での少量解除の進め方の参考にする。 ●保育所でのアナフィラキシー発生予防およびその対応について理解する。
	行動目標	加熱卵黄解除の診断を受けて、S君や保護者の不安、疑問を解消し、家庭での食事に加熱卵黄を取り入れて少しずつ解除を進めることができる。
	環境目標	●家庭での部分解除を支援するために、保護者が安心して相談できる場を設けて環境を整える（連絡ノートを活用する、家庭でのS君の様子を把握するために半年に一度は保育所から声をかける、悩み相談室を個別に開室していることを保育所発行の通信で広報するなど）。 ●医療機関と連携を図りながら食物アレルギー対応食品を取り扱う会社や病院の売店などを紹介し、活用例を示す。
	結果目標	リスクマネジメントの徹底によってS君のアレルギー症状が改善し、心身ともに健やかに育つ。
評価	企画評価	●栄養課題や個人要因・環境要因の評価は適正だったか。 ●優先課題の決定と目標の設定は適正だったか。 ●教育内容、教材は適正だったか。 ●評価計画の設定は適正だったか。
	経過評価	●企画（計画）通りに教育を実施することはできたか。 ●学習者の習得状況や態度はどうだったか、自己効力感は高まっているか（学習目標の達成度を測る影響評価として重ねて扱ってもよい）。 ⇨加熱卵黄の解除による保育所給食での対応について理解できたか。 評価指標：質問紙により評価する。 ⇨母親の気持ちを確認し、意思を優先しながら生活の中で無理なく取り入れられる行動目標を設定することができたか。 評価指標：個別栄養相談で評価する。
	影響評価	●行動目標は（継続的に）達成されたか。 評価指標：S君の体調を第一に考慮し、必要に応じて目標を確認する。保護者の様子、スキルの習得度から評価する。 ●学習目標、環境目標は達成されたか。 評価指標：連絡ノートや質問紙により評価する。
	結果評価	結果目標は達成されたか。 評価指標：S君の成長記録およびアレルギー症状の記録より評価する。

留意する点は、「保育所におけるアレルギー疾患生活管理指導表」（厚生労働省『保育所におけるアレルギー対応ガイドライン（2019年改訂版）』参照）から得られた情報である(幼稚園の場合は（財）日本学校保健会作成の「学校生活管理指導表（アレルギー疾患用）令和元年度改訂」)。これは、家族を通じて主治医、医療機関に依頼するもので、入園を希望している園児は、アナフィラキシーあるいは不適切な食物除去を回避するために必要である。

●表7－1は、医療機関から配付され、保護者が家庭で記入したものである。成長期に自己判断

ワーク7－4　S君の母親の栄養教育計画（初回面接の学習指導案）

	内容	方法・注意	準備物・配付物
導入 10分	●あいさつ ●食事摂取状況とアレルギー症状の記録の確認 ●行動変容ステージの確認	●あいさつ、自己紹介を行い、S君の母親への栄養教育の目的を確認する。普段の連絡ノートの記入や今回の食事調査への協力に対してねぎらいと感謝の気持ちで迎える。 ●3日前に受けた「加熱卵黄解除」について病院の治療方針を聴き取る。 ●S君の現在の症状を把握する。 ●保護者の理解力、意欲を確認し、悩みを傾聴する。	●S君の食事摂取状況とアレルギー症状の記録 ●連絡ノート
展開 15分	●保育所での対応法についての説明 ●行動目標の設定	●鶏卵が完全に食べられるとの診断が3日前にされたことを受け、今後、保育所が対応することを伝える。 ●誤食を避けるための連携方法を確認する。 ●生活の中で無理なく取り入れられる行動目標を設定する。	●リーフレット
まとめ 5分	●継続支援の説明と確認	●今後も継続して支援していく姿勢を伝える。具体的な方法について、連絡ノートを活用したり、悩み相談室を個別に開室していることなどを説明する。	●保育所発行の通信 ●連絡ノート

で過度な食物制限をし、栄養摂取不良が起きていないかを確認するためには、体重や身長の変化を観察し、この食事調査の結果をチェックする。アレルギー症状が出た場合は、食事摂取後から症状が発現するまでの時間および対処法ができるだけ詳細に書かれている必要がある。なお、表7－1に記録された内容について確認の必要な項目があれば、面接時に聴き取れるように準備する。

●連絡が必要な場合には、双方向のコミュニケーションツールとして連絡ノートを活用する（表7－2）。連絡ノートは、保護者が家庭の様子を記入して保育所に提出し、その内容を受けて保育所での様子を管理栄養士・栄養士が記入して返却する。また、保護者の準備性など評価のツールとして活用する。

2．緊急時の対応を評価するポイント

給食を提供する施設では、緊急時の対応が大きな評価につながるため、食物アレルギー対応のためのリスクマネジメントが評価項目になる。

●厚生労働省『保育所におけるアレルギー対応ガイドライン（2019年改訂版）』によれば、給食を提供したり、食育活動を行う場面など保育所での食物アレルギー対応の原則は、表7－3の通りである。

●厚生労働省『保育所におけるアレルギー対応ガイドライン（2019年改訂版）』によれば、保育

表7－3　保育所における食物アレルギー対応の原則（除去食の考え方など）

- 食物アレルギーのない子どもと変わらない安全・安心な、保育所での生活を送ることができる。
- アナフィラキシー症状が発生したとき、全職員が迅速、かつ適切に対応できる。
- 職員、保護者、主治医・緊急対応医療機関が十分に連携する。
- 食物除去の申請には医師の診断に基づいた生活管理指導表が必要である。（診断時＋年1回の更新）
- 食物除去は完全除去を基本とする。
- 鶏卵アレルギーでの卵殻カルシウム、牛乳アレルギーでの乳糖、小麦での醤油・酢・麦茶（麦類全般に除去指導されている場合は麦茶除去が必要あり）、大豆での大豆油・醤油・味噌、ゴマでのゴマ油（精度の低いゴマ油はゴマタンパク混入の可能性あり）、魚でのかつおだし・いりこだし、肉類でのエキスなどは除去の必要がないことが多いので、摂取不可能な場合のみ申請する。
- 除去していた食物を解除する場合は親からの書面申請で可とする。
- 家で摂ったことがない食物は基本的に保育所では与えない。
- 共通献立メニューにするなど食物アレルギーに対するリスクを考えた取り組みを行う。
- 常に食物アレルギーに関する最新で、正しい知識を職員全員が共有し、記録を残す。

出所）厚生労働省『保育所におけるアレルギー対応ガイドライン（2019年改訂版）』2019年をもとに筆者作成

所で誤食事故が発生する主な要因は、①人的エラー（配膳ミスなど）、②人的エラーを誘発する煩雑で細分化された食物除去対応、③子ども自身が幼少のために自己管理ができない、の3つがあると考えられている。また、給食やおやつの提供時、食育活動などでの事故防止（野菜などの栽培･収穫、調理保育、食材や給食展示）だけではなく、工作やリサイクル作業、小麦粉粘土の使用もリスクマネジメントの対象に含める。

- 人的エラーでの誤食事故を予防するためには、施設長（園長）、保育士、看護師、調理員、管理栄養士・栄養士など保育所の職員全体の当事者意識を高めることが重要である。万が一、事故やニアミスが起こった時は、事故報告書（ヒヤリハットを含む）を作成して職員全員で共有し、今後の事故予防対策に活用する。

実習７－２

保護者向けの教材を作成しよう。

【個人ワーク（実習前に各自でレシピを用意する）】

実習手順

STEP❶▶事前に各自でレシピを用意する。その際には、Ｓ君の保護者の不安感や悩みを軽減するために必要な情報は何かを検討する。

STEP❷▶事前に用意したレシピを参考にして、保育所での対応法を説明する際の代替食対応給食献立表や、家庭での対応で参考になるような調理の工夫を考える。

STEP❸▶コンピューターを活用して、Ａ４判１～２枚のリーフレットにまとめる。適宜、図やイラストなどを加えてわかりやすい内容にする。なお、資料を引用する場合には、著作権を確認する。

実習７－２のポイント

- 保護者の養育力の向上につながるように、心的配慮をしながら食物アレルギーの正しい知識や具体的な対応法を知らせる。特に「表７－４　容器包装された加工食品のアレルギー表示」（特定原材料７品目かそれ以外かを区別）を理解し、説明できるようにする。
- 家庭での代替食メニューを提案する場合には「食物アレルギー栄養指導の手引き2017」を参考にするとよい（ワーク７－５）。

表７－４　容器包装された加工食品のアレルギー表示（表示義務あり７品目、21品目推奨表示）

	特定原材料等
義務表示	えび、かに、小麦、そば、卵、乳、落花生（ピーナッツ）
推奨表示	アーモンド、あわび、いか、いくら、オレンジ、カシューナッツ、キウイフルーツ、牛肉、くるみ*、ごま、さけ、さば、大豆、鶏肉、バナナ、豚肉、まつたけ、もも、やまいも、りんご、ゼラチン

注）＊くるみは2025（令和７）年４月から表示が義務づけられることになっている。

出所）消費者庁「食品関連事業者のみなさまへ加工食品の食物アレルギー表示ハンドブック」令和３年　p.7

ワーク７－５　リーフレット（代替食対応給食献立表、調理の工夫）

○○保育所　６月給食献立表
（鶏卵除去者用代替食対応）

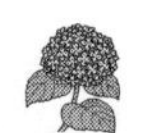

日（曜日）	献立名	代替メニュー
3日（月）	ミートボール ひじき和え オレンジ	→魚のすりみ団子
4日（火）	カレー チキンソテー ポテトサラダ	※マヨネーズ不使用
5日（水）	茶わん蒸し グリーンサラダ バナナ	→さつま揚げ
6日（木）	ハンバーグ 小松菜の和え物 春雨スープ	→レンコン＋エビバーグ
7日（金）	サケのムニエル 煮豆 かき玉汁	→豆腐
⋮	⋮	⋮

※ご飯は持参してください。

鶏卵を使わずにおいしく食べる調理のひと工夫

- ハンバーグなどのひき肉料理のつなぎ
じゃがいもやヤマトイモ、そしてれんこんをすりおろして使ったり、片栗粉（でんぷん）や米粉を入れるとよいですよ。

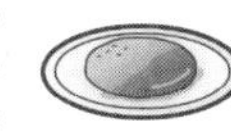

- 揚げ物の衣
小麦粉や片栗粉を水で溶いたり、水溶きタピオカ粉あるいはひえ粉とヤマトイモをすりおろして合わせたものを利用してください。

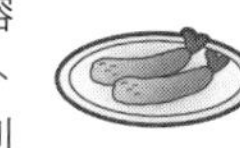

- 冷たい茶碗蒸しやプリンなど
鶏卵の代わりにゼラチンや寒天で固めてください。
だし汁や牛乳にかぼちゃパウダーを入れると彩りがよくなります。

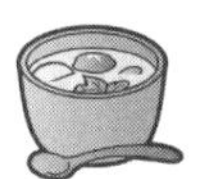

鶏卵を使わない簡単プリン

- 材料（1人分）　エネルギー：70 kcal

牛乳	60 mL
かぼちゃパウダー	小さじ1／4
粉寒天	小さじ1強
砂糖	小さじ1
水	50 mL
バニラエッセンス	少々
カラメル	
砂糖	小さじ1
水	小さじ1

- 作り方

1. 牛乳とかぼちゃパウダーを合わせる。
2. 粉寒天に砂糖と水を加え、軽く混ぜておく。
3. 鍋に2を入れて火にかけて溶かし、1を加え混ぜて火を止める。※沸騰させないこと。
4. 3に好みでバニラエッセンスを入れる。型に入れて冷やす。
5. 冷やしている間に小鍋に砂糖を入れ、火にかける。焦げ色が付いたら水を加えて混ぜる。
6. 4が固まったら型からはずしてお皿に盛りつけ、上から5をかける。

メモ：かぼちゃパウダーの代わりにかぼちゃを蒸して使用してもよいです。その際は砂糖や牛乳の量を加減しましょう。

実習7－3

S君の母親との初回面接を想定して、ロールプレイを行ってみよう。

【グループワーク】

実習手順

実習5－3（p.57参照）と同様の実習手順で、学習者役を佐藤さん（保護者）にして進める。

実習7－3のポイント

- 面接では、S君ご家族の精神状態（食物アレルギー治療における様々な困難や悩み）を丁寧に聴くようにして、よりよく過ごすための考え方や知識を身につけ、自ら目標を設定することができるように支援する。
- 支援を進めていくためには、まず、ラポールの形成が重要である。管理栄養士・栄養士は「批判的」「否定的」「一般的」な対応は避けて応援する温かい気持ちで対応することが大切になる。カウンセリング技法を参考にして、ご家族が「何を話しても大丈夫、受け入れてくれる」と感じられる環境を提供する。
- 管理栄養士・栄養士が正しいことを知っていて保護者を指導したり、強要する関係は、対立や不信を招きやすい。本人や家族が「自分たちはこうなりたい」「こうしたい」「このようなことに困っている」という気持ちを明確に示すことができるようにしっかりと傾聴し、目標に向かってともに進む関係をめざす。つまり、保護者自身が具体的に今の困難な状況を整理して課題を明確にし、その中から改善できる可能性が高い課題や重要な課題を選択して、目標設定を行うことができるように支援する。
- 課題を解決するように確実に進め、セルフエフィカシーを高めて自信をつけるために、目標の達成に向けて現実的で具体的な計画を立てる。1つの行動を「いつ」「どこで」「だれが」「何を」「どのように」「どうする」という流れで決めていく。
- 保護者が極端な食事制限を行ったり、独自の考えで行動してしまい、除去の解除が進まない場合がある。保護者の心身の疲労、育児不安、知識やスキルの不足、あるいは、S君本人の心理

●Ｓ君の母親との初回面接シナリオの一部（例）　　Ｓ君の母親：　管理栄養士・栄養士：

佐藤さん、こんにちは。保育所の管理栄養士の〇〇です。今日はよろしくお願いします。

←ラポールの形成

こんにちは。よろしくお願いします。

連絡ノートをいつも丁寧に書いてくださり、ご家庭でのＳ君の様子がよくわかり助かっています。３週間前の食事記録(表７－１)を見ると５月10日はアレルギー症状が出たようですが、その後、Ｓ君の様子で何か気になることがございますか。

５月10日頃は少し調子が悪かったのですが、最近はアレルギー症状が現れることが徐々に少なくなってきていました。少しずつですが食事量も増えてきています。実は、数日前に〇〇大学病院で食物経口負荷試験をした結果、加熱卵黄は食べてよいとの診断を受けました。

Ｓ君が加熱卵黄を食べることができるようになったのですね。それはよかったですね。ところで、診断後にご家庭で加熱卵黄を食べる機会はありましたか。

←共感的理解

はい、加熱卵黄を２度食べさせましたが、特に症状は出ませんでした。そこで、保育所ではどのような対応をしていただくことができるのかご相談したいと思いまして……。

少し確認をさせてください。主治医と担当の管理栄養士からは、どのような指導を受けましたか？

←開かれた質問

はい。主治医の先生からは自宅で加熱卵黄を一定期間試すように言われました。量も指示されています。そのあと、もう一度、食物経口負荷試験をするようです。管理栄養士さんからは「最小限の食物除去」の説明を受けました。不必要な除去はしないように気をつけたいと思います。それで、保育所での対応も変わるのかなと思ったのですが……。

←繰り返し

保育所での対応も変わるのかなと思われたのですね。もし、卵を完全に食べることができるようになったら保育所給食の対応が変わります。その際は医師の診断を受けて、佐藤さんがこちらの「除去解除申請書」を記入して提出してください。それを受けて、保育所の全職員で話し合いをもち、対応方法を決定することになります。現段階では、自宅で加熱卵黄を一定期間試すようにとのことですので、保育所での対応はこれまで通りです。

確かに、家で試してくださいとしか言われていませんね……。もし、保育所の給食でも「加熱卵黄を食べてよい」とのことでしたら対応していただけるのでしょうか。

原因となる食品の条件つき解除（加熱卵黄のみ食べられる）については、配膳ミスや誤食事故を防ぐことを目的として、残念ながら、現時点では対応できません。**（鶏卵除去者用代替食対応の給食献立表を見せて）**条件つき解除のお子さんはこれまで通り、原因食品を代替食に変える対応でお願いしております。その理由は、保育所給食では安全を最優先して、原因食品を完全除去することが基本になっているためです。また、現在、調理師２人、管理栄養士１人で、200名の給食のうち15名の園児に食物アレルギー食の対応をしており、個別の部分解除までの対応ができないからです。本園での給食の対応ですが、こちらの献立のように鶏卵を使っている献立は別の材料に変えて、栄養の過不足がないように気をつけています。

これでＳの栄養が満たされているのであればよいと感じます。ほかのお子さんに何かあってもいけませんし、ずいぶん多くのお子さんが何らかの症状をおもちなのですね。Ｓは徐々によくなっていますが、また誤食をしてしまうのではないかという不安もあります。加熱卵黄が解除になり、嬉しい反面、１年前にアナフィラキシーショック症状が出た時のことを思い出しました。保育所給食での対応はわかりました。これからもよろしくお願いします。

ご理解くださりありがとうございます。食事記録や連絡ノートを見ますと、Ｓ君の体調が悪い時に食欲がなかったり、食物アレルギーの症状が出たこともあったようですので、ご家庭では、主治医の先生のお話をしっかりお聞きになり、不測の事態に備えて病院が開いている時間帯に加熱卵黄を決められた量から提供して

ください。アナフィラキシーショック症状が出てから1年がたちますがいかがですか。	
はい、あの時のことを思い出しただけで胸が締めつけられます。これまでの間に同様の症状はありませんが、あの後、何か自分にできることはないかと料理教室に通っています。最初は親の義務として行くのみでしたが、途中からは同じ悩みを抱える仲間ができて話す機会が増え、いろいろなアドバイスをいただくこともできるようになって調理も楽しくなりました。○○君のようにいつかはSも食べられるようになるのかなと希望と余裕をもつことができるようになりました。	➡自己効力感 ➡ソーシャルサポート
そうでしたか。お母様の頑張りはS君やご家族に伝わっていると思います。ご努力を続けられていて素晴らしいですね。それでは今後、主治医の診断により鶏卵摂取の安全性が確認されたら「除去解除申請書」を提出してください。その時には、保育所でも主治医の先生と連絡をとり、給食対応の準備を整えます。	
はい、わかりました。完全解除との診断がされて、手続きが完了すれば保育所給食でも卵を食べることができるようになると聞いて安心しました。焦らず、少しずつ進めたいと思います。その日が来るのが楽しみです。これからもSをよろしくお願いします。	

的負担（寂しい、悔しいという思い）、周囲の理解と協力の不足などによる現在の困難な状況から早く脱したいという思いを抱いていたり、誤った認識をもっていることがその原因として考えられる。極端な食事制限などは成長に支障をきたす可能性があるので、○○大学附属△△病院の医療チームや保育所の保育士など他職種との連携による支援が必要になる。

- 食物アレルギー児と家族は、様々な悩みを抱えながら「食へのチャレンジ」を続けている。管理栄養士・栄養士には、患児と家族が心から笑顔になるための支援が求められている。たとえ食べられる食材が制限された中でも安全に食事を楽しみ、食に興味をもってもらうために、食材の選び方や調理上の留意点、栄養面を考慮した献立などを提案し、対話することが大切である。誤食事故を防ぐこと、また、一方で「正しい診断に基づく最小限の除去」をめざしたかかわりが求められている。
- 管理栄養士・栄養士役は、面接中、印象的な言葉やキーワード（p.48参照）などをメモに残しておき、面接後にそのメモを整理して記録にまとめる（ワーク7－6）。

ワーク7－6　栄養教育の実施記録（SOAP形式）

S	●1年前と比較すると最近アレルギー症状が現れることが少なくなった。 ●1年前にS君がアナフィラキシーショック状態を引き起こしてから、母親は食物アレルギーのお子さんをもつ保護者向けの料理教室に通い始めた。不安や悩みを相談できる仲間も増えて、参加するのは楽しい。 ●早く治ってほしいと願っている。 ●子どもの成長に伴って活動範囲や人間関係が広がり、誤食をするのではないかと不安を抱えている。
O	●食物アレルギーの原因食物は「卵」である。 ●3日前に食物経口負荷試験を受けた結果、自宅での「加熱卵黄」が解除された（後日、再び食物経口負荷試験を実施し、安全性を確認する予定）。 ●1年前に食物依存性運動誘発アナフィラキシーが発症したため、緊急時のために薬が処方されている。
A	●体調が悪い時は、顔まわりと腹部に湿疹がある（食品以外の原因で皮膚アレルギーが生じている）。 ●自宅での加熱卵黄解除の診断を受けて、今後の保育所での給食対応について知りたいと考えている。 ●体調はよくなっているが、今後のことに若干の不安を抱えている。保護者やS君のストレスを軽減するような対応を心がける。
P	●卵の解除が進んでいるので、医療機関と連携を図りながら支援し、慎重に家庭での部分解除を進めることができる。具体的に家庭でどのような試みができたかについては連絡ノートで確認する。 ●医療機関と連携を図りながら食物アレルギー対応食品を取り扱う会社や病院の売店などを紹介して活用例を示し、実践する。 ●給食や外食でも完全に鶏卵が食べられるようになった際の対応について理解する。

COLUMN

「食物アレルギー管理栄養士」と「小児アレルギーエデュケーター」認定制度

今回は保育所における管理栄養士のかかわり方を紹介した。小児アレルギーにかかわる専門職は医療機関、特定給食施設、行政、研究・教育施設など多分野にわたる。各施設で活躍する管理栄養士・栄養士に対して、食物アレルギーに関する正しい知識と対応技術が求められる。

日本栄養士会では、特定分野管理栄養士として「食物アレルギー管理栄養士・栄養士」の認定制度が2018（平成30）年から始まった。根拠に基づいた診断と治療の最前線を学びながら現場を振り返り、リスクマネジメントを考慮した安全な食の提供と栄養教育をめざす専門家である。受験資格は実務経験３年以上の日本栄養士会会員で、指定する研修プログラムを修了し、かつ認定試験と課題の審査に合格した者を認定する制度である。

日本小児難治喘息・アレルギー疾患学会では、小児アレルギーエデュケーター」認定制度が2009（平成21）年から始まっている。過去５年間に日本アレルギー学会専門医の指導による食物アレルギーを含むアレルギー疾患の栄養指導の経験があり、日本アレルギー学会専門医の推薦があることを条件に、認定講習会と資格試験に合格することで得られる。2018（平成30）年12月時点で、435名の小児アレルギーエデュケーターが活躍している。

管理栄養士の立場から患者とその家族に寄り添い、食生活の問題を一つずつ解決することが求められている。興味がある方はぜひチャレンジしてほしい。

実習

朝食欠食の子どものための個別的な相談指導

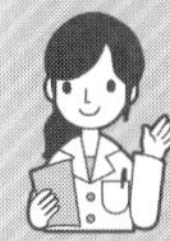

目的

- 朝食欠食の子どもたちの個別的な相談指導の初回面接のシナリオを作成し、対象児童に応じた個別的な相談指導を実践する力を習得する。

はじめに

近年の生活の志向や習慣の変化により、子どもの生活リズムが夜型に移行した結果、早寝・早起きができずに朝ごはんを食べない子どもが増えている。また、朝ごはんは食べても、菓子パンだけ、おにぎりだけといった偏った食べ方をする子どもも多くみられる。

2018（平成30）年度文部科学省「全国学力・学習状況調査」によると、朝食を「全く食べていない」および「あまり食べていない」と答えた小学6年生の割合（朝食欠食率）は5.5%であり、2013（平成25）年度調査の3.7%から少しずつ増えて近年増加傾向にある。過去の調査によると、朝食を食べない理由は「食べる時間がない」「食欲がない」の順に多く、それぞれ約4割を占めた。第3次食育推進基本計画では、前計画に引き続き、2020（令和2）年度までに朝食を欠食する国民の割合の減少をめざして、子どもの朝食の欠食率4.4%を0%にするとの目標が掲げられている。

朝食欠食は、肥満などの身体的な変化や体調不良、学力の低下などに強く関係していると言われている。さらに生活習慣と深くかかわっているため、基本的な生活習慣を確立する時期である学童期においては、朝食摂取状況の改善が強く求められる。同時に、生涯を健康に過ごすため、子どものうちに望ましい食習慣を形成し、自ら管理していく能力を身につけていきたい。また、小学校5年生を過ぎた頃から、脳（前頭前野）が急速に発達する時期を迎え、ただ朝食を食べればよいというだけではなく、朝ごはんの内容と質が重要になってくることが指摘されている。

栄養教諭の「食に関する指導」の職務内容の1つに児童生徒への個別的な相談指導がある。児童生徒への個別的な相談指導では、栄養教諭は個人の食生活の問題点を把握し、個別的な指導や助言を行う食に関するカウンセラーとしての役割を担う。

本実習では、朝食をほとんど食べない高学年男子児童を対象とし、朝食の摂取状況を改善していく個別的な相談指導を実践する。

学習者の特性

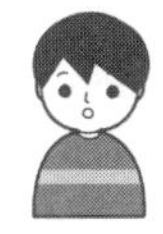

中川Tさんは、朝食を食べずに登校することが多く、このままでは朝食欠食の日常化が心配されるため、個別的な相談指導を実施する。学級担任、養護教諭などから得た情報をまとめたTさんの特性を以下に示す。

属性 年齢：10歳（小学校5年生）、性別：男子

身体計測値 身長：140.5 cm　体重：44.1 kg

生活リズム ▶起床時刻：7時30分～8時、就寝時刻：23時～23時30分（起床時の状態：眠い）

朝食の摂取状況 ほとんど食べない。食べる場合も、菓子パンやバナナなどの単品のみ（朝食の欠食理由：食べる時間がない）。

夕食後の間食 スナック菓子、アイスクリームなど（ほとんど毎日食べる）。

学校給食の好き嫌い
好きな料理：カレーライス、麺類、揚げ物
嫌いな料理：野菜の煮物、サラダ、魚料理

学校給食の食べ方 ▶食べる速さが早く、おかわりをよくする。
▶嫌いな野菜、魚を残すことがある。海藻サラダは食べない。

Tさんが作ることができる料理 インスタントのスープ

食に関する知識 ▶赤、黄、緑の3つの食品グループ*についてはおおよそ理解している。
▶朝食は食べたほうがよいと思っているが、食べることがなぜ大切なのかは理解できていない。

その他の状況 ▶授業中は集中力がなく、よくあくびをする。
▶午前中に体調不良を訴えることがある。
▶家族が多忙で、夕食時間が遅くなることが多い。
▶食生活に関する保護者の意識はあまり高いほうではないと思われる。
▶4月の身体計測の結果から、軽度の肥満が認められた。

食に関する指導との関連 給食の時間：毎日の学校給食を教材とし、給食に用いられている食品を3つの食品グループに分類して示し、献立の由来や工夫点などとともに、掲示物や放送を通して知らせている。

特別活動：学級活動の時間に、小学生用食育教材「たのしい食事つながる食育」を使って、2年生では“元気のもと朝ごはん”、3年生では“朝ごはんはなぜ大切なのでしょうか”というテーマで朝ごはんに関する学習をした。

家庭科：5年生2学期に「五大栄養素の種類と働き」について学び、栄養を考えて食事をとる大切さを理解して、「ごはんとみそ汁を作ってみよう」というテーマで調理実習を行う。さらに、6年生では、バランスのよい食品を組み合わせて3つの食品グループ（赤、黄、緑）のそろった1食分の具体的な献立を考え、その献立を実際に調理して、日常生活で実践できるようにする。

注）＊小学校の食に関する指導では、学校給食を生きた教材とし、低学年では食品の名前や種類がわかることに重点が置かれ、中・高学年では3つの食品グループの働きについての知識の定着とそれらをそろえて食べること、さらには「主食・主菜・副菜」の組み合わせの考え方が導入される（文部科学省小学生用食育教材「たのしい食事つながる食育」参照 http://www.mext.go.jp/a_menu/shotou/eiyou/syokuseikatsu.htm）。

実習8－1

Tさんの個別的な相談指導（初回面接）のシナリオを作成しよう。

【個人ワーク】

実習手順

STEP1▶朝食を食べる意義、朝食を食べる習慣を身につける重要性についてまとめる。

STEP2▶学習者であるTさんに関して学級担任や養護教諭から収集した情報を分析し、課題を抽出する。

STEP3▶Tさんの身体計測値から肥満度を算出し、生活習慣との関連を考察する。

STEP4▶収集したTさんに関する情報や肥満度から栄養診断の判定をする。

STEP5▶朝食摂取を習慣化するための個別的な相談指導を計画し、初回面接のシナリオを作成する。

STEP6▶朝食の大切さを説明するための教材を1人1点作成する。

実習8－1のポイント

1．朝食摂取の意義などについての理解

朝食摂取の意義、朝食を食べる習慣を身につける重要性についてまとめる（ワーク8－1）。その際には、図8－1、8－2、コラム（p.92参照）のほか、次の資料を参考にするとよい。

● 文部科学省小学生用食育教材「たのしい食事つながる食育」中学年“自分の生活リズムを調べ

てみよう―朝ごはんはなぜ大切なのでしょうか”

http://www.mext.go.jp/a_menu/shotou/eiyou/syokuseikatsu.htm

●全国学校栄養士協議会「しっかり食べよう朝ごはん」リーフレット

http://www.zengakuei.or.jp/pdf/breakfast/asagohan-reaflet.pdf

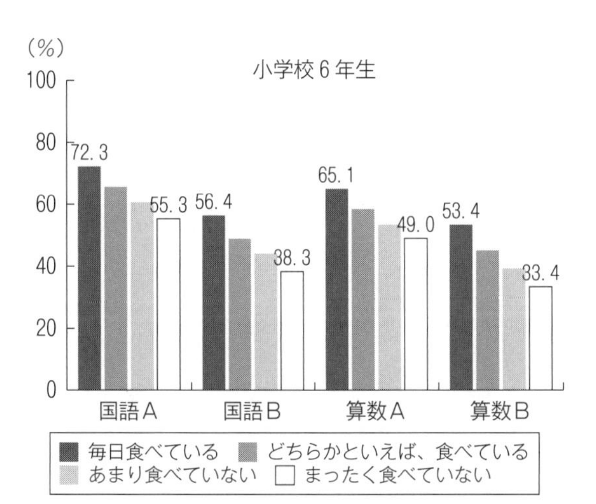

図8－1　朝食の摂取と学力調査の平均正答率との関係

出所）文部科学省「全国学力・学習状況調査」平成30年度（農林水産省「平成30年版　食育白書」p.35）

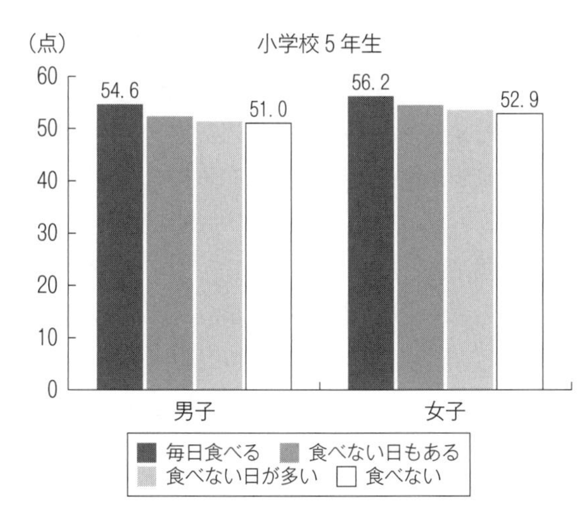

図8－2　朝食の摂取状況と新体力テストの体力合計点との関係

出所）スポーツ庁「全国体力・運動能力、運動習慣等調査」平成30年度（農林水産省「平成30年版　食育白書」p.35）

ワーク8－1　**朝食を食べる意義、朝食を食べる習慣を身につける重要性**

1．朝食を食べる意義

●体のリズムを整える

朝食は、1日のパワーの源である。もし、朝食を食べなかったら、頭も体もぼんやりしたまま午前中が過ぎて、元気が出てくるのは、給食を食べた後となる。夜に絶好調になると、夜更かしをしてしまい、朝起きられないという悪循環に陥ってしまう。

●やる気と集中力が出る

朝食を食べると、すぐに体温が上がり始め、午前中から体温が上がった状態が続く。ところが朝食を食べないと、体温は家を出るまで低いままである。通学で体を動かすと少し上がるが、午前中の授業の間はまた下がり、給食を食べるまで低い状態が続く。脳の温度も下がったままなので、眠くなってあくびが出たりする。

●脳にエネルギーを補給する

脳のエネルギー源となるのは、肝臓に蓄えられたブドウ糖である。ところが、肝臓には約12時間分しか蓄えがないとされている。夕食を午後7時に食べて、次の日朝食を食べないと、給食まで17時間もあるので脳までエネルギーがまわらず、栄養不足になってしまう。イライラしたり、集中力がなくなったりすることも考えられる。

●脳を発達させる

5年生を過ぎた頃から前頭前野が急速に成長するため、大切な脳を育むためには、単にパンやおにぎりだけの朝食では不十分で、朝食の内容と質が問題になってくる。

2．学童期から朝食を食べる習慣を身につける重要性

朝食の欠食率は年齢が上がるにつれて増加する傾向がある。特に20歳代は全世代の中で最も欠食率が高い。また、20歳以上の朝食欠食者のうち3人に1人は小・中・高校生の頃から朝食欠食が習慣化している。朝食の欠食習慣は日常化して持続する傾向があり、習慣化すると生活習慣病の発症につながりやすい。したがって、基本的な生活習慣が確立する学童期の早い時期から、より望ましい朝食を摂取する習慣を身つけることが重要である。

2．学習者の課題の抽出

栄養教諭は、学級担任、養護教諭など関係者と連絡をとり、正確な実態把握と十分な共通理解を図る。

3．学習者の肥満度の算出

文部科学省監修「児童生徒の健康診断マニュアル(改訂版)」（日本学校保健会　2006年）によれば、児童生徒の肥満傾向を判定する方法が定められており、この方法を用いて算出する（表8－1、ワーク8－2）。

表８－１　児童生徒の肥満度の算出法と判定基準

肥満度(%)＝〔実測体重(kg)－身長別標準体重(kg)〕
÷身長別標準体重(kg)×100
身長別標準体重を求める計算式：
身長別標準体重(kg)＝a×実測身長(cm)－b

年齢	男子の係数		女子の係数	
	a	b	a	b
6（小１）	0.461	32.382	0.458	32.079
7（小２）	0.513	38.878	0.508	38.367
8（小３）	0.592	48.804	0.561	45.006
9（小４）	0.687	61.390	0.652	56.992
10（小５）	0.752	70.461	0.730	68.091
11（小６）	0.782	75.106	0.803	78.846
12（中１）	0.783	75.642	0.796	76.934
13（中２）	0.815	81.348	0.655	54.234
14（中３）	0.832	83.695	0.594	43.264

判定基準：肥満度が20%以上であれば肥満傾向とし、20%以上30%未満を軽度、30%以上50%未満を中等度、50%以上を高度の肥満と判定する。

出所）日本学校保健会「児童生徒等の健康診断マニュアル（平成27年度改訂）」p.22をもとに筆者作成

４．学習者の栄養診断

学習者の課題を抽出し、肥満度を算出した結果から、栄養診断のPES報告（ワーク８－３）を作成する。

５．個別的な相談指導（初回面接）のシナリオを作成する際の留意点

最近Ｔさんは集中力がなく、午前中に保健室を訪れて朝食を食べていないと言うことが多い。そこで、Ｔさんに個別的な相談指導を実施するという設定で、栄養教育計画（ワーク８－４）とシナリオ（ワーク８－５）を作成する。シナリオを作成するにあたっては、次の点に留意する。

- 今回の初回面接は、Ｔさんと栄養教諭の１対１の個別的な相談指導とする（場合によっては、学級担任や養護教諭、また、保護者が同席することもある）。相談指導を効果的に行うためにカウンセリング技法をうまく活用する（p.49、表５－１参照）。
- コミュニケーションをスムーズに進めるために、あいさつや自己紹介、日常の生活の話題から始める。
- 朝食が食べられない理由と生活習慣の関連について話し合う。生活習慣上の問題点やその改善の必要性をＴさん自身が気づくことができるようにする。
- 朝食の大切さを理解し、朝食摂取の意識の高揚を促す。
- 目標はＴさん自らが考え、実践しやすい目標となるように支援しながら決定する。
- 目標を明確にし、セルフモニタリングを行うために、「図８－３　朝ごはんがんばりカード」などを取り入れる。さらに、本人ができたらほめる、ご褒美にシールを貼るなどの方法で行動を支援し、セルフエフィカシーを高めていく。
- Ｔさんの心の負担にならないように個別指導の実施時間や場所に配慮し、無理のない指導を行うとともに、プライバシーの保護に留意する。
- 初回面接後、評価を行いながら、望ましい朝食摂取の習慣形成に向けた改善をゆっくり丁寧に

ワーク８－２　Ｔさんの肥満度の算出と判定

身長別標準体重	0.752 × 140.5(cm) − 70.461 ＝ 35.195(kg)
肥満度	[44.1(kg) − 35.195(kg)] ÷ 35.195(kg) × 100=25.3(%)
判定	軽度の肥満

ワーク８－３　ＴさんのPES報告

肥満度が25.3%で軽度肥満と判定され、朝食の欠食や偏食、夕食後の間食習慣がみられることから（S）、エネルギー摂取に関わる食物・栄養関連の知識不足による（E）、エネルギー摂取量過剰（P）と栄養診断する。

進めていく。個別的な相談指導では、学級担任、養護教諭など関係職員との共通理解と連携、保護者への助言・支援や働きかけ、他の集団（学級）を対象とした食に関する指導の内容との関係づけ、長期休業中の取り組みなどを考慮する必要がある。

ワーク8－4　Tさんの栄養教育計画（全体計画）

テーマ		朝食を食べる習慣を身につけよう
ねらい		朝食の大切さを理解して、朝食を食べる習慣を身につける。
学習者		中川T（無関心期）
場所		小会議室
時間		1回20分（夏休み前後に2回実施）
目標	学習目標	• 朝食の大切さを理解する。 • 朝食の摂取と生活習慣の関連に気づく。 • 栄養のバランスがとれた朝食について知る。
	行動目標	• 早寝早起きをする。 • 朝食を食べる。 • 寝る前におやつを食べない。
	環境目標	保護者が朝食として簡単に食べられるものを準備する。
	結果目標	• 朝食を食べる回数を増やす（週4回以上）。 • 肥満度（4月：25.3％）を減少させる。
評価	企画評価	• 学級担任や養護教諭と十分に連携して、生活習慣の課題が抽出できたか。 • 朝食の大切さを理解するための教材は適切であったか。
	経過評価	• 話しやすい雰囲気の中で、個別相談を進めることができたか。 • 朝食を食べる意欲を高めることができたか。
	影響評価	• 早寝早起きをしているか。 評価指標：セルフモニタリングより評価する。 • 朝食を食べるようになったか。 評価指標：セルフモニタリングより評価する。 • 寝る前におやつを食べていないか。
	結果評価	• 朝食を週4回以上食べるようになったか。 評価指標：セルフモニタリングより評価する。 • 肥満度（4月：25.3％）が減少したか。 評価指標：9月の身体計測値より評価する。

ワーク8－5　Tさんへの個別的な相談指導のシナリオ（例）　Tさん：　栄養教諭：

5年1組の中川Tさん、こんにちは。	
こんにちは。	
先生のこと、知っていますか？	⇦ラポールの形成
うん、知ってるよ。給食の先生でしょ。	
そうです。先生は栄養教諭の○○です。よろしくお願いします。今日はTさんの朝ごはんのことを聞かせてほしいと思っています。いいですか？	⇦自己紹介 ⇦個別相談指導の目的
いいよ。	
この頃、朝ごはんはどうですか？	⇦開かれた質問
たまに食べるけど、食べないことがほとんど。	
ほとんど食べないのですね。 じゃ、たまにごはんを食べる時ってどんな時ですか。	⇦繰り返し ⇦開かれた質問
うーん。時間がある時、すぐ食べられるものがある時かな。	

時間があって食べるものがあれば、朝ごはんを食べることもあるのですね。	繰り返し
だけど、朝起きるのが遅くて、この頃ほとんど食べていないなあ。	振り返り
朝なかなか起きられないのですね。	確認
もっと寝ていたいから。	
夜は何時頃に寝ているの？	閉ざされた質問
11時頃。夜寝るのが遅いかなあ。	
11時は遅いですね。それでもっと寝ていたいから朝早く起きられなくて、朝ごはんを食べる時間がなくなってしまうのでしょうね。	生活習慣との関連の要約
うーん。	沈黙の尊重（生活習慣との関連の気づきを促す）
ところで、朝ごはんの大切な働きを覚えていますか。この前の授業で勉強したよね。	閉ざされた質問
えーと、何だったかな。よく覚えていない。	
（朝食の働きのカードを出しながら）朝ごはんを食べたら、体温が上がってやる気と集中力がアップ。でも食べなかったら、脳にも体にもエネルギーがいかなくて頭も体もぼんやり。	
あまり元気が出ないのはそのため？	自身のことへの気づき
（朝食摂取と学力の関係のグラフを見せて）これはね、６年生で朝ごはんを食べている子と食べていない子の成績を比べたグラフです。このグラフを見て、どんなことがわかりますか？	開かれた質問（グラフは正答率を点数に置き換えて理解しやすくする）
（真剣に見て）えーと……、朝ごはんを食べているほうがいい点数になっている。	
よく気がついたね。朝ごはんを食べない回数が増えると、国語でも算数でもだんだん点数が下がっているね。	興味を示す表情（非言語的表現）
朝ごはんでエネルギーをあげないと脳が働かないから、こんなことになるのかな……。やっぱり、朝ごはんを食べたほうがいいなあ。	意識の高揚
そうね。Ｔさんも朝ごはんが食べられるようになるといいなあ。それから、１つ先生が心配していることがあるの。**（肥満度の計算値を示して）**最近、少し太ってきたように思って、肥満度っていう数字を計算してみたら、「軽度の肥満（やや太り気味）」いう結果が出てきました。夜遅くまで起きていて、おやつを食べているなんてことはありませんか。	支持
うーん。テレビを見ながらスナック菓子を食べていることもよくあるな～。	沈黙の尊重 困った表情（非言語的表現）
朝ごはんを食べずにおやつをたくさん食べる生活を続けていると、肥満になりやすくなってしまうのですよ。	
早く寝て、少しでも早く起きて、朝ごはんを食べるようにしなくては……。	生活習慣との関連の気づき
よいことに気がつきましたね。	
だって、いつも食べる時間がないもの。	
Ｔさんが朝ごはんを食べられない理由は「食べる時間がない」でしたね。すぐに食べられるものを食べる時もあるらしいけど、どんなものを食べていますか。	確認 開かれた質問
菓子パンとかバナナとか。	
それなら、お家の人にお願いして、すぐに食べられるものを準備しておくといいですね。何だったら食べられそうかな？	具体的方策
朝ごはんだからできるだけ菓子パンはやめて、ロールパンとか食パン、バナナ、おにぎりも早く食べられるよ。	

Tさんの朝ごはん計画は、少しでも食べることから始めたらいいので、お家の人に頼んでみましょう。	➡援助関係の利用（保護者との連携）
これから朝ごはんを食べるようにがんばるから、買っておいてって家で頼んでみるよ。	➡援助関係の利用
じゃ、朝ごはんの目標は何にしたらいい？	➡目標設定
「早く起きて、朝ごはんを食べる」こと。	➡コミットメント
では、「早く起きて、朝ごはんを食べる」ってことで、がんばってみましょうか。	➡目標の確認
脳にもエネルギーがいくように、がんばります。	
それなら先生は、Tさんの「朝ごはんがんばりカード」（図8－3）を準備しましょう。できたらシールを貼るようにしたらいいね。今日帰りに取りに来てください。今日はいろいろお話を聞かせてくれてありがとう。	➡セルフモニタリング ➡オペラント強化
ありがとうございました。	

注）本シナリオは、行動変容ステージモデルの無関心期の児童に対し、主に朝食摂取と学力の関係から朝食摂取の意識の高揚を促し、関心期さらには準備期へとステージを移行する例を示している。他にも朝食を食べてよかったこと、食べなかったために起こる不都合、食べた日と食べなかった日の違い、朝食の働きと朝食摂取前後の脳と体のサーモグラフィー、朝食欠食と肥満傾向などからの展開が可能である。朝ごはんの内容については、初回面接の評価をしながら次の段階で取り上げる。

朝ごはん がんばりカード

年　　組　名前

目標：早く起きて、朝ごはんを食べる！

	6月15日	6月16日	6月17日	6月18日	6月19日	6月20日	6月21日
	月	火	水	木	金	土	日
朝ごはんは食べましたか？	○						
きのうの夜、何時に寝ましたか？	10：50						
きょうの朝、何時に起きましたか？	7：10						
★　がんばりシール 朝ごはんを食べたらシールをはります。	★	★	★	★	★	★	★

<がんばったこと>	<おうちの人から>

図8－3　朝ごはんがんばりカード

6．朝食の大切さを説明する教材の作成

教材を作成するにあたっては、次のような点に留意する。

- 朝食の大切さを中心として朝食摂取の意識の高揚を促すような内容とし、プリント、カードなど効果的な形態を選んで、個別的な相談指導における初回面接の中で活用する方法を考える。
- 作成にあたっては、ワーク8－1で参考にした資料（図8－1、8－2、文部科学省小学生用食育教材「たのしい食事つながる食育」中学年“自分の生活リズムを調べてみよう一朝ごはんはなぜ大切なのでしょうか”、全国学校栄養士協議会「しっかり食べよう朝ごはん」リーフレットなどを参考にする。
- 発達段階に応じた言葉や漢字を使用する。その際には、以下の資料を参考にする。

文部科学省「新学習指導要領・生きる力」別表

学年別漢字配当表

http://www.mext.go.jp/a_menu/shotou/new-cs/youryou/syo/koku/001.htm

実習８－２

Ｔさんとの個別的な相談指導における初回面接を想定して、ロールプレイを行ってみよう。

【グループワーク】

実習手順

実習５－３（p.57参照）と同様の実習手順で、教育者役を栄養教諭、学習者役をＴさんとし、実習８－１で作成したシナリオに沿って進める。

実習８－２のポイント

- Ｔさんの緊張をほぐすため、話しやすい雰囲気づくりを心がける。
- これまでの生活習慣を振り返り、朝食が食べられない理由の気づきを促す。
- 朝食の大切さの理解に導く場面では、栄養教諭役が各自で作成した教材を活用して、その効果を確認する。
- それぞれのロールプレイの内容、各自で作成した教材の効果についても評価し、グループ内で比較検討する。

COLUMN

子ども・若者の朝食欠食率

厚生労働省「平成29年国民健康・栄養調査」によれば、20歳以上の朝食の欠食率は男性 15.0%、女性10.2%であった。このうち20歳代の朝食欠食率は男性30.6%、女性23.6%でどの年代よりも高くなっており、特に20歳代男性では３人に１人の割合で朝食欠食者がみられた。小・中学生の朝食欠食率は、同じく平成29年文部科学省「全国学力・学習状況調査」によると、朝食を「あまり食べていない」、「全く食べていない」と回答した小学６年生が4.6%、中学３年生が6.8%であり、小学生から20歳代にかけて年齢の上昇に伴う朝食欠食率の増加が示された。

一方、20歳以上の朝食欠食者のうち朝食欠食の習慣化の時期について、「小学生の頃から」が約６%、「中学生、高校生の頃から」が約20%みられた（図８－４）。朝食の欠食習慣は日常化して持続する傾向があり、習慣化すると生活習慣病の発症につながりやすい。平成27年内閣府「食育に関する意識調査」では、朝食を食べるために必要なこととして“朝食を食べる習慣があること”を３人に１人が選択している。したがって、発達段階の早い時期からより望ましい朝食摂取の習慣を身につける教育を実施することは重要である。

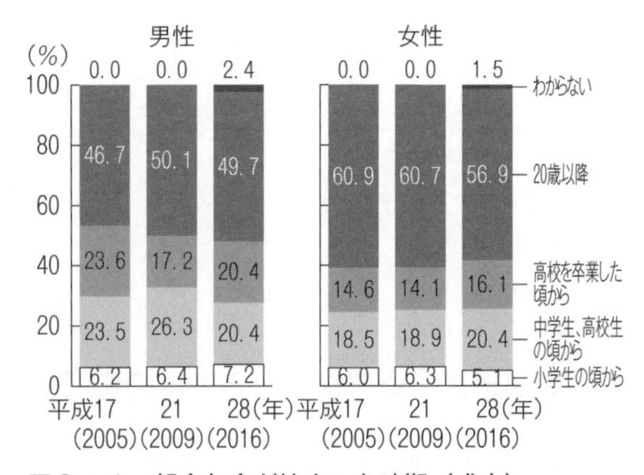

図８－４　朝食欠食が始まった時期（成人）

出所）厚生労働省「国民健康・栄養調査」及び農林水産省「食育に関する意識調査」（農林水産省「平成28年度　食育白書」p.10）

実習

肥満者のための栄養教育
—特定健康診査・特定保健指導—

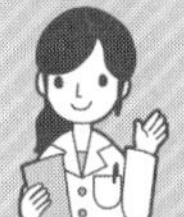

目的

- 特定健康診査・特定保健指導の一連の流れに沿って肥満者に対する減量計画を作成するとともに、追加リスクに該当する項目について栄養教育を実践する力を習得する。

はじめに

壮年期は最も体力、気力が充実し、社会の中心となって活躍する重要な時期にあたる。その一方で、ライフスタイルを優先することにより不規則な生活になりやすく、運動不足、精神的ストレス、食生活の乱れなど健康面において様々な問題を抱え込み、生活習慣病を発症するリスクが増える。

また、基礎代謝量や身体活動量が低下し始める時期でもあるため、相対的に肥満傾向になりやすい。内臓脂肪の過剰蓄積に起因する肥満症（メタボリックシンドロームタイプ）は、糖尿病、高血圧症、脂質異常症などの生活習慣病を発症しやすい。

そこで2008（平成20）年４月より、高齢者の医療の確保に関する法律に基づき、40歳以上75歳未満のすべての被保険者、被扶養者に対してメタボリックシンドロームの予防・改善を目的とした特定健康診査・特定保健指導が始まった。この制度は、特定健康診査（特定健診）を受診し生活習慣の改善が必要と判断されたすべての者に特定保健指導を実施するものである。医師、保健師、管理栄養士、条件を満たす看護師であれば、保健指導実施者として対象者に介入することができる。これまでの保健指導は個別疾患の早期発見・早期治療が目的であったが、特定健診・特定保健指導の目的は、メタボリックシンドロームに着目した早期介入・行動変容であり、保健指導実施者は、対象者の生活を基盤として対象者自らが生活習慣の問題に気づき、健康的な行動変容の方向性を自ら導き出せるように支援しなければならない。さらに、アウトプット評価（受診率の増加など）、アウトカム評価（疾病者の減少）が求められている。

以上をふまえて本実習では、肥満者のための栄養教育として、対象者の特性に合った生活習慣の改善プログラムを作成し、特定保健指導を行う。

学習者の特性

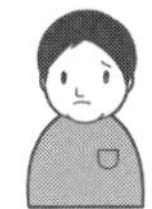

田中Ｉさんは数年前から血圧が高かったが、自覚症状がないことから放置していた。今回初めて会社の特定健診を受診した。健診および質問票の結果を次に示す。

属性 年齢：55歳、性別：男性、家族構成：妻53歳、娘２人

身体計測値 身長：173.0 cm、体重：78.0 kg、BMI：26.1、体脂肪率：29%、腹囲：95 cm（20歳時：体重：68.0 kg、BMI：22.7）

臨床検査値 血圧：135/84 mmHg、AST：30 IU/L、ALT：35 IU/L、γ－GTP：51 IU/L、空腹時血糖：99 mg/dL、HbA1c（NGSP）：4.9%、HDL－C：41 mg/dL、LDL－C：135 mg/dL、TG：180 mg/dL、尿糖（－）、尿蛋白（－）

質問票の結果 ▶職業は事務職。残業は週に２日で、22時頃の帰宅になる。

▶血圧や血糖などに関する服薬はなく、主だった疾患について治療を受けたことはないが、最近疲れやすくなった。

▶喫煙は1日5本。お酒は付き合い程度。
▶体重は20歳の時（68.0 kg）と比較して10 kg増加し、この1年間に3.5 kg増加している。
▶本人は、まわりの同年代も太っているから、この程度の肥満は大丈夫だと思っている。
▶体重の増加とともに、スーツが少し窮屈になり、出費が重なり大変だと思っている。
▶歩行時間は車通勤のため、歩くことは少ない。1日に30分程度だと思う。歩く速さは普通。
▶学生時代にしていたテニスをもう一度始めてみようと思っている。
▶朝食は毎日食べるが、トーストと牛乳で簡単にすませている。
▶昼食は、社員食堂を利用する。「カツ丼」や「牛丼」などの丼物が多く、食べる速さは早い。
▶15時頃、お腹が空くと会社の近くのコンビニエンスストアで菓子パンを購入し、数分で食べることがある。
▶会社のデスクには、常時お菓子が入っている。
▶家族で夕食を食べる時は、料理が大皿に盛りつけられ、好きな物を自分の皿に取り分ける食事で、どれだけ何を食べたかあまり理解していない。
▶夕食後、和菓子や果物などを食べることが多い（週に3〜4日程度）。
▶お酒は、仕事のストレス対処法の1つとして飲んだり、上司との付き合いで飲む。
▶最近、健康状態に少し不安を感じ、食生活改善についての保健指導に参加したいと思っている。
▶妻は主人の健康状態を心配している。
▶社会資源として、職場の社員食堂でヘルシーメニュー（600 kcal）が活用できる。自宅の近隣に安全なウォーキングコースやテニスコートがある。

実習9－1

Iさんの減量計画を作成しよう。

【個人ワーク】

実習手順

STEP1▶Iさんの健診と質問票の結果からリスク要因をチェックして選定を行い、選定結果から特定保健指導の支援レベルを判定する。

STEP2▶Iさんの栄養診断を決定するための原因や要因を推察し、栄養診断を行う（ワーク9－2）。

STEP3▶Iさんの現在体重78.0 kgの5％を3か月かけて減量する方法を考える。

STEP4▶減量計画を立案するにあたって、エネルギー量を削減するための具体的な方法案をIさんの質問票の結果から考える。

STEP5▶初回面接の栄養教育プログラム事例を理解する。また、Iさんに行動変容を促すための具体的な方法を考える。

STEP6▶初回面接で使用する教材を作成する。

実習9－1のポイント

1．特定保健指導対象者の選定と階層化の方法

- Iさんの質問票の結果は、厚生労働省「標準的な健診・保健指導プログラム」の「基本的な健診の項目に含まれる質問項目（標準的な質問票）」から得られた回答である。質問内容を理解し、質問票の結果から食にかかわる問題行動を見出しておく。
- 標準的な健診・保健指導プログラムは、対象者を生活習慣病のリスク要因の数に応じて選定と階層化が実施される。図9－1のステップ1〜4の手順を理解し、Iさんの身体計測値、臨床検査値および質問票の結果からリスクをあてはめて選定・階層化する（ワーク9－1）。
- 基本的な検査項目で階層化を行うが、一般的には、貧血項目である赤血球数、血色素量、ヘマトクリット値や、心電図検査、眼底検査といった詳細検査項目もあわせて身体状況を総合的に評価する。

STEP 1　腹囲とBMIで内臓脂肪蓄積のリスクを判定する

- 腹囲　男性85 cm以上、女性90 cm以上　→ ❶
- 腹囲　男性85 cm未満、女性90 cm未満
かつBMIが25以上　→ ❷

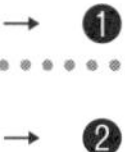

STEP 2　検査結果および質問票より追加リスクをカウントする

1～3はメタボリックシンドロームの判定項目、4はその他の関連リスクとし、4の喫煙については1～3のリスクが1つ以上の場合にのみカウントする

1 血圧高値	a	収縮期血圧	130 mmHg以上　または
	b	拡張期血圧	85 mmHg以上
2 脂質	a	中性脂肪 （やむを得ない場合は随時中性脂肪175 mg／dL以上）	150 mg／dL以上　または
	b	HDLコレステロール	40 mg／dL未満
3 血糖高値	a	空腹時血糖（やむを得ない場合は随時血糖）	100 mg／dL以上　または
	b	HbA1c（NGSP）	5.6%以上
4 質問票			喫煙あり
5 質問票			1、2または3の治療に係る薬剤を服用している

STEP 3　STEP 1、STEP 2から保健指導レベルをグループ分けする

❶の場合　1～4のリスクのうち追加リスクが

2以上の対象者は	積極的支援レベル
1の対象者は	動機付け支援レベル
0の対象者は	情報提供レベル

❷の場合　1～4のリスクのうち追加リスクが

3以上の対象者は	積極的支援レベル
1または2の対象者は	動機付け支援レベル
0の対象者は	情報提供レベル

STEP 4　特定保健指導における例外的対応

- 65歳以上75歳未満の者については、「積極的支援」の対象となった場合でも「動機づけ支援」とする。
- 降圧薬などを服薬中の者（質問票などにおいて把握）への生活習慣の改善支援については、医療機関において行われることが適当である。しかし、きめ細かな生活習慣改善支援や治療中断防止の観点から、主治医と連携したうえで保健指導を行うことも可能である。

情報提供レベル	動機づけ支援レベル	積極的支援*レベル
• 健診結果の見方や健康の保持増進に役立つ内容の情報を年1回（健診の結果の通知と同時に実施）あるいはそれ以上提供する。	• 面接による支援のみを原則1回行う。面接は、生活習慣の改善点・伸ばすべき行動などに気づき、自ら目標を設定し行動に移すことができる内容とする。 • 初回面接から実績評価を行うまでの期間は3か月経過後とする**。	• 「動機づけ支援」に加えて、定期的・継続的な支援（面接・電子メールなど）を3か月以上行う。 • 初回面接から実績評価を行うまでの期間は3か月経過後とする**。

注）＊2年連続して積極的支援に該当した者への2年目の特定保健指導は、以下の要件を満たす場合「動機づけ支援相当」でもよい。対象要件は①1年目に積極的支援の対象者に該当し、かつ積極的支援を終了した者。②2年目も積極的支援の対象者に該当し、1年目に比べ2年目の状態が一定条件（BMI＜30：腹囲1 cm以上かつ体重1 kg以上の減少、BMI≧30：腹囲2 cm以上かつ体重2 kg以上の減少）の改善をしている者。

＊＊対象者の状態に応じ、従来どおり6か月経過後とすることや実績評価3か月経過後の終了後にさらに独自のフォローアップ等を行うことができる。

図9－1　保健指導対象者の選定と階層化の具体的な方法

出所）厚生労働省「特定保健診査・特定保健指導の円滑な実施に向けた手引き（第4版）」2023年、厚生労働省「標準的な健診・保健指導プログラム」（令和6年度版）第2編第3章（https://www.mhlw.go.jp/content/10900000/001081570.pdf）をもとに作成

ワーク9－1　Ｉさんの支援レベルの判定

	ステップ1	ステップ2	ステップ3	ステップ4	選定・階層化
リスク	BMI：26.1 腹囲：95 cm	TG：180 mg/dL 血圧：135/84 mmHg 喫煙１日５本	パターン１ 追加リスク３つ	55歳	積極的支援レベル
リスク判定	パターン１	３つ	積極的支援レベル	－	

ワーク9－2　ＩさんのPES報告

経年的に体重増加、TG180 mg/dL、糖質の摂取エネルギー量の過多がみられることから（S）、行動変容における無関心が継続したことによる（E）、エネルギー摂取量過剰（P）と栄養診断する。

ワーク9－3　Ｉさんの減量目標の設定

３か月で５％減量するための１日当たりの削減体脂肪量	現在体重78 kg×1000 g/kg×0.05÷90日＝43≒45 g
１日当たりの削減エネルギー量	45 g×７kcal/g＝315 kcal 約 300 kcalの削減を目標とする
削減エネルギー量の対策（食事：身体活動＝２：１）	食　　事：300 kcal×２／３＝200 kcal 身体活動：300 kcal×１／３＝100 kcal

２．減量計画の作成

- 日本肥満学会は、現在体重の５％を３か月（90日）かけて減量することを推奨している。さらに、減量した体重をリバウンドしないように３か月継続維持させる。これを繰り返しながら目標とする体重まで指導する。
- 脂肪のアトウォーター係数は１g＝９kcalであるが、体脂肪１gの中身は、中性脂肪80％と水など20％が含まれている。そこで９kcal×80％＝7.2 kcal（≒７kcal）を減量対象とする。つまり、体脂肪１kg（腹囲１cm）を減らすには7,000 kcalを減量することとする（ワーク９－３）。

３．エネルギー量の削減方法の検討

- 表９－１を使って、食事からの摂取エネルギー量を削減できるように組み合わせてみる。また、身体活動は、表９－２を使って具体的な付加量を考えてみる。
- 厚生労働省「健康づくりのための身体活動基準2013」によれば、身体活動の量からエネルギー消費量への換算方法は次の式および例１の通りである。また、体重減少を目的とし、体脂肪燃焼に必要なエネルギー消費量を求めるには、安静時のエネルギー消費量（１メッツ）を引いた値を算出する（例２）。

式

消費エネルギー量（kcal）
＝身体活動量（メッツ×時間）×体重（kg）

例１）体重70 kgの人が10分歩いた場合
３メッツ×10／60×70 kg＝35 kcal／日
（普通歩行）（時間）（体重）

例２）運動だけで消費されるエネルギー量
（３メッツ－１メッツ）×10／60×70 kg
＝23 kcal／日

- 削減するエネルギー量は、適度な身体活動とバランスのよい食事（食生活）の組み合わせで行うことが望ましい。また、その削減割合は、Ｉさんの希望を取り入れて話し合いで決定するが、食事と身体活動の割合はおおよそ「２：１」で

表9－1　100 kcal早見表

【主な食品（1人分または1個分）の100 kcalの割合】

	食品名（1人分または1個分）	食品全体のエネルギー量（kcal）	100 kcalの割合（%）
ごはん類	ご飯（150 g）	252	40
	おにぎり1個（100 g）	170	59
	餅（100 g）	235	43
	親子丼	511	20
	天丼	555	18
	牛丼	655	15
	カツ丼	865	12
	うなぎ丼	613	16
	カレーライス	816	12
	オムライス	774	13
	チャーハン	682	15
	エビピラフ	569	18
	ちらし寿司	652	15
パン類	食パン（6枚切り）(60 g)	158	63
	ロールパン（60 g）	190	53
	クロワッサン（60 g）	358	28
	ハンバーガー	250	40
	フィッシュバーガー	353	28
	ホットドッグ	401	25
	あんぱん（100 g）	280	36
	クリームパン（70 g）	214	47
	メロンパン（100 g）	371	27
麺類	かけうどん	294	34
	天ぷらうどん	460	22
	ざるそば	266	38
	しょうゆラーメン	428	23
	とんこつラーメン	679	15
	チャーシューメン	523	19
	マカロニグラタン	450	22
	スパゲティナポリタン	545	18
	スパゲティカルボナーラ	831	12
	焼きそば	587	17
その他	たこ焼き	324	31
	お好み焼き	547	18
	肉まん（100 g）	251	40
	あんまん（100 g）	281	36
主菜類	ハンバーグ	331	30
	オムレツ	235	43
	エビフライ	266	38
	とんかつ（豚ロース）	397	25
	鶏肉の唐揚げ	239	42
	麻婆豆腐	266	38
	焼き餃子6個	319	31
	アジフライ	263	38
飲料類	ビール（350 mL）	140	71
	日本酒（1合）	193	52
	焼酎（1合）	263	38
	赤・白ワイン（100 mL）	73	137
	梅酒（ロック・50 mL）	78	128
	ウイスキー（30 mL）	83	120
	缶コーヒー（250 mL）	95	105
	コーラ（200 mL）	85	118
	サイダー（200 mL）	82	122
	100%オレンジジュース（200 mL）	80	125
菓子類	ポテトチップス（30 g）	166	60
	ミルクチョコレート（30 g）	167	60
	ソフトビスケット（20 g）	104	96
	アイスクリーム（60 g）	127	79
	シャーベット（60 g）	76	132
	揚げせんべい（30 g）	140	71
	オレンジゼリー（90 g）	63	159
	カスタードプリン（90 g）	113	88
	シュークリーム（80 g）	196	51
	イーストドーナッツ（50 g）	194	52
	アップルパイ（100 g）	304	33
	ショートケーキ（100 g）	344	29
	大福（90 g）	212	47
	カステラ（60 g）	191	52
	どら焼き（80 g）	227	44
	練りようかん（50 g）	148	68
	みたらしだんご（70 g）	138	72
	もなか（45 g）	128	78

【主な食品の100 kcalの重量】

食品名		g
牛肉	かたロース（脂身つき）	24
	かたロース（赤身）	32
	サーロイン（脂身つき）	21
	もも（脂身つき）	41
	もも（赤身）	52
	ばら	19
	ヒレ	45
	ひき肉	45
豚肉	かたロース（脂身つき）	40
	かたロース（赤身）	64
	ロース（脂身つき）	38
	もも（脂身つき）	55
	もも（赤身）	78
	ばら	26
	ヒレ	87
	ひき肉	45
鶏肉	むね（皮つき）	52
	むね（皮なし）	93
	もも（皮つき）	50
	もも（皮なし）	86
	ささみ	95
	手羽	47
	ひき肉	60
魚類	まあじ	83
	まいわし	46
	紅鮭	72
	まさば	50
	さんま	32
	さわら	56
	えび（ブラックタイガー）	114
	いか（するめいか）	122
	たこ（まだこ）	132
サラダ油		11
バター		13
マヨネーズ		14
フレンチドレッシング		25

出所）日本食品標準成分表をもとに作成

表9－2　3メッツ以上の生活活動および運動のメッツ表

【生活活動のメッツ表】

メッツ	3メッツ以上の生活活動の例
3	普通歩行（平地、67 m／分、犬を連れて）、電動アシスト付き自転車に乗る、家財道具の片付け、子どもの世話（立位）、台所の手伝い、大工仕事、梱包、ギター演奏（立位）
3.3	カーペット掃き、フロア掃き、掃除機、電気関係の仕事：配線工事、身体の動きを伴うスポーツ観戦
3.5	歩行（平地、75～85 m／分、ほどほどの速さ、散歩など）、楽に自転車に乗る（8.9 km／時）、階段を下りる、軽い荷物運び、車の荷物の積み下ろし、荷づくり、モップがけ、床磨き、風呂掃除、庭の草むしり、子どもと遊ぶ（歩く／走る、中強度）、車椅子を押す、釣り（全般）、スクーター（原付）・オートバイの運転
4.0	自転車に乗る（≒16 km／時未満、通勤）、階段を上る（ゆっくり）、動物と遊ぶ（歩く／走る、中強度）、高齢者や障がい者の介護（身支度、風呂、ベッドの乗り降り）、屋根の雪下ろし
4.3	やや速歩（平地、やや速めに＝93 m／分）、苗木の植栽、農作業（家畜に餌を与える）
4.5	耕作、家の修繕
5.0	かなり速歩（平地、速く＝107 m／分）、動物と遊ぶ（歩く／走る、活発に）
5.5	シャベルで土や泥をすくう
5.8	子どもと遊ぶ（歩く／走る、活発に）、家具・家財道具の移動・運搬
6.0	スコップで雪かきをする
7.8	農作業（干し草をまとめる、納屋の掃除）
8.0	運搬（重い荷物）
8.3	荷物を上の階へ運ぶ
8.8	階段を上る（速く）

【運動のメッツ表】

メッツ	3メッツ以上の運動の例
3.0	ボウリング、バレーボール、社交ダンス（ワルツ、サンバ、タンゴ）、ピラティス、太極拳
3.5	自転車エルゴメーター（30～50ワット）、自体重を使った軽い筋力トレーニング（軽・中等度）、体操（家で、軽・中等度）、ゴルフ（手引きカートを使って）、カヌー
3.8	全身を使ったテレビゲーム（スポーツ・ダンス）
4.0	卓球、パワーヨガ、ラジオ体操第1
4.3	やや速歩（平地、やや速めに＝93 m／分）、ゴルフ（クラブを担いで運ぶ）
4.5	テニス（ダブルス）*、水中歩行（中等度）、ラジオ体操第2
4.8	水泳（ゆっくりとした背泳）
5.0	かなり速歩（平地、速く＝107 m／分）、野球、ソフトボール、サーフィン、バレエ（モダン、ジャズ）
5.3	水泳（ゆっくりとした平泳ぎ）、スキー、アクアビクス
5.5	バドミントン
6.0	ゆっくりとしたジョギング、ウェイトトレーニング（高強度、パワーリフティング、ボディビル）、バスケットボール、水泳（のんびり泳ぐ）
6.5	山を登る（0～4.1 kgの荷物を持って）
6.8	自転車エルゴメーター（90～100ワット）
7	ジョギング、サッカー、スキー、スケート、ハンドボール*
7.3	エアロビクス、テニス（シングルス）*、山を登る（約4.5～9.0 kgの荷物を持って）
8.0	サイクリング（約20 km／時）
8.3	ランニング（134 m／分）、水泳（クロール、ふつうの速さ、46 m／分未満）、ラグビー*
9.0	ランニング（139 m／分）
9.8	ランニング（161 m／分）
10.0	水泳（クロール、速い、69 m／分）
10.3	武道・武術（柔道、柔術、空手、キックボクシング、テコンドー）
11.0	ランニング（188 m／分）、自転車エルゴメーター（161～200ワット）

注）＊試合の場合

出所）厚生労働科学研究費補助金（循環器疾患・糖尿病等生活習慣病対策総合研究事業）「健康づくりのための運動基準2006改定のためのシステマティックレビュー」（研究代表者：宮地元彦）

ある。

- 追加リスク項目に関する留意点として、中性脂肪が高い場合、食事ではエネルギー摂取量の制限、アルコールや炭水化物（穀物、菓子、果物など）の制限に配慮して計画を立てる。また、血圧が高い場合には、減塩、アルコール制限に配慮する。減量と運動量の増加は、中性脂肪と血圧の双方に効果が期待できる。

4．行動変容を促すための減量方法の検討

- 質問票の結果から、Ｉさんの行動変容ステージモデルのステージを確認する（ワーク9－4）。
- エネルギー量の削減に向けた行動変容を促すための具体的な減量方法を考える（ワーク9－5）。

ワーク9－4　行動変容ステージレベルの判定

行動変容ステージ	関心期
判定した要因	●本人は「まわりの同年代も太っているからこの程度の肥満は大丈夫だ」と思っている。 ●健康状態に少し不安を感じ、食生活改善についての保健指導に参加したいと思っている。

ワーク9－5　エネルギー量を削減するための具体的な方法の検討

	現状	エネルギー量の削減方法	減量(kcal)
食事で200 kcal削減	夕食後、和菓子や果物などを食べることが多い。	⇨　「どら焼き」などの和菓子を控える。	－130 kcal
	昼食は社員食堂を利用する。丼物が多く、食べる速さは早い。	⇨　丼物を「ヘルシーメニュー」600 kcal定食に変える。	－200 kcal
		⇨　丼物「カツ丼」や「天丼」などを食べる時、二口残す。	－50 kcal
身体活動で100 kcal削減	生活活動 ●歩く速さは普通（30分）。	⇨　歩く速さを急ぎ足にする（かなり速歩：15分）。 式：(5.0－1.0)×15／60×78.0＝78	－78 kcal
	運動 ●ウォーキングコースがある。	⇨　日常にウォーキングを取り入れる（やや速歩:20分）。 式：(4.3－1.0)×20／60×78.0＝85.8≒86	－86 kcal
	●テニス（シングルス）をしてみようと思っている。	⇨　２週間に１度、(週末に)クラブに参加する（30分）。 式：(7.3－1.0)×30／60×78.0＝245.7≒246	－246 kcal

注）300 kcal減のためにこれらの方法を組み合わせる。

ワーク9－6　Ｉさんの栄養教育計画（全体計画）

テーマ		生活習慣を見直す
ねらい		肥満症、高血圧症、高ＴＧ血症のため、生活習慣を見直して改善する。
学習者		田中Ｉ（関心期）
場所		栄養相談室
時間		１回30分
目標	学習目標	●減量の算出方法と減量目標の設定方法を学ぶ。 ●食事と身体活動で何をどれくらい増減したらよいかを具体的に学ぶ。
	行動目標	●身体活動による消費エネルギー量を高める（具体的な行動例：ワーク９－５参照） ●食生活からの摂取エネルギー量を抑える（具体的な行動例：ワーク９－５参照）
	環境目標	●料理は大皿に盛りつけるのではなく、個々人に１人分ずつ分けて盛りつけて提供してもらうようにする。 ●近隣のウォーキングコースやテニスコートを日常的に利用する。
	結果目標	行動変容（食習慣・運動習慣・喫煙習慣・休養習慣など）や腹囲－１cm、体重－１kgの成果、１回ごとに評価し、腹囲－２cm（－３cm)、体重－２kg（－３kg）をめざす。
評価	企画評価	●栄養課題や個人要因・環境要因の評価は適正だったか。 ●優先課題の決定と目標の設定は適正だったか。 ●教育内容、教材（100 kcal早見表やリーフレット）は適正だったか。 ●評価計画の設定は適正だったか。
	経過評価	●企画（計画）通りに教育を実施することはできたか。 ●学習者の習得状況や態度はどうだったか、自己効力感は高まっているか（学習目標の達成度を測る影響評価として重ねて扱ってもよい)。 ⇨生活習慣病について理解できたか。 ⇨目標腹囲（体重）の達成意欲をもったか。 ⇨学習者の意思を優先しながら行動目標を設定し、達成意欲をもつことができたか。
	影響評価	●行動目標は達成されたか（継続的に達成されているか)。 ⇨食事で200 kcal減らしているか。 ⇨身体活動量で100 kcal減らしているか。 ●学習目標、環境目標は達成されたか。
	結果評価	３か月経過以降、腹囲－２cm（－３cm)、体重－２kg（－３kg）が達成できたか。

ワーク9－7　Ｉさんの栄養教育計画（初回面接の学習指導案）

	内容	方法・注意	準備物・配付物
導入 7分	●あいさつ ●健診結果の確認 ●生活習慣の確認 ●行動変容ステージの確認	●あいさつ、自己紹介を行い、Ｉさんへの特定保健指導の目的を確認する。 ●特定健康診査の受診に対してねぎらいと感謝の気持ちで迎える。 ●健診結果から、本人の身体状況を一緒に確認する。 ●生活背景を詳細に聴き取り、関連のある課題を見極める。 ●生活習慣を改善する意欲を把握する。	●健診結果、質問票の結果
展開 18分	●生活習慣の課題についての理解の促し ●改善に向けた意識づけ ●目標腹囲の設定 ●行動目標の設定	●現在の生活習慣上の問題点について説明する。 ●身体活動による消費エネルギー、食生活からの摂取エネルギーについて説明する。 ●メタボリックシンドロームや生活習慣病について説明し、現在の生活習慣との関連性を理解させ、改善意識を高める。 ●３か月後の腹囲および減量目標を決定する。さらに１か月、１日の削減エネルギー量を求める。 ●身体活動と食生活から１日の削減エネルギー量の割合を決定し、具体的な行動内容を設定する。 ●禁煙のための情報提供と解決策の提案をする。 ●Ｉさんが自己決定できる支援を心がける。	●リーフレット（メタボリックシンドローム、外食のエネルギーと塩分量、アルコールのエネルギー、運動指針、私の健康目標シートなど）
まとめ 3分	●継続支援の説明と確認	●今後も継続して支援していく姿勢を伝え、支援方法を確認する。 ●次回面接日の予約をする。	●行動記録用紙、１日の歩数および体重の記録用紙

ワーク9－8　教材の例（リーフレット）

これなら、
続けられそう

自分に合った腹囲の減らし方を考えてみよう

メタボリックシンドロームとは?

脂質異常症、糖尿病、高血糖などの生活習慣病は、それぞれの病気が別々に進行するのではなく、内臓まわりに脂肪が蓄積した内臓脂肪型肥満が大きくかかわることがわかってきました。「メタボリックシンドローム」(内臓脂肪症候群）とは、内蔵脂肪型肥満に加えて、高血糖、高血圧、脂質異常症のいずれか２つ以上をあわせもち、さまざまな病気になりやすくなった状態をいいます。

あなたに適した生活習慣を心がけましょう

メタボリックシンドローム（内臓脂肪症候群）は、食べ過ぎや運動不足など、悪い生活習慣の積み重ねが原因となって起こるため、生活習慣の改善によって予防・改善できます。

内臓脂肪を減らすためのエネルギー調整に挑戦！

1．現在の私の身長、腹囲（体重)、BMIは？
身長［　　cm］、　腹囲［　　cm］、　BMI［　　］

2．私の目標体重は？
目標体重［　　kg］

3．現在体重と目標体重の差は？　目標達成までの期間は？
現在体重と目標体重の差［　　kg］
達成時期の目安：＿月＿日頃　→　＿か月後

4．目標達成のために減らしたい１日当たりのエネルギー量は？
［　　kg］× 7,000 kcal ÷［　　か月］÷ 30 ＝［　　kcal/日］

5．どのように減らしますか？
食事で［　　kcal/日］　　身体活動で［　　kcal/日］

食事でコントロールする方法とは？

エネルギーをコントロール	食事量、調理法*、菓子類など
食べ方をコントロール	頻度、タイミング、食べる速さなど
食事の質をコントロール	油（外食、油料理)、脂質（肉、魚、乳製品、油)、糖質（穀類、砂糖など)、食塩（漬物、加工食品、麺類の汁、調味料)、コレステロール・プリン体（肉、魚、卵）などを減らす。 ビタミン・ミネラル・食物繊維（野菜、果物、海藻）を増やす。

*たとえば、牛もも肉・脂身つき100 g（209 kcal）を揚げると339 kcal、炒めると220 kcalになります。

⇨ 私の改善項目は
1．
2．

料理の組み合わせを変える？
調理方法を変える？
食べる量を変える？
味つけを変える？
間食などのとりかたを変える？
食材を変える？

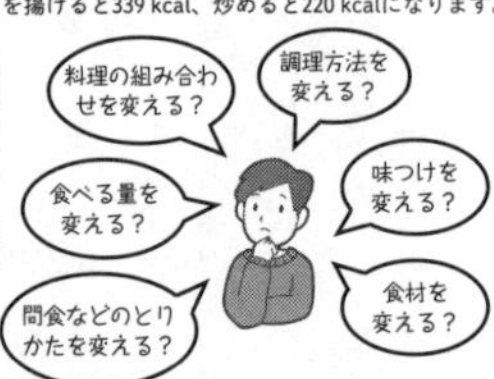

身体活動でコントロールする方法とは？

身体活動で消費するエネルギーの計算方法を知っておこう！

消費するエネルギー量（kcal）＝メッツ×時間×体重（kg）

メッツ	3.0	4.0	5.0	6.0	7.0	8.0
活動内容	歩行	階段を上る	かなり速歩	ゆっくりとしたジョギング	ジョギング	サイクリング

例）体重50 kgの人が買い物で10分間歩行（普通歩行）した場合
3 × 10 ÷ 60 × 50 ＝ 25 kcal

⇨ 私の改善項目は
1．
2．

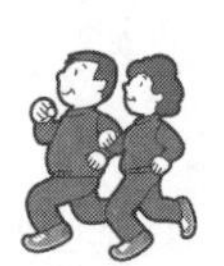

○○病院　栄養相談室

- 厚生労働省「標準的な健診・保健指導プログラム（平成30年度版）」第３編第３章３－５の「保健指導のプロセスと必要な保健指導技術」を熟読し、栄養教育計画を作成する（ワーク９－６、９－７）。
- 質問票の結果から、Ｉさんが利用できる社会資源やソーシャルサポートを考える。

5．保健指導のための教材の作成

- Ｉさんが減量のために何をするべきか（行動目標）、目標を設定できる具体的な資料を作成する。資料は、臨床検査値および質問票のリスクを軽減し維持できる実践的な内容とする。また、行動変容をより確かなものにするために、改善内容が再評価(セルフチェック、セルフモニタリング)できる項目をつくる。
- 保健指導のための教材として、Ａ４判２枚程度のリーフレットを作成する（ワーク９－８）。

その際には、「保健指導における学習教材集（確定版）」が厚生労働省ホームページから自由にダウンロードできるので参考にしてもよい。

- 保健指導における学習教材集（確定版）

http:www.niph.go.jp/soshiki/jinzai/koroshoshiryo/kyozai/index.htm

実習９－２

Ｉさんの特定保健指導における初回面接を想定して、ロールプレイを行ってみよう。

【グループワーク】

実習手順

実習５－３（p.57参照）と同様の実習手順で、学習者役をＩさんにして進める。全員のロールプレイが終了して評価を行ったら、「特定保健指導支援計画及び実施報告書」を作成する。

- Ｉさんとの初回面接シナリオの一部（例）

Ｉさん：　管理栄養士：

こんにちは、特定保健指導を担当します管理栄養士の○○です（**立ち上がって**）。ようこそお越しくださいました。どうもはじめまして。田中Ｉさんですか？	ラポールの形成
はい、そうです。健康状態に少し不安を感じているのですが……。	
どうぞ、お座りください。	
はい、失礼します。	
健康状態に少し不安を感じていらっしゃるのですね。	共感的理解
はい。健康診断で、この太り方に問題があるので、食事指導を受けるように言われて来ました。	行動変容ステージの確認
Ｉさん、質問票を記入されてどのように思われましたか？	
若い時と比べて体重が増加したと改めて感じました。	
そうですね。Ｉさんは、この１年間で3.5 kg増えていますね。しかし、若い時でしたら標準体重ですよ。ところで検査の結果をお持ちですか？	
はい、持ってきました。	
この結果をご覧になって、ご自分ではどのように思われましたか？	
血圧と中性脂肪（TG）が高めだと言われましたが、ちょっと疲れる程度で主だった自覚症状もないので、この程度の肥満はよいと理解していました。５年程前から太りだし、この１年間に3.5 kg増加しましたが、まわりの同年代も太っていますし、今までこれといった病気になったこともありませんでしたから。	
今回、血圧が145／90 mmHg、中性脂肪が180 mg/dLと高めであっても、なかなか自覚されない場合がありますからね。ところでＩさんは、食事、日常生活について何か気をつけている点はございますか？	共感的理解 開かれた質問 行動変容ステージの確認

そうですね……。お酒を飲みますし、何も気をつけていることはありません。妻が私の健康状態を心配しているので、減量のためには食事の制限や運動も必要かなぁと思いますが、面倒で難しそうに感じます。続きますか？

食事を制限して、運動を毎日するとなるとけっこう難しそうに感じますが、やれることから少しずつやってみるのはどうですか？

そうかもしれませんね。よろしくお願いします。

少し、毎日の食事について聞かせてください。朝食や昼食は、どのようなものを召し上がりますか？　開かれた質問

朝食はトーストと牛乳で簡単にすませていますが、毎日食べています。昼食は時間的な余裕がないことから、社員食堂を利用して「カツ丼」や「牛丼」などの丼物ですませることが多いです。でも、15時頃お腹が空き、近くのコンビニで菓子パンを購入して食べることがあります。また、空腹時にはいつでも食べられるように、デスクにはお菓子がストックしてあります。上司との付き合いで夕方にお酒を飲みますが、夕食は家族と一緒に食事をするようにしています。昼食に丼物を食べることが多いので、妻がいろいろな「おかず」を準備してくれます。好きな物を好きなだけ食べる状況で、どれだけ何を食べたのか、あまり理解していません。夕食後に和菓子や果物などを食べることもあり、食事は毎日満足しています。

Iさん、ご自分の食事でここが肥満の原因だと考えられる点はありますか？

肥満の原因とは、食べ過ぎていることですか？　夕食後の和菓子や果物でしょうか？　先生から減量と言われると、それらを我慢する程度ですか？　開かれた質問　自己の再評価

それはよいことに気づかれましたね。夕食後の和菓子や果物を我慢することですね。こちらの資料の100 kcal早見表（表9－1）を見てください。和菓子1個には150～250 kcalのエネルギー量がありますよ。　意識の高揚　繰り返し

えっ、そうですか？　1週間で4個ですから600～1,000 kcalを抑えることになりますか？　厳しい食事制限をするわけではありませんから、明日から夕食後の和菓子や果物を食べないように努力します。　自己の解放

（リーフレットを活用しながら） Iさんの場合、1日に300 kcal程度を「身体活動」と「食事」で削減すると3か月後には約4 kgの体重が落ち、74 kg（78－78×0.05）になりますよ。また、今より少しでも多く、速く歩くことも肥満対策になります。

約4 kgも体重が減りますか？　普段30分程度しか歩きませんので少ないです。少し体を動かすことも必要ということですか？　歩く速さは普通だと思っていますが、まず早く歩くことを心がけます。　自己の再評価　自己の解放

運動を加えると肥満対策としての効果は大きいのですが、運動する習慣はありますか？　閉ざされた質問

学生時代にテニスをしていましたが、今は運動習慣がありません。近くにテニスコートがあるので、また、妻を誘ってやってみようかと思っています。どの程度の時間、運動をすればよいのでしょうか？　環境の再評価

学生時代にテニスを……。**（リーフレットを活用しながら）** クラブに2週間に1度参加して30分間テニスの試合をすると、1回で－250 kcal程の削減になりますよ。奥様と一緒にテニスに挑戦してみてください。

30分間で－250 kcalですか。休憩することもありますが、クラブに行くと実際に30分間程はテニスボールに向き合っていますね。妻と一緒にテニスも取り入れてみます。

体重1 kgを減量するには、7,000 kcalの削減が必要です。**（行動記録用紙、1日の歩数および体重の記録用紙を手渡して）** 定期的に体重を測って今より太らないように、夕食後の間食、テニス、早歩きなどの生活に少し心がけてください。減量することでメタボリックシンドロームが改善されますし、血圧や中性脂肪も減少してきますよ。　自己監視法

面倒なことは無理ですが、夕食後の間食や通勤の早歩きはできそうです。また、学生時代の気分に戻ってテニスにも挑戦してみます。 そうですね。頑張ってください。次回は、○月○日のこの時間でご都合はいかがでしょう。 わかりました。今日はありがとうございました。また、次回もよろしくお願いします。 次回、お待ちしています。	⇦自己効力感

実習９－２のポイント

１．特定保健指導における初回面接の留意点

- 本実習の初回面接(ロールプレイ)は、栄養教育計画(初回面接の学習指導案)を参考にして、導入(信頼関係の構築、検査結果の確認など)、展開(生活習慣上の問題点についての理解の促し、改善に向けた意識づけなど)、まとめ(継続支援の説明と確認)の流れで教育内容を設定する。
- 面接時、管理栄養士役はさわやかなあいさつから始め、話しやすい雰囲気づくりを心がけながら健康状態や生活習慣の問題点を見極める。また、Ｉさんの生活習慣の改善に対する行動変容ステージモデルのステージや理解力などに対応した教育内容を実施する。
- 生活習慣上の問題点やその改善の必要性をＩさん自身が気づき、改善が期待できる説明を心がける。メタボリックシンドロームと生活習慣の関連から、どのような生活習慣によって肥満が引き起こされているかを体脂肪率や歩数計測値で客観的に観察し、評価できる内容（体重、腹囲計測記録）を取り入れて説明するように心がける。
- 食生活については、エネルギーの過剰摂取につながっている要因を把握し、それを是正するための料理や食品を自ら適切に選択できるスキルなどを身につけ、確実に行動変容できるように支援する。
- 身体活動については、生活活動、運動の実施状況の確認や歩行前後の把握などを実施し、自己管理能力を身につけ、確実に行動変容できるように支援する。

２．「特定保健指導支援計画及び実施報告書」の作成

- 保健指導プログラムは、対象者の保健指導の必要性に応じて「情報提供」「動機づけ支援」「積極的支援」に区分されるが、各保健指導プログラムの目標を明確化したうえで支援内容を決定する。「積極的支援」は、対象者のセルフエフィカシーを高めるフォローアップが重要で、３か月以上の継続的な支援については、アウトカム評価とプロセス評価を合計し、180ポイント以上の支援を実施することを条件とする。ただし、２年連続して積極的支援に該当した対象者のうち、１年目に比べ２年目の状態が改善している者については、動機付け支援相当の支援として180ポイント未満でも特定保健指導を実施したこととなる。継続的な支援は、個別支援、グループ支援、電話、電子メール等のいずれか、もしくはいくつかを組み合わせて行う（表９－３、表９－４、ワーク９－９）。
- ３か月以上経過後の評価で、行動変容ステージモデルのステージが準備期から実行期、実行期から維持期へと移行し、習慣化できるように支援する。その反面、前のステージへ逆戻りするケースもあり、リバウンドの予防やモチベーションの持続を考慮しながら支援する。

表9－3　特定保健指導の実績評価体系

①アウトカム評価（初回面接から3ヶ月経過以降の実績評価時に一度評価する）

主要達成目標
◆2cm・2kg※……180 p
※当該年の健診時の体重の値に、0.024を乗じた体重（kg）以上かつ同体重と同じ値の腹囲（cm）以上減少している

2cm、2kg未達成の場合、対象者の行動変容等を評価
- 1cm・1kg ……20 p
- 食習慣の改善 ……20 p
- 運動習慣の改善 ……20 p
- 喫煙習慣の改善（禁煙） ……30 p
- 休養習慣の改善 ……20 p
- その他の生活習慣の改善 ……20 p

②プロセス評価

○継続的支援の介入方法　（　）内は最低時間等
- 個別（ICT含む） ……70 p（10分）
- グループ（ICT含む） ……70 p（40分）
- 電話 ……30 p（5分）
- 電子メール・チャット等 ……30 p（1往復以上）

○健診後早期の保健指導（分割実施含む）
- 健診当日の初回面接 ……20 p
- 健診後1週間以内の初回面接……10 p

主要達成目標2cm、2kg未達成の場合、対象者の行動変容等のアウトカム評価とプロセス評価の合計が180 p以上の支援を実施することで特定保健指導終了とする。

出所）厚生労働省「特定保健指導の評価体系について」2022年　p.5
https://www.mhlw.go.jp/content/12401000/000968520.pdf

表9－4　評価体系でみた達成プロセスの例

	目標	初回面接	継続的支援と実績評価（初回面接から3ヶ月経過まで）	継続的支援と実績評価（初回面接から3ヶ月経過以降）
①	2cm・2kgを目標に設定し、生活習慣改善の計画を立案。継続的支援の際に進捗を確認し、3ヶ月経過後の達成が見込まれ、実績評価時に2cm・2kgの達成を確認。		電子メール（30 p）	電話（30 p）→ 2cm 2kg（180 p）
②	行動変容を目標に設定し、生活習慣改善の計画を立案。継続的支援の際に進捗を確認し、実績評価と併せた継続的支援と行動変容により達成。		電子メール（30 p）→ 電話（30 p）→ 電話（30 p）	個別面接（70 p）→ 行動変容（20 p）
③			個別面接（70 p）→ 電話（30 p）	個別面接（70 p）→ 行動変容（20 p）
④	行動変容を目標に設定し、生活習慣改善の計画を立案。3ヶ月経過後の支援の際に行動変容が確認出来なかったため、追加の支援を実施。		電子メール（30 p）	個別面接（70 p）→ 電子メール（30 p）→ 電子メール（30 p）→ 行動変容（20 p） 目標達成に至らず、「中間評価」として実施。
⑤		健診当日の初回面接（20 p）	個別面接（70 p）	電話（30 p）→ 個別面接（70 p） 目標達成に至らず、「中間評価」として実施。 行動変容未達成（0p）

初回面接から3ヶ月経過

出所）表9－3に同じ　p.9

ワーク9－9　「特定保健指導支援計画及び実施報告書」の作成

1　保健指導対象者名　　利用券番号

保健指導対象者名	利用券番号

2　保険者名　　保険者番号

保険者名	保険者番号

3　保健指導機関名（番号）・保健指導責任者名

総轄保健指導機関名	保健指導機関番号	保健指導責任者名（職種）
		（　　）

4　保健指導区分

	動機付け支援
	積極的支援
	動機付け支援相当

5　保健指導コース名

6　健診実施年月日

7　継続的支援期間

支援予定期間	週	
開始（初回面接実施）年月日		
終了年月日		週

8　初回面接の支援形態・実施する者の職種

	実績
支援形態	個別支援（対面）・**個別支援（遠隔）**・グループ支援（対面）・グループ支援（遠隔）
支援形態（分割実施の場合の２回目）	個別支援（対面）・個別支援（遠隔）・グループ支援（対面）・グループ支援（遠隔）・電話・電子メール等
健診後早期の初回面接	**実施なし**・当日・１週間以内（当日は除く）
実施者の氏名	
実施者の職種	医師・**保健師**・管理栄養士・その他

9　継続的な支援の支援形態・ポイント（計画）

支援形態	回数(回)	実施時間(分)	ポイント(p)
個別支援（対面）	0	0	0
個別支援（遠隔）	0	0	0
グループ支援（対面）	1	60	70
グループ支援（遠隔）	0	0	0
電話	1	15	30
電子メール等	2		60
合計			160

10　実施体制表（委託事業者）

	個別支援（対面）	個別支援（遠隔）	グループ支援（対面）	グループ支援（遠隔）	電話	電子メール等
A（機関番号）	○		○		○	
B（機関番号）		○		○		○
C（機関番号）						
D（機関番号）						

11　保健指導の評価

1）中間評価

	実施年月日	支援形態	実施者の氏名	実施者の職種
計画				
実施				

2）行動計画の実績評価

	実施年月日	支援形態	実施者の氏名	実施者の職種
計画				
実施				

12　行動目標・行動計画

設定日時	令和６年　４月　３日	令和６年　７月　20日（中間評価）	令和６年　９月　23日
（設定した目標）	腹囲２cmと体重２kgを減らす	腹囲２cmと体重２kgを減らす	
腹囲	103 cm（　２cm減）	103 cm（　２cm減）	103 cm（　２cm減）
体重	96 kg（　２kg減）	96 kg（　２kg減）	96 kg（　２kg減）
収縮期血圧	130 mmHg	130 mmHg	130 mmHg
拡張期血圧	80 mmHg	80 mmHg	80 mmHg
一日の削減目標エネルギー量	260 kcal	260 kcal	260 kcal
一日の運動による目標エネルギー量	180 kcal	180 kcal	180 kcal
一日の食事による目標エネルギー量	80 kcal	80 kcal	80 kcal
行動目標（食習慣の改善）	１日の間食は、80 kcal以内にする	１日の間食は、80 kcal以内にする	１日の間食は、80 kcal以内にする
行動目標（運動習慣の改善）	週２回15分のジョギングをする	週２回15分のジョギングをする	週２回15分のジョギングをする
行動目標（喫煙習慣の改善）	たばこを吸わない	たばこを吸わない	たばこを吸わない
行動目標（休養習慣の改善）	―	―	―
行動目標（その他の生活習慣の改善）	１日の飲酒量はビール１本(350ml)まで	１日の飲酒量はビール１本(350ml)まで	１日の飲酒量はビール１本(350ml)まで
（設定した計画） 腹囲・体重	計画なし・１cm・１kg・**２cm・２kg**	**未達成**・１cm・１kg・２cm・２kg	**未達成**・１cm・１kg・２cm・２kg
行動計画（食習慣の改善）	**計画あり**・計画なし （　　）	**未達成**・達成・目標なし	**未達成**・達成・目標なし
行動計画（運動習慣の改善）	**計画あり**・計画なし （　　）	**未達成**・達成・目標なし	未達成・**達成**・目標なし
行動目標（喫煙習慣の改善）	**計画あり**・計画なし （　　）	禁煙未達成・**禁煙達成**・非喫煙・禁煙目標なし	禁煙未達成・**禁煙達成**・非喫煙・禁煙目標なし
行動計画（休養習慣の改善）	計画あり・**計画なし** （　　）	未達成・達成・**目標なし**	未達成・達成・**目標なし**
行動計画（その他の生活習慣の改善）	**計画あり**・計画なし （　　）	**未達成**・達成・目標なし	**未達成**・達成・目標なし
（変更理由）			
計画上のポイント（アウトカム評価の合計）	p	p	p

13　保健指導の実施状況

1）　初回面接による支援

	機関名 (機関番号)	(保健指導者名) 職種	実施 年月日	実施時間	腹囲	体重	収縮期血圧	拡張期血圧	保健指導実施内容
初回	△△△ (◇◇◇◇)	(▽▽　▽▽) □医師 ■保健師 □管理栄養士 □その他	45397	45分	105 cm	98 kg	140 mmHg	92 mmHg	健診結果と生活習慣の特徴と対象者の行動変容ステージを確認 生活習慣についての気づきを促し、改善の可能性を探る 継続可能な行動目標の設定を促す セルフモニタリングの方法を確認 継続的支援の必要性と方法を確認
			行動変容ステージ						
			□意思なし　□意思あり（6か月以内）　□意思あり（近いうち） □取得済み（6か月未満）　□所得済み（6か月以上）						
2回目 （分割実施の場合）	（　　　）	（　　　） □医師 □保健師 □管理栄養士 □その他							

2）　継続的な支援（プロセス評価）

	機関名 (機関番号)	実施者名 (職種)	実施 年月日	腹囲	体重	収縮期 血圧	拡張期 血圧	生活習慣の改善状況	支援形態	支援ポイント	累計ポイント	コメント (任意)
2回目 □中間 □終了 □実績	△△△ (◇◇◇◇)	(◎◎　◎◎) □医師 □保健師 ■管理栄養士 □その他	2024/4/30	105 cm (0cm減)	98 kg (　kg減)	128 mmHg	90 mmHg	□腹囲・体重の改善 □食習慣の改善 □運動習慣の改善 □喫煙習慣の改善 □休養習慣の改善 □その他の生活習慣の改善	個別支援(対面)(　　分) 個別支援(遠隔)(　60分) グループ支援(対面)(　　分) グループ支援(遠隔)(　　分) 電話（　　分) 電子メール等(　　往復)	70	70	
3回目 □中間 □終了 □実績	△△△ (◇◇◇◇)	(▽▽　▽▽) □医師 ■保健師 □管理栄養士 □その他	2024/6/12	105 cm (0cm減)	98 kg (0kg減)	124 mmHg	90 mmHg	□腹囲・体重の改善 □食習慣の改善 □運動習慣の改善 □喫煙習慣の改善 □休養習慣の改善 □その他の生活習慣の改善	個別支援(対面)(　　分) 個別支援(遠隔)(　　分) グループ支援(対面)(　　分) グループ支援(遠隔)(　　分) 電話（　　分) 電子メール等(　1往復)	30	100	
4回目 ■中間 □終了 □実績	△△△ (◇◇◇◇)	(▽▽　▽▽) □医師 □保健師 ■管理栄養士 □その他	2024/7/20	105 cm (0cm減)	98 kg (0kg減)	124 mmHg	86 mmHg	□腹囲・体重の改善 □食習慣の改善 □運動習慣の改善 ■喫煙習慣の改善 □休養習慣の改善 □その他の生活習慣の改善	個別支援(対面)(　　分) 個別支援(遠隔)(　　分) グループ支援(対面)(　　分) グループ支援(遠隔)(　　分) 電話（15分) 電子メール等(　　往復)	30	130	
5回目 □中間 □終了 ■実績	△△△ (◇◇◇◇)	(▽▽　▽▽) □医師 ■保健師 □管理栄養士 □その他	2024/9/23	104 cm (　cm減)	98 kg (0kg減)	132 mmHg	88 mmHg	□腹囲・体重の改善 □食習慣の改善 □運動習慣の改善 □喫煙習慣の改善 □休養習慣の改善 □その他の生活習慣の改善	個別支援(対面)(　45分) 個別支援(遠隔)(　　分) グループ支援(対面)(　　分) グループ支援(遠隔)(　　分) 電話（　　分) 電子メール等(　　往復)	70	200	

14　行動計画の実績評価（アウトカム評価）（腹囲、体重は必須。）

	機関名 (機関番号)	実施者名 (職種)	実施 年月日	腹囲	体重	収縮期 血圧	拡張期 血圧	指導の種類と改善		支援形態	ポイント (合計)
実績評価	△△△ (◇◇◇◇)	（　　　） □医師 ■保健師 □管理栄養士 □その他	2024/9/23	104cm (1cm減)	98kg (0kg減)	132 mmHg	88 mmHg	腹囲・体重の改善	未達成 1cm・1kg・2cm・2kg	個別支援(対面)(45分)	30
								食習慣の改善	未達成・達成・目標なし	個別支援(遠隔)(　分)	
								運動習慣の改善	未達成・達成・目標なし	グループ支援(対面)(　分)	
								喫煙習慣の改善	禁煙未達成・禁煙達成 非喫煙・禁煙目標なし	グループ支援(遠隔)(　分)	
								休養習慣の改善	未達成・達成・目標なし	電話（　　分)	
								その他の生活習慣の改善	未達成・達成・目標なし	電子メール等(　　往復)	
	コメント（任意）										

15　評価合計ポイント（プロセス評価＋アウトカム評価）

プロセス評価		アウトカム評価	合計
初回面接	継続的な支援	実績評価	
0	200	30	230

出所）厚生労働省「標準的な健診・保健指導プログラム（令和6年度版）」第3編第3章　pp.276-277

COLUMN

健康診断の結果に添えられたメッセージの大切さ

先日、私（筆者）の健康診断の結果が届いた。診断結果の冒頭にこんなメッセージが記載されていた。「今やすっかり定着した『生活習慣病』や『メタボリックシンドローム』という言葉。このような病気は、あまり自覚症状がないため、サイレントキラーとも呼ばれています。このような病気にならないために大切なことは何でしょうか？　何歳になっても自分の身体について詳しく知っておくことで、それが健康への切符になるのです」。つまり、このメッセージは１年に１回の健康診断を必ず受診し、その結果（検査数値）を正しく理解して自分自身の体を見つめ直すことが重要であることを私に伝えている。

保健指導の現場では、「標準的な健診・保健指導プログラム」に基づいた「特定健診・特定保健指導」が行われ、早期に生活習慣を見直すサポートが進められている。「病気にならないための理想的な生活習慣を一方的に述べる」のではなく、健診の機会をとらえて自らの健康状態を把握してもらい、生活習慣を振り返りながら何かできることはないか、医師、保健師および管理栄養士と一緒に考え、実現可能で効果が期待できる具体的な方法を見つけ出す。また、改善に向けて具体的な行動目標を自ら設定するように「支援」している。

私の健診結果は、特定保健指導の対象となる黄色マーク（赤のマークは医療機関への受診）の印がLDL-Cに１つあった。普段、何の自覚症状もないことから健診の結果を見ても何の関心もないが、メッセージの一言は、ちょっとポッコリしたお腹に目をとめ「このままではまずいなあ」と思った。

保健指導の質を向上させるには、いつも適切なメッセージを対象者に発信できるように、行動科学の理論・モデルやカウンセリング技法の知識とスキルを高めることが重要である。

実習

糖尿病患者のための栄養教育
―入院栄養食事指導―

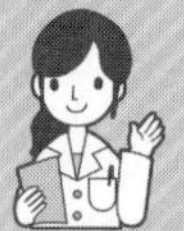

目的

- 糖尿病患者の教育入院の意義について理解し、管理栄養士として教育入院プログラムに沿った栄養食事指導を行うことができる。
- 糖尿病の病態を理解し、個々の患者に応じた栄養食事指導を行うことができる。
- 糖尿病患者に対して、短期的、長期的な治療の目標を理解させることができる。

はじめに

厚生労働省「令和元年国民健康・栄養調査」によれば、日本の糖尿病患者数は増加し続け、糖尿病が強く疑われる人は20歳以上で男性19.7%、女性10.8%である。予備群をあわせると、国民の５人に１人が該当することになる。糖尿病は、わが国が定めている五大疾患（がん、脳卒中、急性心筋梗塞、糖尿病、精神疾患）の１つに位置づけられ、多くの国民にかかわりのある疾患として、特に重点的な対策が必要と判断されている。

加えて、慢性透析患者数も増加し続けている。日本透析医学会によれば、2011（平成23）年末に初めて30万人を超え、2016（平成28）年末には32万9609人となった。その患者数の主要原疾患割合の経年的推移をみると、慢性糸球体腎炎は直線的に減少し、糖尿病性腎症は逆に直線的に増加している。2011年末から糖尿病性腎症が第１位、慢性糸球体腎炎が第２位となり、2020年末では糖尿病性腎症38.5%、慢性糸球体腎炎25.3%であり、糖尿病性腎症が第１位となって以降も横ばいや微増が続いている。一方、新たな透析導入患者の主要原疾患割合の経年的推移も同様で、1998（平成10）年以降、糖尿病性腎症が最も多くなり、2003（平成15）年以降その割合は全体の40%を超えている。そのため、2012（平成24）年度の診療報酬改定の際には「糖尿病透析予防指導管理料」が新設された。これは、在宅で治療を行っている糖尿病性腎症第２期以降の患者に対して、医師、看護師、管理栄養士がチームで透析予防に関する指導管理を行った場合に算定されるもので、早期腎症である現在の糖尿病患者の腎症悪化予防を支援し、新たな透析患者にならないようにすることを目的としている。

糖尿病は、インスリン作用不足によってもたらされた慢性高血糖を主徴とする疾患であり、様々な遺伝素因に種々の環境因子が作用して発症する。その発症、病態は多様であり、また、合併症の発症、進展においても個々の患者ごとに状況が異なるが、すべての糖尿病患者において治療の基本となるのが食事療法である。さらに、スムーズな治療を継続するためには、個々の生活習慣を尊重したオーダーメイドの食事療法が必要とされている。

糖尿病患者の治療目標は、血糖をコントロールできるようにすること、また、将来において合併症の発症、進展を予防し、日常生活の質を維持し、健康寿命を確保することである。そのためには、患者が早期より正しい知識をもち、自発的に治療に取り組んでもらうことが重要であることから、他の疾患とは異なり、教育入院が実施されている。

本実習では、２週間の教育入院の糖尿病患者に対して栄養食事指導を行う。

入院前の学習者（患者）の特性

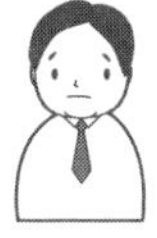

山田Kさんは、職場の健康診断で毎回高血糖を指摘されていたが放置していた。この1～2か月間、何もしていないのに体重が減り、最近は、特に口渇、多飲、多尿で全身の倦怠感が強くなったため受診したところ、Kさんの場合は、血糖値とHbA1cともに糖尿病型であり、糖尿病との診断がなされた（図10－1）。病気に対する意識や知識が低く、医師の勧めにより糖尿病治療のために教育入院となった。

属性 年齢：58歳、性別：男性、家族構成：妻（52歳）、娘2人

身体計測値 身長：170.0 cm、体重：78 kg（1か月前82 kg）、BMI：27.0、IBW：63.6 kg

臨床検査値 血圧：142/88 mmHg、空腹時血糖：220 mg/dL、HbA1c（NGSP）:9.3%、Tch:210 mg/dL、HDL-C：35 mg/dL、LDL-C：130 mg/dL、TG：180 mg/dL、HOMA-R：2.7

プロフィール ▶職業は営業職で接待なども多く、帰宅時間は不定である（早くても20時くらい）。

▶職場の健康診断では毎回高血糖を指摘されていたが、受診はしていなかった。

▶過去には血圧・血糖に関する服薬はなかったが、現在は血糖降下薬〔インスリン分泌促進薬：SU剤（アマリール0.5 mg/日）〕を朝1錠服用している。

▶喫煙の習慣はない。飲酒回数は接待も含めて外で週に1～2回で、ビール、焼酎、日本酒などをたくさん飲む。

▶20歳の頃の体重は69 kgだったが、この10年間で体重が増加して最高で83 kgまでになった。しかし、この1～2か月で体重が減った。

▶食習慣について、朝食は豆乳1杯だけで済ましている。昼食は外食で麺類や中華料理が多い。夕食は外でお酒を飲む時以外はどんなに遅くなっても自宅でビール500 mLを毎日飲みながら食べる。

▶和菓子が好きで、夕方にお腹が減った時には、まんじゅうやどら焼きなどを食べる。

▶運動は、学生の頃に柔道をしていたが、今はまったくしていない。

▶普段の仕事は車で移動することが多く、歩くことはほとんどない。

実習10－1

Kさんの入院時の栄養アセスメント結果から課題を抽出して指示栄養量を設定し、栄養食事指導の計画を作成しよう。

【個人ワーク】

実習手順

STEP 1 ▶Kさんの身体計測や血液検査の結果、プロフィールから栄養アセスメント・栄養診断を行い、課題を抽出する。

STEP 2 ▶Kさんの必要栄養量を設定し、食品交換表の単位量と各食事への配分を検討する。

STEP 3 ▶Kさんの指導目標や指導内容を検討し、入院時の栄養食事指導の計画を作成する。

実習10－1のポイント

1．入院栄養食事指導の内容と教育入院プログラムの目的

①入院栄養食事指導は、管理栄養士が特別食を必要とする患者に対して、医師の栄養食事指導せんに基づき、具体的な献立による指導を30分以上行う。1回の入院中2回まで算定が可能である。また、教育入院プログラムは、患者自身が糖尿病の病態を正しく理解し、適切な食事療法と運動療法を在宅においても実行できるように教育することを目的として、通常1～2週間の予定で行われる。1週間のプログラムの場合は、

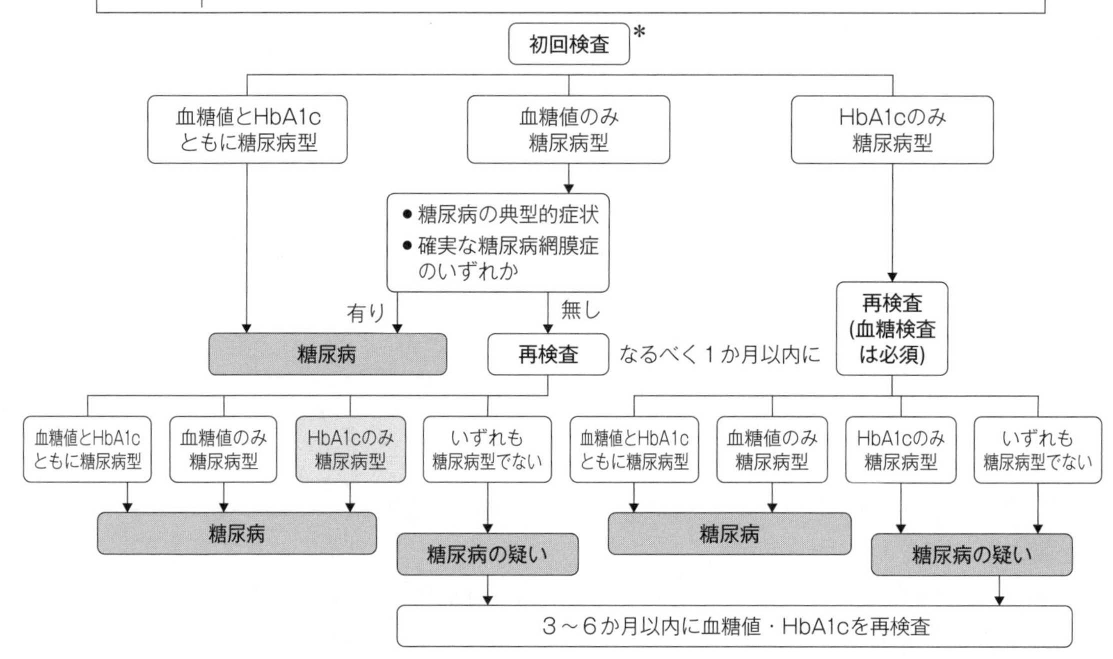

図10－１　糖尿病の臨床診断のフローチャート

注）＊糖尿病が疑われる場合は、血糖値と同時にHbA1cを測定する。同日に血糖値とHbA1cが糖尿病型を示した場合には、初回検査だけで糖尿病と診断する。

出所）日本糖尿病学会糖尿病診断基準に関する調査検討委員会「糖尿病の分類と診断基準に関する委員会報告（国際標準化対応版）」『糖尿病』55巻　2012年　p.494を一部改変
日本糖尿病学会　編・著『糖尿病治療ガイド2022-2023』文光堂　2022年　p.26

栄養食事指導は１回の実施（診療報酬で算定可能な回数）が多い。２週間のプログラムでは、入院時と退院時に１回ずつ合計２回の栄養食事指導を実施することが多い。その場合、入院時に行う初回の栄養食事指導と退院時に行う２回目の栄養食事指導では、目的が異なる。

②管理栄養士は栄養食事指導の計画を立てる際、糖尿病の疑いの段階なのか、糖尿病との確定診断がなされたのかを確認する必要がある（図10－１）。疑いの場合でも、栄養食事指導が指示されることがある。また、疑いの場合には、次回の診察が３～６か月後になるため、栄養食事指導の計画の実施時期について配慮する必要がある。糖尿病との確定診断の場合は、必ず１か月後には診察があるので、同じ日に栄養食事指導を計画すると忘れたり来なかったりするのを予防できる。

③患者は、教育入院中に糖尿病の食事療法（入院時の治療食）を体験すること、血糖コントロールの良好な状態を実際に体感して覚えること、また、低血糖など体調不良の時の対処方法について理解する。

2．栄養アセスメント結果からKさんの状態を把握する

Kさんの栄養アセスメント結果をもとに栄養診断を行う（ワーク10－１）。

ワーク10－１　KさんのPES報告

１～２か月間で体重減少４kg、空腹時血糖220 mg/dL、HbA1c9.3%の根拠に基づき（S）、不規則な食事時間や栄養バランスの乱れや食物栄養関連の知識不足が原因となった（E）、経口摂取量過剰（P）の状態にあると栄養診断する。

①教育入院中に管理栄養士として把握することは、Kさんの同意を得た上で治療方針の説明とKさんとの情報共有、血糖コントロールの実態把握（インスリン日内変動なども含む）、合併症（高血圧や脂質異常症）の有無、内服薬（SU剤）やインスリン（Kさんは経口薬のみ）などの種類と量の調整、家族の状況などである。家族の状況把握とは、家族構成、調理担当、買い物担当、職業、経済状況などである。Kさんとその家族（妻と娘2人）の疾患への関心についても聴き取る。これらは、食事環境を決定する重要な因子である。

②Kさんは、医師からの勧めで教育入院にいたったが、Kさん本人の思いについても確認する。今回の栄養食事指導で入院中の流れや食事療法の実際を、病院での治療食（糖尿食）を通じて体験することなどを説明する。

③入院時の検査結果をKさんと一緒に確認する。HbA1cや空腹時血糖（FBS）の基準値を確認する。さらに、合併症予防のために血圧や血清脂質（Tch、HDL－C、LDL－C、TG）などを測定する必要性についても説明する。

④HOMA－Rの結果から「インスリン抵抗性あり」と判定され、今後の推移に注意するように促す。HOMA－R(homeostatic model analysis ratio：ホーマーアール）とは、インスリン抵抗性の指標で、式1のように早朝空腹時の血中インスリン値と血糖値から求める。判定基準は、日本糖尿病学会によれば「1.6以下でインスリン抵抗性なし」（正常）、「2.5以上でインスリン抵抗性あり」としている。

式1

HOMA－R＝空腹時インスリン値（μU/mL)×空腹時血糖値（mg/dL)÷405

3．Kさんの入院時のエネルギー摂取量および栄養素量の設定

次の点に留意して、Kさんの入院時のエネルギー摂取量と必要栄養素量を算出する（ワーク10－2）。

①エネルギー（指示エネルギー）摂取量は、血糖値、血圧、血清脂質、身長、体重、年齢、性別、合併症の有無、身体活動量などを考慮して決定する（式2）。Kさんの身体活動量は、軽い労作と判定する。また、入院時より血糖降下薬（SU剤）が開始されている。入院して身体活動量の低下が見込まれるが、教育を目的とした2週間の短期入院でもあり、退院後の食事量の目安とするため、退院後を見越したエネルギー設定を入院時から用いる。

式2

エネルギー摂取量＝目標体重（kg）[1]×エネルギー係数（kcal/kg目標体重）[2]

注1）65歳未満 目標体重（kg）＝身長（m）^{2}×22
2）25～30 kcal：軽い労作（大部分が座位の静的活動）
30～35 kcal：普通の労作（座位中心だが通勤・家事、軽い運動を含む）
35 kcal～　：重い労作（力仕事、活発な運動習慣がある）

ワーク10－2　Kさんのエネルギー摂取量および栄養素量の設定（入院時）

	設定の根拠	Kさんの必要量	エネルギー比率
エネルギー	目標体重（kg）×25～30 kcal	1,800 kcal（28 kcal/kg)	
たんぱく質	目標体重（kg）×1.0～1.2 g	70 g（1.1 g/kg)	15.50%
脂質	エネルギーの20～25%	50 g	25.00%
炭水化物	エネルギーの50～60%	267 g	59.50%
ビタミン、ミネラル、その他	食事摂取基準に準ずる	食物繊維の摂取を推奨する	
食塩	高血圧の場合：6g未満	6g未満	

②たんぱく質量は、検査結果からたんぱく質を増減する必要性は見当たらない（式３）。

式３

たんぱく質摂取量＝目標体重（kg）×1.0～1.2（g）

③エネルギー産生栄養素のエネルギー配分は、『糖尿病食事療法のための食品交換表　第７版』によると、「炭水化物（糖質）50～60%、たんぱく質を目標体重（kg）当たり1.0～1.2 g、残りを脂質でとること（25%以下）」とされている（表10－１）。患者それぞれに応じて、最初に指示エネルギーから炭水化物の量を決定し、その後、たんぱく質の量などを調整する必要がある。まずバランスのとれたエネルギーコントロール食を用いて高血糖の改善をめざすため、栄養素については通常の配分でよい。

④エネルギーコントロールによる食事量の減少から起きるビタミン、ミネラルの摂取不足を防ぐために、できるだけ多くの種類の食品を摂取する。食物繊維は、血糖コントロールの改善に有効であり、また、血清脂質（LDL－C、HDL－C、TG）を適正値に改善させる作用も見込めることから摂取を推奨する。

⑤食塩は、過剰に摂取すると高血圧を起こしたり、食欲を増進させることから控えるようにする。高血圧を伴う場合は６g/日未満に制限する。入院中の24時間蓄尿検査から得られた食塩摂取量も指導の際に参考にする。

表10－１　エネルギー産生栄養素のエネルギー配分

炭水化物	エネルギー摂取量の50～60%
脂質	エネルギー摂取量の20～25%
たんぱく質	エネルギー摂取量の15～20%

４．食品交換表による単位量の設定と各食事への単位配分

Ｋさんの各表への１日指示単位を参考例（1,600 kcal、20単位）にしたがって決める（ワーク10－３）。さらに、各食事への単位配分を決める（ワーク10－４）。

入院時に行う初回の栄養食事指導は、糖尿病の食事療法に対して基本的なエネルギーコントロールや食事のとり方について指導する。エネルギーコントロールについては、臨床では日本糖尿病学会による「糖尿病食事療法のための食品交換表」（以下「食品交換表」）を用いて指導することが多い。Ｋさんも食品交換表に基づいて指導する。

食品交換表は、主に含まれる栄養素によって食品を４群６表に分類している（表10－２）。食品

表10－２　糖尿病食品交換表の食品分類表

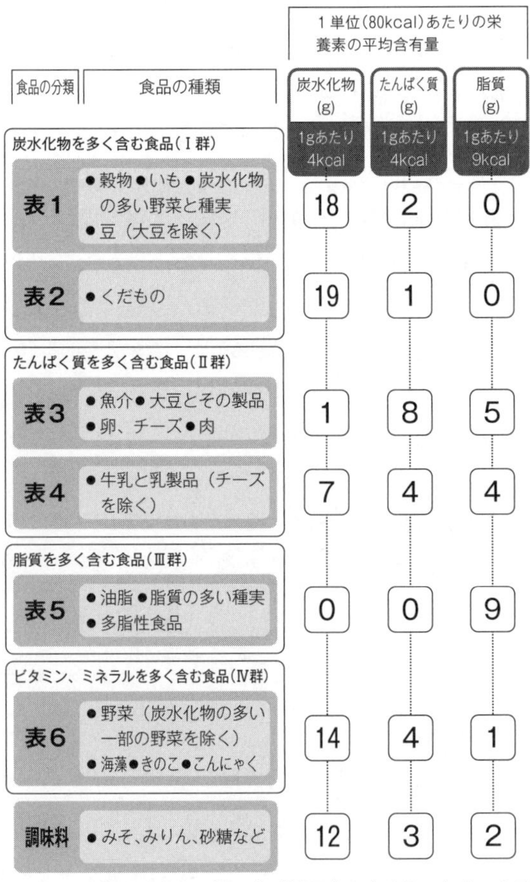

食品の分類	食品の種類	炭水化物(g) 1gあたり4kcal	たんぱく質(g) 1gあたり4kcal	脂質(g) 1gあたり9kcal
		１単位(80kcal)あたりの栄養素の平均含有量		
炭水化物を多く含む食品(Ⅰ群)				
表１	●穀物●いも●炭水化物の多い野菜と種実●豆（大豆を除く）	18	2	0
表２	●くだもの	19	1	0
たんぱく質を多く含む食品(Ⅱ群)				
表３	●魚介●大豆とその製品●卵、チーズ●肉	1	8	5
表４	●牛乳と乳製品（チーズを除く）	7	4	4
脂質を多く含む食品(Ⅲ群)				
表５	●油脂●脂質の多い種実●多脂性食品	0	0	9
ビタミン、ミネラルを多く含む食品(Ⅳ群)				
表６	●野菜（炭水化物の多い一部の野菜を除く）●海藻●きのこ●こんにゃく	14	4	1
調味料	●みそ、みりん、砂糖など	12	3	2

出所）日本糖尿病学会　編・著『糖尿病食事療法のための食品交換表　第７版』日本糖尿病協会·文光堂　2013年　p.13

のエネルギー量80 kcalを１単位と定め、同一表内の食品を単位ごとに交換して摂取できるように作成されている。エネルギー摂取量の単位量は、食品交換表の１単位（＝80 kcal）に合わせて設定する（式４）。

式４

指示単位量＝エネルギー摂取量÷１単位（80 kcal）

例）1,800÷80＝22.5単位

5．Kさんへの栄養食事指導の目標と指導内容の検討の仕方

Kさんの身体計測の結果、血液検査の結果、プロフィールから行動変容ステージを確認し、血糖コントロールの改善に向けた具体的な指導内容を考える（ワーク10－５、10－６）。

ワーク10－３　Kさんの各表への１日指示単位（入院時、炭水化物エネルギー比率60%）

食品の分類		表１	表２	表３	表４	表５	表６	調味料
参考例	1,600 kcal 20単位	10	1	4.5	1.5	1	1.2	0.8
Kさん	1,800 kcal 22.5単位	11.5	1	5	1.5	1.5	1.2	0.8

ワーク10－４　Kさんの各食事への単位配分（入院時、炭水化物エネルギー比率60%）

食品の分類	合計	表１	表２	表３	表４	表５	表６	調味料
１日の指示単位	22.5	11.5	1	5	1.5	1.5	1.2	0.8
朝食	7	3.5	0.4	1.5	0.5	0.5	0.4	0.2
昼食	7.5	4	0.3	1.5	0.5	0.5	0.4	0.3
夕食	8	4	0.3	2	0.5	0.5	0.4	0.3

注１）各食事の合計単位は同じくらいに配分する。
　２）入院中の「表４」（牛乳180 mL）は朝食時に提供するが、適宜２～３回で飲むように指導する。
　３）Kさんの入院中の間食はなし。

ワーク10－５　Kさんの栄養食事指導計画（全体計画）

テーマ		糖尿病の正しい知識を身につけ、治療の基本である食事療法を実際に経験する
ねらい		糖尿病、肥満症、高血圧症、脂質異常症のため、食事療法による自己管理の方法を学び、生活習慣を改善する。
学習者		山田K（準備期）
場所		栄養相談室
期間·頻度·時間		２週間の教育入院中に２回（入院時：45分、退院時：30分）行う。退院後は外来通院でフォローする。
目標	学習目標	●糖尿病について正しい知識を身につける。 ●１日の指示エネルギーと食品交換表を使用した１日の単位数、朝·昼·夕の３食の単位配分を学ぶ。 ●食事療法の基本について、病院で提供される食事を活きた教材として、食事の量や組み合わせ、味つけ、料理法などを自分の１日の単位配分と照らし合わせて、見て、食べて学ぶ。 ●入院中の食事内容を手本にして１日の単位配分を確認し、食品交換表を使って退院後の食事の計画を立てることができる。 ●外食メニューの選び方を学ぶ。

	行動目標	●病院で提供される食事を１日３食決められた時間に残さず食べる。 ●間食はしない。 ●ビールをやめる。 ●夕食を早めに食べる。 ●入院生活で規則正しい生活リズムを身につけ、血糖コントロールの良好な状態を実際に体感して覚える。
	環境目標	●退院後、家庭でも病院での食事をつくれるように家族にも支援してもらう。 ●ヘルシーメニューを提供してくれる飲食店を見つける。 ●昼食にお弁当を持参できるようにする。
	結果目標	在宅で血糖コントロールができ、合併症を予防する。
評価	企画評価	●栄養課題や個人要因・環境要因の評価は適正だったか。 ●優先課題の決定と目標の設定は適正だったか。 ●教育内容、教材（リーフレットや食品交換表）は適正だったか。 ●評価計画の設定は適正だったか。
	経過評価	●企画（計画）通りに教育を実施することはできたか。 ●学習者の習得状況や態度はどうだったか、自己効力感は高まっているか（学習目標の達成度を測る影響評価として重ねて扱ってもよい）。 ⇨糖尿病について理解できたか。 ⇨糖尿病の血糖コントロールの方法について理解できたか。 ⇨患者の意思を優先しながら行動目標を設定し、達成意欲をもつことができたか。
	影響評価	●行動目標は達成されたか（継続的に達成されているか）。 ●学習目標、環境目標は達成されたか。
	結果評価	結果目標は達成されたか。 ⇨在宅で血糖コントロールができるようになったか。

ワーク10－6　**Kさんの栄養食事指導計画（入院時（初回面接）の学習指導案）**

	内容	方法・注意	準備物・配付物
導入 ８分	●あいさつ ●入院時の検査結果の確認 ●生活習慣の確認 ●行動変容ステージの確認	●あいさつをし、自己紹介を行う。 ●ねぎらいと感謝の気持ちで迎える。 ●検査結果から、本人の身体状況を一緒に確認する。 ●生活背景を詳細に聴き取り、関連のある課題を見極める。 ●生活習慣を改善する意欲を把握する。	●職場の健診結果、質問票の結果
展開 34分	●入院中の食事のとり方（食事療法）の基本と注意事項の確認 ●これまでの生活習慣の課題についての理解の促し ●食品交換表の説明と１日の指示単位の設定 ●行動目標の設定	●間食や飲料などのとり方について説明する。 ●糖尿病と現在の生活習慣との関連性を理解し、改善意識を高める。 ●身体活動による消費エネルギー、食生活からの摂取エネルギーについて説明する。 ●身体活動と食生活から１日の指示単位と各食事への単位配分を決定する。 ●入院中の食事の記録法について説明する。 ●Kさんが具体的な行動目標を自己決定できるように支援する。	●糖尿病を理解するためのリーフレット ●食品交換表 ●食事メニュー記録票
まとめ ３分	●継続支援の説明と確認	●今後も継続して支援していく姿勢を伝え、支援方法を確認する。 ●次回、退院前日に面接を行うことを伝える。	

実習10－2

Kさんへの初回（入院時）の栄養食事指導を想定して、ロールプレイを行ってみよう。

【グループワーク】

実習手順

実習５－３（p.57参照）と同様の実習手順で、学習者役を患者のKさんにして進める。

初回（入院時）の栄養食事指導のシナリオの一部（例）

Kさん：　管理栄養士・栄養士：

Kさんですね。はじめまして。Kさんの栄養食事指導の担当になりました管理栄養士の○○です。どうぞ、よろしくお願いいたします。

お願いします。

入院は今回が初めてですね。どのように決められたのですか？

先生から勧められました。自分でもちょっとよくないなと思って入院を決めました。

先生からの勧めもありましたが、最終的にはご自分で判断されたのですね。すばらしいですね。どんなところがご自身では「よくない」と思われたのですか？

前から健康診断のたびに注意されていたのですが、「大したことはないだろう」と思っていたら、急に体がだるくなって、のどがすごく渇くようになってきて……。

なるほど。以前から高血糖の注意は受けていたのですね。急に体がだるく、のどが渇くようになって、他にも最近になって変わったことはありませんか？

トイレも近くなったのですが、それは年のせいかと思っていました。体重が急に減ったことにもびっくりしました。

確かにトイレは年々近くなる人が多いですからね。体重はどのくらい減ったのですか？

１か月で82 kgが78 kgになりました。増えることはあっても減ることはなかったので、これはいつもと違うぞと。

１か月で４kgも減ったのですね。それはちょっといつもと違う感じがしますよね。それで、病院にかかったのですね。

そうです。「糖尿病です」と言われてショックでした。まわりに糖尿病の人はいなかったので。

糖尿病と言われて、どんなところがショックでしたか？

よく知らないのですが、糖尿病は治らないから心配です。

糖尿病のことがよくわからないから心配なんですね。これから糖尿病のことを一緒にいろいろと勉強して心配の種になっていることを減らしていきましょう。まずは入院時の検査結果を一緒にみてみましょう。**（検査結果の表には基準値が記入されている）**前から注意されていたという血糖値をみてみますと、空腹時血糖が220 mg/dLで通常より高いです。

220 mg/dLというのはどれくらい高いんですか？

空腹時血糖は126 mg/dLより少ないのが基準です。

じゃあ、倍くらい高いってことですか。

そうですね。同じように血糖の動きがわかるものに、HbA1cというものがあります。これは測定した時からさかのぼって１～２か月間の血糖値の平均がわかる検査です。基準値が4.6～6.2（NGSP）ですから、かなり上にはみ出していますね。**（単位はあえて省略してわかりやすく説明する）**

9.3はひどいなあ。

ちょうど体重が減って、疲れやすくなった頃の血糖が高かったことがよくわかりますね。

なるほどねぇ。血糖が高いから体重が減ったんですか？　何か不思議です。

その理由は、本来私たちの体は、食事から栄養をとって、その栄養をエネルギーの源として日常使っています。ところが、糖尿病の人の場合、食事をとっても体にうまく取り込めずに行き場のない血糖は利用される前におおむね尿糖として外に排出されてしまいます。しかし、日々、体を動かすにはエネルギーは必要です。不足したエネルギーは、体に蓄えられている脂肪や体たんぱくを燃焼させて補いますので、その分、体重が減るのです。この高血糖状態が続くと血糖コントロールが上手くできなくなります。まずは、血糖コントロールをよくするためにいろいろな検査をして、血糖がなぜ高いのかを調べたり、食事療法を行います。今回の入院はそれが目的です。

わかりました。じゃあ、入院中がんばってみます。

Kさんがやる気になってくれて私も嬉しいです。このインスリンの働きを調べる検査があります。インスリンの働きが足りないのは、インスリンの量が減ってしまう場合と、インスリン抵抗性というインスリン自体の力が落ちてしまう場合があります。HOMA－Rというのは、インスリン抵抗性を示します。

基準が1.6以下とありますが、2.7という数値はどうなんですか？

2.5以上の場合に、インスリン抵抗性あり、つまり、インスリンの力が弱いとなっています。肥満や高血圧があると、抵抗性が出やすいです。

肥満と高血圧もインスリンに関係するんですね。

中性脂肪が高いとか、HDLコレステロールが低くても出やすいと言われています。Kさんはどうですか？

中性脂肪もHDLコレステロールもぎりぎりセーフです。

入院して糖尿病食というものを食べていくと、それらの検査値も変わってくることが多いので一緒にみていきましょう。入院中は食事が病院から出されますから、他のものは食べないようにできますか？

妻や娘からも言われています。

飲み物も砂糖などが入っているものはやめましょう。好きな飲み物は何ですか？

コーヒーやスポーツドリンクをよく飲みます。

コーヒーは無糖のものならOKですが、スポーツドリンクは要注意です。砂糖が意外とたくさん含まれていて、血糖を上げやすいのです。飲み物ならお茶やお水をお勧めします。

入院するまでは、のどが渇くとスポーツドリンクを飲むようにしていたのですが、逆だったんですね。

そうなんです。今気がついてよかったですよ。知らずにスポーツドリンクをお水代わりに飲んでいたら、糖尿病食を食べても何で血糖が上がるのかわからなくなるところでした。

これからはお茶を飲むようにします。

家での食事はどのようにされていますか。

昼食は、仕事で外に出ているので、外食が多いです。

お昼は外食が多いのですね。どんなお店に行くのですか？

早く済ませたいので、麺類や中華料理です。夕食は家で食べるようにしています。

なぜ家で食べるようにしているんですか。

普段、車で移動するので、外ではビールが飲めないからです。

家ではビールをどのくらい飲みますか？　毎日？

毎日500 mLの缶を１本飲みます。

外では飲むことはないですか？

営業なので接待もあり、外で飲むのは週に１～２回くらいです。

そこでもビール？

ビールも焼酎も日本酒も、たくさん飲みます。

たくさんですね。量はわからないくらい……。

そうです。

朝ごはんは、どうですか？

夜は遅くなることが多くてビールを飲みながら食べるので、朝はあまり食べません。豆乳を飲むくらいです。

朝は豆乳１杯のみですね。おやつは食べますか？

どら焼きやまんじゅうを夕方に食べます。

入院中は食事が３回出ます。朝もしっかり食べておやつを控える習慣を勧めていますので、試してみてくださいね。

話は変わりますが、糖尿食というのは、どんな食事だと思いますか？

量が少なくて味が薄いのでしょうか。

糖尿病の食事は、まず第一にエネルギーの量に注意することが多いので、量が少なくなると思われることがあります。今日の食事はどうでしたか？

思ったより量が多かったので少しびっくりしました。
エネルギーの量を調節するということが、食事を減らすということにはならないんですね。エネルギーの低い野菜などがたっぷりあって、量が少なくならないように気をつけてメニューが考えてあります。
野菜ならたくさん食べてもいいんですね。食べちゃいけないのかと思っていました。
実は食べちゃいけないものはなくて、量を減らしたほうがいいもの、たくさん食べたほうがいいものがあるんです。順番に覚えていきましょうね。
大丈夫かな。
一緒に勉強していきましょう。大丈夫です。
やってみます。
まずはKさんに必要なエネルギーの量を計算してみましょう。ところで営業でたくさん歩くことはあるんですか？
ほとんどドアからドアまで車で動きます。
通勤も車ですか？
通勤も車です。
体を動かすことは何か行っていますか？
学生時代に柔道をやっていて運動が嫌いではないけれど、今はまったく何もしていないです。
お休みの日には何を？
疲れて家でゴロゴロしています。
歩くことや体を動かすことについてうかがったのは、Kさんの活動量を知りたかったからです。
活動量って何ですか？
その人がどれだけ生活の中で体を動かしているかということです。例えば、肉体労働をしている人や運動をしているアスリートは、活動量が高い人です。
私は低いほうだな。
逆に体をあんまり動かさず、座ってばかりいるOLさんなどは活動量が少ない人です。立ち仕事が多い場合はその中間で普通の活動量なんですが、Kさんは低いですか？
ほとんど歩かないですから。
わかりました。活動量によって、つまり、体をたくさん動かすかどうかによって必要なエネルギーの量が決まってきます。Kさんの場合には、目標体重当たり25～30 kcalとなっています。
目標体重ってどうやってわかるんですか？
身長から計算します。**（大きめの電卓を見せながら計算する）** Kさんは170 cmですから、計算すると64 kgになります。
少ないんですね。**（患者ができそうなら計算させてみる）**
目標体重を決めるのにはBMIという指標があります。BMIで22というのが基準で、22の人が最も病気にかかりにくいと言われています。ちなみにBMIが25以上では肥満と言われています。KさんのBMIを計算してみましょう。27でしたね。
自分でも確かに肥満だと思っています。
肥満がある場合には、体重を減らしながらのほうが血糖や血圧などのコントロールがしやすいので、目標体重で20～25という計算もあります。
じゃあ、やっぱり活動量が低い人ってことですね。
そうとも言えますね。よく理解されてすばらしい。低めとは言っても座ってばかりとも言えないので、Kさんの場合は25～30 kcalの間をとって28くらいで計算してみましょう。目標体重64 kg掛ける28 kcalで1,800 kcalとなります。
今日の食事は、その1,800 kcalなんですか？
これは１日の量なので、１回の食事は大体その３分の１の量です。毎回の食事そのものがよい見本と思って食べてくださいね。
600 kcalくらいなんですね。
ところで、糖尿病の人向けに「食品交換表」というものがあります。こちらですが、ご存知ですか？
初めてみました。

これから一緒にこの食品交換表を使ってみましょう。

〈中略（食品交換表の説明）〉

入院中は毎回の食事の写真を撮って、あとから見られるようにしてもよいですよ。
写真を撮るのは得意だからすぐにやります。
その時のメニューも書いてあるとさらによくわかります。病院のメニューは食堂に単位計算が貼ってありますので、まずKさんが自分で計算してみたものを食堂で答え合わせしてくださいね。
それはちょっと苦手だな。
わからなければ、私に質問してもいいですし、チャレンジしてみてください。ところで、入院中に外泊すると聞いてますか？
はい。夕方から次の昼まで家に帰っていいと聞きました。
その時には自宅で食べたメニューを書いてきて、見せてほしいのですが？
そりゃ、奥さんに言っておかないと怒られるな。
Kさんもそれまでに食べたものをちゃんと書く練習をしてくださいね。
入院中は暇があるからできそう。
入院中にできるようになっておくことをお勧めします。今日は、私から入院中にやっておくとよいことをいろいろとお話しましたが、Kさんは具体的には何をがんばっていこうと思いますか？
まず、食事の写真を撮る、メニューを書く、重さを量るってところかな。
飲み物はどうですか？
お茶にします。
メニューを記入する用紙をお渡ししますね。外泊の時にも使ってください。足りなくなったらいくらでもお渡しします。わからないことがあれば、いつでも言ってください。外泊のメニューを書いてきたら、必ず見せてくださいね。
がんばります。
あまりがんばり過ぎなくても大丈夫です。私と一緒に、息切れしない程度に長く続けていきましょう。次回の栄養食事指導は退院する前の日に予定しています。質問はいつでもOKです。今、心配なことはありますか？
今のところ大丈夫な気がします。
じゃあ、何かあればいつでも声をかけてください。看護師さんに言っていただいても伝わりますから心配しないでくださいね。それではまた、栄養食事指導じゃなくてもお顔を拝見しに行きますね。
ありがとうございます。

実習10－3

Kさんの退院前の栄養アセスメント結果、外泊時の食事メニューの評価結果から退院前日に行う栄養食事指導を計画し、教材を準備しよう。

【個人ワーク】

実習手順

STEP 1 ▶退院前のKさんの身体計測や血液検査の結果からアセスメントを行い、課題を抽出する。

STEP 2 ▶Kさんの必要栄養量を再設定し、食品交換表の単位量と各食事への配分を再検討する。

STEP 3 ▶Kさんの必要栄養量に合わせた食事計画（食品構成）、献立例を作成する。その際には、外泊時の食事メニューを評価し、改善メニューをつくる。

STEP 4 ▶Kさんの退院時の栄養食事指導の内容を検討し、計画を作成する。

STEP 5 ▶作成した計画で用いる教材を作成する。

実習10－3のポイント

1．退院前の栄養アセスメントの方法

表10－3は、Kさんの退院時の検査値と入院時の検査値との比較である。評価のポイントは、次の通りである。

①Kさんは、入院前には血糖コントロール不良のため、体重減少が起きていた。入院して、血糖コントロールは良好になったため体重減少は治まった。退院後は、血糖コントロールをしながら目標体重に近づけていくための減量を実施していく。

②血圧は、今のところ食事療法のみ（内服なし）で、糖尿病患者の管理目標値までコントロール可能と評価できる。糖尿病性腎症を予防するため、血圧には継続して注意が必要である。

③入院時の空腹時血糖はかなり高かったが正常値まで改善した。今後も合併症予防の目標値130 mg/dL未満を維持するように注意していく。

④HbA1cは過去１～２か月間の血糖コントロールを示す指標であり、２週間の入院期間では、合併症予防の目標値7.0%までは届かなかった。今後、現在の食事療法を継続していけば、１か月程度で十分に達成可能であると評価される。

⑤血清脂質のHDL-C、LDL-C、TG(中性脂肪)も改善され、糖尿病患者の管理目標を満たしている。

⑥HOMA-R（インスリン抵抗性）は、前述の通り「2.5以上でインスリン抵抗性あり」とされており、それにはわずかながら下回り、インスリン抵抗性が入院時より改善した。1.6以下が正常値であり、今後は減量と運動療法も取り入れながら正常値により一層近づけていく。

表10－３　入院時と退院時の検査値の比較

検査項目	入院時	退院時	評価
身長（cm）	170	―	
体重（kg）	78	76	
BMI（kg/m^2）	27	26.3	↑
空腹時血糖（mg/dL）	220	96	
HbA1c（NGSP）（%）	9.3	7.4	↑
HDL-C（mg/dL）	35	44	
LDL-C（mg/dL）	130	120	
TG（mg/dL）	180	130	
HOMA-R	2.7	2.4	↑

2．Kさんの退院時のエネルギー摂取量および栄養素量の設定

①２週間の教育入院後の検査データでは、BMIが26.3、HbA1cが7.4と依然として高値を示しているので、減量、血糖コントロールを目的に入院時エネルギー摂取量および栄養素量と１日の単位配分は同じとした（ワーク10－１、10－２参照）。

②各食事への単位配分は、入院中は朝食、昼食、夕食の３回で食べたが、Kさんの生活パターンを考慮して、間食１回（１～２単位)を加えた配分とする（ワーク10－７）。

ワーク10－７　Kさんの各食事への単位の再配分（退院時、炭水化物エネルギー比率60%）

食品の分類	合計	表１	表２	表３	表４	表５	表６	調味料
１日の指示単位	22.5	11.5	1	5	1.5	1.5	1.2	0.8
朝食	6.6	3.5	0.5	1.5	0	0.5	0.4	0.2
昼食	6.7	4	0	1.5	0	0.5	0.4	0.3
夕食	7.2	4	0	2	0	0.5	0.4	0.3
間食	2	0	0.5	0	1.5	0	0	0

3．Kさんの食事計画（食品構成）と献立の作成

①表１は主食にあたる米飯やパン、麺類などを毎食3.5～４単位とする。菓子パンや油をたくさん使うパスタなどは表５、調味料も含まれることを説明し、できるだけ使用頻度を減らす。玄米や雑穀米、全粒粉入りパンなどは血糖を上げにくいため、朝食や夕食などに取り入れるとよい。

②表２は果物で、一度に食べると血糖が上がりやすいことから、少なくとも２回以上に分けるのがよい。昼の外食ではとりにくいため家から持参し、半分は間食でとるとよい。

③表３はたんぱく質で、主菜となる肉類、魚介類、大豆製品、卵などがある。同じ表３に分類されていても、たんぱく質含有だけで、その他に含まれる栄養素は大きく違うことをよく説明する。それぞれに長所、短所がある。例えば、さばなどは不飽和脂肪酸を多く含有しており推奨したい食品であるが、エネルギーが高いので量には注意する。

④表４の乳製品は、砂糖が含まれていないヨーグルトや牛乳などを推奨する。家から持参して、果物と一緒に間食でとるとよい。

⑤表５は脂質で、サラダ油や揚げ物などはわかりやすいが、ドレッシングやマヨネーズ、肉の脂身の部位なども表５の分類になることに注意する。

⑥表６の野菜は、１日350 g摂取する必要がある。また、食品交換表には、食物繊維を多く含む食品にマークが記載されているので、マークのある野菜から選ぶようにする。夕食などは野菜の副食を食べる機会が多いが、朝食や昼食では摂取が少ないので増やすようにする。

⑦調味料の１日の使用量は、あわせて0.8単位とする。調味料の中には食塩をたくさん含むものや高エネルギーになるものもあるので、使用量は控えめにするとよい。

⑧アルコールにもエネルギーがあることを説明する。さらに、一緒に味つけの濃い副菜を食べ過ぎるので注意を促す。血糖コントロールができるまで、ビールの減量や禁止などの意思を必ず確認する必要がある。

⑨入院中に食べていた糖尿食1,800 kcalの治療食そのものが栄養バランスの整った見本となるので、退院してからの食事の参考とする。

4．外泊時の食事メニューを評価する

Kさんが入院中に行った外泊時の食事メニューを評価する（ワーク10－８）。Kさんの場合は、今までとまったく違う食事内容になっているため、実際にどこまで変更可能なのかを判断する必要がある。営業職であることから、昼食の多くは外食になることを想定して評価する。

5．外泊時メニューを基本とした改善メニューの作成

退院時に行う栄養食事指導に向けて、Kさんが外泊時に作成した食事メニューから改善メニューを作成する（ワーク10－９）。

①Kさんの外泊メニューでは朝食の単位が少ないため、主食を増量し、野菜のおかずと果物を追加した。

②昼食はチャーハンと餃子で食品の数が少ないため、食品の数が多い八宝菜の定食にして付け合わせのおかずも追加した。

③夕食は和食で、表１のおかずを追加して単位を増やした。

④間食の果物は半分にして、表４の飲むヨーグルトをやめて牛乳に変更した。

⑤全体的に食品の数が少ない傾向がみられるので、食品の種類が多いおかずを紹介することとした。

ワーク10－8　Kさんが作成した外泊時の食事メニューと評価および改善方法

献立名		食品名	重量(g)	表1	表2	表3	表4	表5	表6	調味料
朝食（8：30）	ご飯	めし	100	2.0						
	納豆	納豆	40			1.0				
		ねぎ	15						(15 g)	
	味噌汁	豆腐	30			0.3			(30 g)	
		なめこ	30						(30 g)	
		みそ	16							0.4
	味のり	味のり	1						(1 g)	
	小計（単位）			2.0		1.3			0.3	0.4
昼食（12：30）	チャーハン	めし	200	4.0						
		ハム	20			0.3				
		卵	20			0.4				
		たまねぎ	20						(20 g)	
		にんじん	20						(20 g)	
		油	3					0.3		
		しょうゆ	2							0.1
		塩こしょう	少々							
	餃子（冷凍）	餃子	100			2.0			(30 g)	
		油						0.2		
	小計（単位）			4.0		2.7		0.5	0.2	0.1
夕食（20：00）	ご飯	めし	150	3.0						
	お刺身	まぐろ（赤身）	60			1.0				
		きゅうり	20						(20 g)	
		生わかめ	20						(20 g)	
		しその葉	1							
		穂じそ	1							
	煮物	生揚げ	30			0.5				
		大根	40						(40 g)	
		にんじん	10						(10 g)	
		しいたけ	20						(20 g)	
		さやえんどう	5						(5 g)	
		みりん	3							0.1
	なすときのこの炒め物	なす	50						(50 g)	
		エリンギ	20						(20 g)	
		油	3					0.3		
	小計（単位）			3.0		1.5		0.3	0.6	0.1
間食（18：00）	果物	りんご	150		1.0					
	飲むヨーグルト	飲むヨーグルト	180				1.5			
	小計（単位）				1.0		1.5			
合計（単位）			19.5	9.0	1.0	5.5	1.5	0.8	1.1	0.6
目標			22.5	11.5	1.0	5.0	1.5	1.5	1.2	0.8
過不足			-3.0	-2.5	0.0	0.5	0.0	-0.7	-0.1	-0.2

【評価】

- いつもよりは気をつけて食品を増やしている様子がわかる（まずは、そこをほめる）。
- 全体の単位は、入院時よりは改善したが、まだ不足している。
- 餃子や飲むヨーグルトなどの食品分類がまだわかっていない。
- 昼食や間食のあとに血糖が上がっていることが推測される。
- 夕食は今回のようにビールを飲まず、早い時間に食べられれば問題は少ない（普段の夕食はビールが過剰であり、時間が遅く、そのため朝食時に食欲がわかない）。
- 朝や昼に食品の数が少ない。
- 朝・昼・夕の単位にばらつきがある。

【改善方法】

- 病院で出された食事のように、時間と量をできるだけ決めて食べる。
- 野菜のおかずから食べたり、よく噛んでゆっくりと食べるなど食べ方を工夫する。
- 朝食は前もって準備しておける野菜のおかずと主食を増やすとよい。
- 昼食は同じ中華料理でも、定食を選ぶと食品の数も増えるし、バランスもよくなる。
- 夕食はビールをやめる。できるだけ仕事から早く帰るように心がける。
- 夕食が遅くなるため、昼食と夕食の中間で間食をとる。
- 間食は、（甘くない）乳製品と果物にする。

ワーク10－9　Kさんが作成した外泊時の食事メニューの改善

	献立名	食品名	重量(g)	表1	表2	表3	表4	表5	表6	調味料	塩分
朝食	ご飯	めし	180	3.6							
	納豆	納豆	40			1.0					
		ねぎ	15						(15 g)		
		醤油									
	金平ごぼう	ごぼう	30						(30 g)		
		にんじん	5						(5 g)		
		こんにゃく	20						(20 g)		
		油	3					0.3			
		砂糖								0.1	
		醤油									
	味噌汁	なめこ	30						(30 g)		
		豆腐	50			0.5					
		みそ	12							0.3	
	キウィフルーツ	キウィフルーツ	75		0.5						
	小計（単位）			3.6	0.5	1.5	0.0	0.3	0.3	0.4	
昼食	ご飯	めし	150	3.0							
	八宝菜	豚ロース肉	30			0.8					
		えび	30			0.3					
		うずら卵	20			0.4					
		白菜	40						(40 g)		
		にんじん	20						(20 g)		
		たまねぎ	30						(30 g)		
		ピーマン	20						(20 g)		
		油	3					0.3			
		塩									
		胡椒									
		スープ									
		片栗粉	7	0.4							
	大根のそぼろ	大根	60						(60 g)		
		鶏ミンチ	10			0.3					
		砂糖	2								
		醤油									
	春雨のごま和え	春雨	12	0.6							
		ほうれん草	50						(50 g)		
		ごま	3					0.2			
		醤油									
	小計（単位）			4.0		1.8		0.5	0.7	0.0	

	献立名	食品名	重量(g)	表1	表2	表3	表4	表5	表6	調味料	塩分
夕食	ご飯	めし	150	3							
	お刺身	まぐろ(赤身)	60			1.0					
		ひらめ	40			0.5					
		きゅうり	20						(20 g)		
		生わかめ	20						(20 g)		
		しその葉	1								
		穂じそ	1								
		醤油									
		わさび									
	煮物	生揚げ	30			0.5					
		かぶら	40						(40 g)		
		にんじん	10						(10 g)		
		しいたけ	20						(20 g)		
		さやえんどう	5						(5 g)		
		みりん	3							0.1	
		醤油									
	なすときのこの炒め物	なす	50						(50 g)		
		エリンギ	20						(20 g)		
		植物油	3					0.3			
		塩									
		胡椒									
	やまいもの二杯酢	やまいも	70	1							
		ほしのり	0.5						(0.5 g)		
		酢									
		砂糖									
	小計（単位）			4.0		2.0		0.3	0.6	0.1	
間食	牛乳	牛乳	180				1.5				
		りんご	75		0.5						
	小計（単位）				0.5		1.5				
合計（単位）			22.5	11.6	1.0	5.3	1.5	1.0	1.6	0.5	
目標			22.5	11.5	1.0	5.0	1.5	1.5	1.2	0.8	

6．栄養食事指導の内容の再検討の仕方

①退院時に行う栄養食事指導は、入院前と入院中の体調（倦怠感、口渇）の比較、血糖値の動き、糖尿食1,800 kcalの食事と入院前の食事との違い（空腹感、満腹感）などを示しながら、今後の血糖コントロールに向けて、退院後の計画(食事、運動、外来での通院）を立てる（ワーク10－10)。

②Kさんの場合は、入院までは血糖コントロール不良であったが、血糖降下薬の内服開始と、糖尿食1,800 kcalにより、血糖コントロール良好の状態になった。

7．教材の作成

①外食メニューの見本を作成する。Kさんが実際に外食する時にどのように食事を選べばよいのかを判断するための参考資料とするために、表1～6および調味料の単位配分に準拠した中身（材料や量など）がわかる実物に近い料理の写真などを教材として活用する。

②外食で嗜好に合わせて選択するメニューは、エネルギーや栄養バランスの整っていないものが多いことを理解させる。また、和食店、洋食店、中華料理店などの外食店、特にKさんが好む麺類で多くみられるメニューを単品やセットでそのまま載せ、それぞれの長所や短所を説明し、組み合わせ方を考える教材とする。

ワーク10−10　退院時（２回目の面接）の学習指導案

	内容	方法・注意	準備物・配付物
導入 ５分	●あいさつ ●退院前日の検査結果と行動目標の達成度の確認 ●変化の実感の確認 ●行動変容ステージの確認	●退院を前に、これまでの教育入院のねぎらいと感謝の気持ちで迎える。 ●検査結果から、教育入院中の変化を患者本人と一緒に確認する。 ●教育入院によってこれまでの生活習慣の課題にＫさんが自ら気づくように支援する。 ●生活習慣を改善する意欲を把握する。	●検査結果 ●入院中の食事メニュー記録票
展開 20分	●退院後の１日の指示単位の確認 ●外泊時の食事メニューの評価結果と改善課題の特定 ●退院後の食事療法の継続に向けた取り組みや工夫の確認 ●退院後の行動目標の設定	●退院後のＫさんの日常生活に合わせて１日の指示単位と各食事への単位配分を再確認する。 ●外泊時の食事メニューを評価し、改善メニューを提示しながら、食生活の課題を特定する。 ●外食する時のメニューの選び方について説明する。 ●退院後も食事療法を継続し、運動や外来通院をしながら血糖をコントロールするための行動目標をＫさんが自己決定できるように支援する。	●食品交換表 ●外泊時の食事メニュー記録票とその改善メニュー ●外食メニューの選び方の見本
まとめ ５分	●継続支援の説明と確認	●退院後も通院時に継続して支援していく姿勢を伝える。 ●次回面接日の予約をする。	●食事メニュー記録票

実習10−４

Ｋさんへの退院時の栄養食事指導を想定して、ロールプレイを行ってみよう。

【グループワーク】

実習手順

実習10−２（p.115参照）と同様に進める。

● ２回目（退院時）の栄養食事指導のシナリオの一部（例）　Ｋさん：　管理栄養士・栄養士：

Ｋさん、いよいよ退院が近づいてきましたね。おめでとうございます。体調は、いかがですか？
本当にお世話になりました。すっかり疲れもなくなって、口が渇くこともなくなりました。
すばらしい！　血糖値がうまくコントロールできているからですね。
入院して、体調が本当に楽になりました。
（検査結果一覧を見ながら）いろいろな検査がありましたね。ちょっとみてみましょう。
体重があまり減らなかったです。
入院前は病気でしたので急激に体重が減りましたが、本来、体重はゆっくりとしか減らさないんですよ。
体重が減ることは何でもよいことかと思っていました。
今は、血糖が高くて体重が減ってしまうという状況からは抜け出しましたね。今後は、体重を適正にするために減量をしていきましょう。
ダイエットってことですね。妻や娘からも言われています。
血圧はどうですか？
看護師さんからも「ずいぶん下がったね」と言われました。
今のところはよいですが、Ｋさんのように糖尿病がある人は、血圧に要注意なんです。
先生からも合併症の説明は聞きました。怖いです。
糖尿病性腎症という合併症になる可能性があるからです。でも、血糖がちゃんとコントロールできていれば、合併症は予防できるんです。血糖はどうですか？
毎回計っています。たまに高い時がありますが、高くて大体130 mg/dLくらいです。

入院した時は空腹時で220 mg/dLだったのがうそみたいですね。HbA1cも下がってきましたね。
もうちょっと下げたいです。
HbA1cは過去1～2か月間の血糖がわかるので、入院してから2週間ですから、これからもっと下がるでしょう。継続できればですが……。
もちろん続けますよ。
血清脂質はどうでしょうか？　LDL-C、HDL-C、中性脂肪ですけど……。
ちょっと下がってます。HDL-Cっていうのだけ上がっていますが。
HDL-Cは善玉コレステロールなので、上がっていることはいいことなんです。
安心しました。
HOMA-Rはインスリン抵抗性という、インスリンの働きにくさを示す値ですが、下がっていますね。
下がっていいんですか？
2.5以上で「インスリン抵抗性あり」、つまり、インスリンの働きが落ちているということです。その値が下がったということは、インスリンの働きもよくなったということですね。入院して2週間ですが、見違えるほど元気になられましたね。
実際に疲れがないです。
お仕事をお休みしているので、ストレスから解放されているからかもしれませんね。
確かに気が楽ですから。
これからは合併症には気をつけたいですね。先ほどのHbA1cで合併症予防のための目標値は7.0以下です。
もうちょっとだなー。がんばります。
せっかくお仕事を休んで教育入院されたんですから、続けていきたいですよね？
はい。
入院中は、しっかりできましたけど、退院してからも自分でやれそうですか？
先生にも退院してからが大事と言われていますので、気をつけます。
その通りです。**（食品交換表を見せながら）**退院した後は、以前と変えようと思ってることはありますか？
たくさんあります。朝食をちゃんと食べる、お昼にはお弁当をもって行く、おやつに果物を食べるとか……。
すごいですね。朝食をしっかりと食べてお仕事がんばってください。お昼のお弁当については、奥様の協力が必要になりますけど大丈夫ですか？**（朝食についても説明が必要だが、今回は特に昼食をメインに話す）**
たぶん……、大丈夫。
今日はお仕事でこちらに来られなかったですけど、次回の外来でお会いする時には、一緒にいらしてくださいね。入院中に何度かお話はしましたけど……。
栄養士さんの話をまた聞きたいと言っていたから一緒に来ます。
おやつ（間食）も果物とか、牛乳がお勧めですけど、仕事場には冷蔵庫はありますか？
ありますよ。
それなら大丈夫ですね。お昼はお弁当だったらお弁当箱の大きさがどのくらいか、奥様と一緒に来られる時にもってきてもらえれば確認できます。
連絡しておきます。
大体の目安ですが、500 mLのお弁当箱なら500 kcalのお弁当になります。650～750 mLくらいの大きさならちょうどよいサイズですね。
650～750 mLですね。メモします。
意外とお弁当箱が大きいのでびっくりするかもしれませんね。ところで、お弁当が毎日だったらいいですけど、営業で外回りの時は難しくないですか？
確かに車に置いておくと腐ってしまうかも……。
そういう時はやっぱり外食ですか？　どんなお店に行きますか？
和食がいいのかな。

（和食屋の外食メニューを見せながら）和食もいいですね。でも、天ぷらやお寿司はエネルギーが高くて、野菜も少ない店が意外と多いんです。

へぇー、そうなの。

一品ずつおかずを選べるお店があればお勧めなんですけど……。

あちこちで見かけます。

そういうお店にも行ってもらうといいですね。たくさんのおかずを組み合わせて食べられます。**（中華料理屋の外食メニューを見せながら）**中華料理は食べ方次第で「表６」の野菜の種類も量も、たくさんとれて意外と穴場です。

それもびっくりですね。

ラーメンとチャーハンだけだと「表１」ばっかりで「表６」が少ないですよね。

いつも食べていました。

どれがいいと思いますか？

レバニラ炒め定食とか、酢豚定食とか……。

どちらも「表３」と「表６」がしっかりとれますし、食品の数も多くてバランスがいいです。

油はあってもいいの？

「表５」は何単位までよかったのでしたか？

「表５」は……、1.5？

そうです。それは１日の単位だから「今日は外回りでお昼は外食」っていう日には、夕食をあっさり油少なめにすればOKです。入院中にも炒め物とか出てきましたよね？

ありましたね。

入院中に撮られた食事の写真をよく見て、お店のほうの量が多かったら少し残すとか、夕食を少なくするとか、いろいろなやり方があります。

うーん、残せるかな～？　うどん屋はどうなんですか？

（麺類の外食メニューを見せながら）うどんとか麺類はどうしても「表１」ばかりになりますね。「表３」があるメニューは？

月見とか、味噌煮込みとか……。

「表６」はどうですか？

サラダうどんなんていうのもあるんですね。

最近はヘルシーメニューが増えていますね。

ヘルシーかぁ。

でも、ヘルシーばっかりだと「表３」が足らないですね？

どうすればいいですか？

豆腐とかのセットがあれば、それを選んでもいいです。でも、たいていのお店はご飯とのセットが多いと思います。

定食ならいい？

ご飯の分類は何でしたか？

「表１」……、難しいなぁ。うどん屋はあまり行かないほうがいいのかなぁ。

そのお店で無理なら、帰りにコンビニエンスストアで豆乳を買うとか、夕食で調整するのもOKです。

あとはよく行くお店のメニューを写真で撮ってきてもらって外来で相談しましょう。

それはすぐにできそうです。

先ほどお弁当箱の大きさの話をしましたが、Kさんが１日に食べる単位数はどれだけですか？

（不安そうに）22.5単位だったか……。

正解です。

<中略（外泊時の食事メニューの評価結果と改善メニューの説明）>

Kさんは入院してる時と普段仕事している時とは、体を動かす量が違うと思いますか？

確かに病院ではあまり動きませんでした。でも、普段もあまり歩いたりしないのでそんなに違わないかも……。

あまり違わないかもしれませんね。でも自分が思っているより、体を動かしているかもしれませんね。入院していて、今ちょうど血糖がうまくいっているので、退院したら逆に少し下がりすぎることがあるかもしれません。

下がりすぎる？

低血糖と言います。

低血糖の説明は聞きましたよ。

血糖値次第では、今後、薬や食事の量を調整するかもしれません。退院する人にはみなさんにお話していますが、頑張ろうという気持が強すぎて食事を減らしすぎると、低血糖が起こりやすいのです。でも今は、薬も食事もKさんにちょうどよく調整されています。Kさんは活動量がそれほど多くないので、退院してからもこのままの量でとりあえずの様子を見ながら継続していきます。

じゃあ、低血糖にならないためには？

外泊時のメニューと糖尿食の写真や入院中に書いてもらったメニューを参考にしてください。減らしすぎには要注意です。例えば、「表１」の主食がご飯だったら150～200 gくらいです。今のところは22.5単位を続けていきます。その食事を続けるために、Kさんは何に気をつけていきますか？　先ほどは朝ごはんを食べるとか、お昼を弁当にするというお話でしたね。夕食はどうしますか？

夕食の時は、いつもビールを飲んでいました。ビールはどうですか？

ビールは食品交換表に載っていますか？　どこにありますか？

「し好食品」のところです。じゃあ、やっぱり飲まないほうがいいんですよね。

なぜ飲まないほうがいいのですか？22.5単位の中にはアルコール飲料が確か含まれていなかったですよね。確かにたくさん飲むのはお勧めできません。入院中はビールを飲んでいなくても大丈夫でしたか？

ぜんぜん平気でした。せっかくの機会だからやめておこうかな？

いい機会ではありますね。ビールをまったく飲んではいけないということはないです。でも、毎日飲むのはやめておくということですね？

そうします。

すごくすばらしい目標ですね。その他には何かありますか？

何があるかな……。

食事の時間は、入院中と違いましたか？

夕食が遅いよね……。

仕事は早めに帰ったりすることは難しいですか？

意識すれば、少しは早く帰れるかもしれません。

夕食を早くいただくと、朝も食欲がわくかもしれませんね。

確かに入院中は朝から食欲があったから、夕食を早めにとるといい気がします。あとは……、何にするかな？

Kさんの目標は、今のところ、ビールをやめること、夕食を早めに食べることの２つです。最初から張り切ると息切れがしちゃうので、まずは２つでいいと思いますよ。

そうですね。

糖尿病の治療で一番大切なのは、Kさんにまず病気についてしっかり知ってもらうことです。これまでのお話で糖尿病について理解できましたか？

前よりは少しわかった気がします。入院するまでは怖かったけど……。

よく知らないから、怖かったんですよね？

あまり怖くないことがわかりました。

それから、今だけたくさん頑張るより、ちょっと息を抜きながらでもずっと続けてコントロールしていこうというスタンスが重要です。退院してからが本当のスタートですね。心配なことはありませんか？

退院してみないとよくわからないです。

それでは、次回外来でお目にかかった時にお話しましょう。これからは、退院して最初の月だけ２回、それ以降は月に１回お目にかかります。変わったことや困ったことがあったら、遠慮なくすぐに連絡してくださいね。

わかりました。その時には、すぐに連絡します。
また、元気でお会いできるのを楽しみにしています。今日はありがとうございました。
ありがとうございました。

COLUMN

糖尿病の食事療法のあり方

日本の糖尿病治療では、エネルギーコントロールを主体とした食事療法が行われてきた。最近、血糖管理の観点から「カーボカウンティング（炭水化物管理食）」と呼ばれる食事療法が注目されている。特に1型糖尿病が多い欧米では、カーボカウンティングを用いた食事療法の効果が実証されている。一方、日本では2型糖尿病が多く、摂取エネルギーを主にコントロールする目的で「食品交換表」が用いられてきた。従来から「食品交換表」についても、「正しいエネルギーコントロールができない」などの様々な問題も指摘されていた。しかし、現在のところ糖尿病治療を実施している医療機関においては、「食品交換表」を使った指導がなされている場合が多い。カーボカウンティングのみでは、日本の糖尿病患者にとって問題とされている脂質摂取量のコントロールが不十分であるということもあり、それぞれのメリット、デメリットについてよく理解することが必要である。

食後の高血糖の原因は、炭水化物によるものが90%と考えられている。したがって、炭水化物の摂取量をコントロールすることは、食後高血糖の改善に有効である。現在まで、特にインスリン療法では、インスリンの量が決められている中での血糖コントロールを行ってきた。カーボカウンティングの概念は、摂取する炭水化物の量に合わせて、患者自身でインスリンを増減するというものであり、まったく逆の方向からの発想である。

「コントロール＝制限」と考えられ、糖尿病の食事療法とはエネルギー制限であるとして、まるで制限すればするほど効果が上がるように誤解されていることもある。さらにダイエット方法にも、極端な炭水化物制限を行う方法や特定の食品だけがダイエットに効果があるなどと誤った情報が氾濫している。極端な制限を行う食事や特定の食品だけを食べるような食事は、健康も損なう可能性があるということを管理栄養士・栄養士は正しく伝えていく責務がある。

食事療法は、患者の理解度や環境などに応じてそれぞれの方法を使い分けることが、糖尿病患者のメリットにつながる。

11 慢性腎臓病患者のための栄養教育
—外来栄養食事指導—

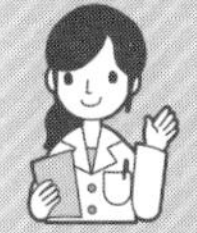

目的

- 慢性腎臓病の病態を理解し、患者のCKD重症度（ステージ）分類と血液検査値などから栄養状態の評価を行い、ステージごとに異なる栄養治療目標を正しく設定できる知識・技術を習得する。
- 残存腎機能の維持、透析療法導入の遅延をめざすため、患者自身の生活・食事改善、食事療法の実践度をアップさせ、長期継続させるために必要な知識・技術などを支援する指導力を身につける。

はじめに

2017（平成29）年12月31日現在、日本透析医学会「わが国の慢性透析療法の現況」によれば、日本の慢性透析患者数は2017（平成29）年に33万人を超え、年々増加する傾向にある。また、蛋白尿の存在や糸球体濾過量（Glomerular Filtration Rate：GFR）が60 mL/分/1.73 m^2未満の状態から慢性腎臓病（Chronic Kidney Disease：CKD）と診断される患者数は、2005（平成17）年には成人人口の12.9%にあたる1,330万人と推計され、糖尿病に匹敵する国民病の１つである。

CKDの重症度は、2012（平成24）年から原疾患、糸球体濾過量（GFR）、尿アルブミン値で区分されるように改正された。CKDを治療するうえで肥満の解消、禁煙といった生活習慣の改善などは、重症度分類（ステージ）すべてにおいて共通であるが、食事療法は画一的ではなく、血液検査値などからステージを正しく判断するとともに緊急性のある問題点に留意し、ステージに応じた適切な食事指導を行わなくてはならない。

患者のセルフケア行動を促進するためには、初回栄養指導時に患者の行動変容ステージモデルによるステージ（以下「行動変容ステージ」）を的確に判断し、指導を開始しなければならない。CKD患者の食事療法は、コントロールすべき病態・食事因子が複数あり、初回栄養指導時において、血圧管理では準備期や実行期にありながら、たんぱく質コントロールでは、無関心期、関心期などに位置するような患者も多い。また、CKDと診断された患者は、透析療法などに対する漠然とした不安などから悲嘆反応を示す（ことの重大さを知って苦しい心情からいろいろな反応を示す）患者も多く、心理的な援助も重要なポイントである。

本実習では、外来CKD患者を想定し、CKDの栄養食事指導を行う。なお、新規透析導入の原疾患の第１位は糖尿病性腎症であり、CKD患者の食事指導を考えるうえで糖尿病の食事コントロール、血糖管理は非常に重要なポイントとなるが、本実習では、糖尿病の既往のない患者、またはあっても体重管理・血糖コントロールが十分に実践できているものとして進める。

学習者（患者）の特性

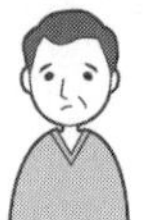

加藤Mさんは、数年前より社内健康診断で蛋白尿、高血圧を指摘されたが、自覚症状がないことから放置していた。風邪でかかりつけ医を受診した際、腎機能の低下を指摘され、精査のために大学病院を紹介されて受診となった。医師より次回の外来再診時に合わせて、栄養食事指導を勧められ、今回の受講となった。検査結果を次に示す。

属性 年齢：58歳、性別：男性、家族構成：妻58歳（息子２人は独立）

身体計測値 身長：172 cm、体重：71 kg、BMI：24.0

プロフィール（問診結果より）

▶職業は事務職で、残業は週に３日５時間である。

▶高血圧症でARB薬*を服用している。最近疲れやすさを実感している。

▶喫煙は１日５本で、お酒は機会飲酒である。

▶体重は20歳の時（65 kg）と比較して６kg増加している。

▶通勤時は車のため、歩くことは少ない。歩く速さは普通である。

▶昼食は社員食堂を利用する。定食、麺類が多く、食べる速さは普通である。

▶生野菜や果物を比較的注意してとるようにしている。

▶間食として、たまに和菓子を食べることもある。

臨床検査

検査項目	単位	基準値	検査日	
			○年1月10日	○年2月8日
血圧	mmHg		145/82	150/79
TP	g/dL	6.7～8.3	6.4	6.6
ALB	g/dL	4.0～5.0	3.3	3.5
GLU・	mg/dL	70～109	101	116
HbA1c(NGSP)	%	4.6～6.2	6.1	6.2
TG	mg/dL	30～149	92	115
HDL-C	mg/dL	40～96	38	36
LDL-C	mg/dL	140未満	120	123
Cr	mg/dL	0.60～1.10	1.68	1.42
eGFR	mL/min/1.73㎡		34	41
UN	mg/dL	8.0～22.0	42	38
UA	mg/dL	3.6～7.0	8.6	8.4
Na	mEq/L	138～146	140	142
Cl	mEq/L	99～109	102	106
K	mEq/L	3.6～4.9	4.9	5.1
P	mg/dL	2.5～4.7	3.8	3.5
尿糖	—	(－)	(－)	(－)
尿蛋白	—	(－)	(2＋)	(2＋)
尿TP/日	g/日			0.38
尿UN/日	g/日			11.2
尿Cr/日	g/日			2.179
尿UA/日	g/日			0.57
尿Na/日	mEq/日			277
蓄尿UN	g/L			6.6
蓄尿Cr	g/L			1.282
蓄尿Na	mEq/L			163
尿量	mL			1700

注）＊ARB薬（アンジオテンシンⅡ受容体拮抗薬）：アンジオテンシンⅡ受容体拮抗薬は、昇圧物質アンジオテンシンⅡ（以下「AⅡ」と略す）と拮抗し、AⅡがAⅡ受容体に結合することをブロックすることにより血圧の降下作用を示す薬物である。

> **実習11－1**
>
> MさんのCKDステージを正しく判断し、目標栄養量を設定しよう。
>
> 【個人ワーク】

実習手順

STEP❶▶Mさんのプロフィールと血液検査結果からeGFR値の推算とCKDステージ分類を行う。

STEP❷▶血液検査値から浮腫、低栄養などの栄養状態の変化、血清カリウム値など緊急性のある問題点の有無を確認し、疑わしい場合は即座に主治医に確認する。

STEP❸▶蓄尿検査結果があれば、食塩摂取量、たんぱく質摂取量の評価を行う。

STEP❹▶初回指導時に、行動変容ステージ、CKDの病態の理解度および現在までの食事療養上の問題点、たんぱく質・食塩摂取量の推定などを目的とした問診を行う。

STEP❺▶血液検査結果、食生活状況の問診結果を評価し、栄養指導項目の優先度を判定、栄養診断を行う。

STEP❻▶MさんのCKDステージ、リスク要因を判断した栄養治療目標を作成する。さらに、Mさんのプロフィールと栄養治療目標から、Mさんの目標栄養量を設定する。

実習11－1のポイント

1．eGFR値の推算とCKDステージ分類

●CKD（慢性腎臓病）とは、「腎臓の障害（蛋白尿など）、もしくはGFR（糸球体濾過量）60 mL/分/1.73 m^2未満の腎機能低下が３か月以上持続するもの」と定義されている。CKDステージ分類・リスク判定は、患者の血液検査結果および原疾患と蛋白尿の程度に応じて階層化されるので、腎機能の評価指標に使用される血液・尿検査項目とその正常値を理解しておく（表11－1）。

表11－1　CKDの重症度分類

<table>
<tr><th colspan="2">原疾患</th><th colspan="2">蛋白尿区分</th><th>A1</th><th>A2</th><th>A3</th></tr>
<tr><td colspan="2" rowspan="2">糖尿病</td><td colspan="2" rowspan="2">尿アルブミン定量
(mg/日)
尿アルブミン/Cr比
(mg/gCr)</td><td>正常</td><td>微量アルブミン尿</td><td>顕性アルブミン尿</td></tr>
<tr><td>30未満</td><td>30～299</td><td>300以上</td></tr>
<tr><td colspan="2" rowspan="2">高血圧
腎炎
多発性嚢胞腎
移植腎
不明
その他</td><td colspan="2" rowspan="2">尿蛋白定量
(g/日)
尿蛋白/Cr比
(g/gCr)</td><td>正常</td><td>軽度蛋白尿</td><td>高度蛋白尿</td></tr>
<tr><td>0.15未満</td><td>0.15～0.49</td><td>0.50以上</td></tr>
<tr><td rowspan="6">GFR区分
(mL/分/
1.73 m²)</td><td>G1</td><td>正常または高値</td><td>≧90</td><td></td><td></td><td></td></tr>
<tr><td>G2</td><td>正常または軽度低下</td><td>60～89</td><td></td><td></td><td></td></tr>
<tr><td>G3a</td><td>軽度～中等度低下</td><td>45～59</td><td></td><td></td><td></td></tr>
<tr><td>G3b</td><td>中等度～高度低下</td><td>30～44</td><td></td><td></td><td></td></tr>
<tr><td>G4</td><td>高度低下</td><td>15～29</td><td></td><td></td><td></td></tr>
<tr><td>G5</td><td>末期腎不全(ESKD)</td><td><15</td><td></td><td></td><td></td></tr>
</table>

注）重症度は原疾患・GFR区分・蛋白尿区分を合わせたステージにより評価する。CKDの重症度は死亡、末期腎不全、心血管死亡発症のリスクを■のステージを基準に、■、■、■の順にステージが上昇するほどリスクは上昇する。

（KDIGO CKD guideline 2012を日本人用に改変）

出所）日本腎臓学会編『CKD診療ガイド2012』東京医学社　p.3

●腎機能は、推算糸球体濾過量（estimate Gomerular Filtration Rat：eGFR）を血清クレアチニン値（Cr）に基づいて式１により算出し（eGFRcreat）、G１～G５に区分して評価する（ワーク11－１）。なお、表11－２は、eGFR年齢別早見表（男性用）である。

式１　推算GFR（eGFR）の推定式

【男性】eGFRcreat（mL/分/1.73 m^2）
$=194\times Cr^{-1.094}\times$ 年齢$^{-0.287}$
【女性】eGFRcreat（mL/分/1.73 m^2）
$=194\times Cr^{-1.094}\times$ 年齢$^{-0.287}\times 0.739$

出所）日本腎臓学会編『CKD診療ガイド2012』東京医学社　p.viii

●チーム医療を担う一員として、血清カリウム値や浮腫の有無、栄養状態など管理栄養士の視点から気づくことのできるリスク項目に注意を払い、医師と情報を共有する。

ワーク11－１　Mさんの腎機能評価とCKDステージ分類

【Mさんの場合】性別：男性、Cr：1.68 mg/dL、年齢：58歳
eGFRcreat$=194\times 1.68^{-1.094}\times 58^{-0.287}=34$ mL/分/1.73 m^2

検査日	○年１月10日	○年２月８日
eGFRcreatによる腎機能評価	34	41
CKDステージ分類	G３b	G３b

表11－２　eGFR年齢別早見表（男性用）

凡例：G１+２　G３a　G３b　G４　G５

血清Cr (mg/dL)	年齢													
	20	25	30	35	40	45	50	55	60	65	70	75	80	85
0.60	143.6	134.7	127.8	122.3	117.7	113.8	110.4	107.4	104.8	102.4	100.2	98.3	96.5	94.8
0.70	121.3	113.8	108	103.3	99.4	96.1	93.3	90.7	88.5	86.5	84.7	83.0	81.5	80.1
0.80	104.8	98.3	93.3	89.3	85.9	83.1	80.6	78.4	76.5	74.7	73.2	71.7	70.4	69.2
0.90	92.1	86.4	82.0	78.5	75.5	73.0	70.8	68.9	67.2	65.7	64.3	63.1	61.9	60.8
1.00	82.1	77.0	73.1	69.9	67.3	65.1	63.1	61.4	59.9	58.5	57.3	56.2	55.2	54.2
1.10	74.0	69.4	65.9	63.0	60.6	58.6	56.9	55.3	54.0	52.7	51.6	50.6	49.7	48.8
1.20	67.3	63.1	59.9	57.3	55.1	53.3	51.7	50.3	49.1	48.0	46.9	46.0	45.2	44.4
1.30	61.6	57.8	54.9	52.5	50.5	48.8	47.4	46.1	45.0	43.9	43.0	42.2	41.4	40.7
1.40	56.8	53.3	50.6	48.4	46.6	45.0	43.7	42.5	41.5	40.5	39.7	38.9	38.2	37.5
1.50	52.7	49.4	46.9	44.9	43.2	41.8	40.5	39.4	38.4	37.6	36.8	36.1	35.4	34.8
1.60	49.1	46.1	43.7	41.8	40.2	38.9	37.7	36.7	35.8	35.0	34.3	33.6	33.0	32.4
1.70	46.0	43.1	40.9	39.1	37.7	36.4	35.3	34.4	33.5	32.8	32.1	31.4	30.9	30.3
1.80	43.2	40.5	38.4	36.8	35.4	34.2	33.2	32.3	31.5	30.8	30.1	29.5	29.0	28.5
1.90	40.7	38.2	36.2	34.6	33.3	32.2	31.3	30.4	29.7	29.0	28.4	27.8	27.3	26.9
2.00	38.5	36.1	34.2	32.8	31.5	30.5	29.6	28.8	28.1	27.4	26.8	26.3	25.8	25.4
2.10	36.5	34.2	32.5	31.1	29.9	28.9	28.0	27.3	26.6	26.0	25.5	25.0	24.5	24.1
2.20	34.7	32.5	30.9	29.5	28.4	27.5	26.6	25.9	25.3	24.7	24.2	23.7	23.3	22.9
2.30	33.0	31.0	29.4	28.1	27.1	26.2	25.4	24.7	24.1	23.5	23.0	22.6	22.2	21.8
2.40	31.5	29.6	28.0	26.8	25.8	25.0	24.2	23.6	23.0	22.5	22.0	21.6	21.2	20.8
2.50	30.1	28.3	26.8	25.7	24.7	23.9	23.2	22.5	22.0	21.5	21.0	20.6	20.2	19.9
2.60	28.9	27.1	25.7	24.6	23.7	22.9	22.2	21.6	21.1	20.6	20.2	19.8	19.4	19.1
2.70	27.7	26.0	24.7	23.6	22.7	21.9	21.3	20.7	20.2	19.8	19.3	19.0	18.6	18.3
2.80	26.6	25.0	23.7	22.7	21.8	21.1	20.5	19.9	19.4	19.0	18.6	18.2	17.9	17.6
2.90	25.6	24.0	22.8	21.8	21.0	20.3	19.7	19.2	18.7	18.3	17.9	17.5	17.2	16.9
3.00	24.7	23.2	22.0	21.0	20.2	19.6	19.0	18.5	18.0	17.6	17.2	16.9	16.6	16.3
3.10	23.8	22.3	21.2	20.3	19.5	18.9	18.3	17.8	17.4	17.0	16.6	16.3	16.0	15.7
3.20	23.0	21.6	20.5	19.6	18.9	18.2	17.7	17.2	16.8	16.4	16.1	15.7	15.5	15.2
3.30	22.2	20.9	19.8	18.9	18.2	17.6	17.1	16.6	16.2	15.9	15.5	15.2	14.9	14.7
3.40	21.5	20.2	19.2	18.3	17.6	17.1	16.5	16.1	15.7	15.3	15.0	14.7	14.5	14.2
3.50	20.9	19.6	18.6	17.8	17.1	16.5	16.0	15.6	15.2	14.9	14.6	14.3	14.0	13.8
3.60	20.2	19.0	18.0	17.2	16.6	16.0	15.5	15.1	14.8	14.4	14.1	13.8	13.6	13.3
3.70	19.6	18.4	17.5	16.7	16.1	15.5	15.1	14.7	14.3	14.0	13.7	13.4	13.2	13.0
3.80	19.1	17.9	17.0	16.2	15.6	15.1	14.7	14.3	13.9	13.6	13.3	13.0	12.8	12.6
3.90	18.5	17.4	16.5	15.8	15.2	14.7	14.2	13.9	13.5	13.2	12.9	12.7	12.4	12.2
4.00	18.0	16.9	16.0	15.3	14.8	14.3	13.9	13.5	13.1	12.8	12.6	12.3	12.1	11.9

注）酵素法で測定したCr値を用いる。18歳以上にのみ適用可能。小児には使用できない。
出所）日本腎臓学会編『CKD診療ガイド2012』東京医学社　後見返し

2．蓄尿検査結果と食塩およびたんぱく質摂取量の評価

- CKD患者の食事指導では、食塩摂取量およびたんぱく質摂取量の評価は欠かせないため、患者とともにたんぱく質または食塩の過剰摂取の原因を探る必要がある。しかし、摂取量を簡単に評価することは容易ではない。食塩を控えているつもりでも、加工食品や汁物からの食塩摂取量が多い場合や高齢者の中には味覚感覚そのものが低下している場合などがある。
- 食事調査にはいくつかの方法があるが、その多くが患者の自己申告に基づいて推算するため、必ず誤差が生じてしまう。また、食事調査は、精度の割に患者にとっても医療者にとっても負担が大きい方法である。
- 簡便かつ精度の高い検査としては、24時間の尿中に排泄されたナトリウム（Na)、尿素窒素（UN）量から１日当たりの食塩摂取量およびたんぱく質摂取量を推算する24時間蓄尿検査が有用である（ワーク11－２)。外食や加工食品などの摂取が多く、問診などでは食塩摂取量およびたんぱく質摂取量の推定が困難な患者に対しては、医師に24時間蓄尿検査の検討を依頼する。
- 蓄尿検査結果が得られている場合は、式２の計算式を用いて食塩摂取量、たんぱく質摂取量を推定する。また、今回の事例では早朝第一尿の検査データは得られていないが　早朝第一尿から食塩摂取量を推定する場合は、式３により計算する。なお、たんぱく質摂取量の評価の目安には、表11－３の基準がある。

式2　蓄尿結果からの食塩摂取量、たんぱく質摂取量の推定式

推定食塩摂取量（g/日）＝Na（mEq/日）÷17 ＝[尿中ナトリウム排泄量(mEq/L)×尿量(L)]÷17 推定たんぱく質摂取量(g/日) ＝[１日尿中尿素窒素排泄量(g/日）＋ 0.031×体重(kg)]×6.25 ＝[尿中尿素窒素(mg/dL)×１日尿量(dL)+0.031×体重(kg)]×6.25

出所）日本腎臓学会編『CKD診療ガイド2012』東京医学社　p.53 を改変追記

式3　早朝第一尿からの食塩摂取量の推定式

24時間尿中Na排泄量(mEq/日)＝21.98×尿Na(mEq/L)÷尿Cr(g/L)÷10×[-2.04×年齢(歳)＋14.89×体重(kg)＋16.14×身長(cm)－2244.45]$^{0.392}$

出所）日本腎臓学会編『CKD診療ガイド2012』東京医学社　p.53

表11－３　たんぱく質摂取量の評価の目安

BUN/Cr＞10	⇨	たんぱく質過剰摂取を疑う
BUN/Cr≒10	⇨	正常
BUN/Cr＜10	⇨	低たんぱく質食
BUN/Cr＜８	⇨	低たんぱく質食をほぼ遵守

注）BUNは脱水でも上昇する。また、クレアチニンと大きく差がある場合には、胃潰瘍など消化管出血も検討する。

ワーク11－２　Mさんの食塩摂取量とたんぱく質摂取量の評価

【Mさんの場合】 体重：71 kg、24時間蓄尿検査（尿Na/日：277 mEq/日、尿UN/日：11.2 g/日） 推定食塩摂取量(g/日)＝277(mEq/日)÷17＝16.3 推定たんぱく質摂取量（g/日） ＝[11.2(g/日)+0.031×71(kg)]×6.25＝83.8 たんぱく質摂取量（g/体重kg）＝1.2

3．初回指導時における問診の留意点

- 初回指導時の問診は、患者のCKDに対する思い、CKDの病態の理解度および現在までの食事内容、食習慣を知るうえで非常に重要である（ワーク11－３)。CKD患者の中には、「今まで長年糖尿病や高血圧の食事療法を実施してきたにもかかわらず、CKDになってしまった」との思いや無力感を感じている場合がある。初回指導時の問診で、患者のCKDに対する思いや考え方を聴き取り、行動変容ステージを判断して無理のない食事指導を開始する。
- 食生活状況を確認しながら、たんぱく質摂取量や食塩摂取量の概算値を推定する。
- Mさんの行動変容ステージが準備期または実行期に入っているようであれば、数日間分の食事調査を依頼し、食事記録からエネルギー、たんぱく質、食塩の摂取量を推定し、食生活習慣の問

ワーク11－3　Mさんの身体計測の結果

診療番号：　999-999			指導年月日：　○年○月○日
氏　　名：　○○　○○			職業：　会社員
年　　齢：　58歳	性　　別：　男性		指導歴：　なし
居 住 地：　△△　　（　区・(市)・町・村　）			
家族状況：　2人	構　　成：　(本人)・夫・(妻)・父・母・嫁・婿・子供（　　　）		調理担当者：　妻
身　　長：　172 cm	標準体重：　（　1.72　m）^{2}×22＝　65 kg		BMI：　24.0
体　　重：　71 kg	20歳頃の体重：　65 kg	体重変化：　結婚してから徐々に増えた	
起床時間：　6：30　就寝時間：　23：00			
生活活動（歩行など）：　□多　☑少　□普　　（歩数　　　）歩/日程度　　主な移動手段（自動車通勤）			
運動習慣：　☑なし　□時々　□毎日（　　　　）			

● 食生活・食事内容

【朝食】　7：00　頃	【昼食】　12：00　頃	【間食】　15：00　頃	【夕食】　19：30　頃
主食：　ごはん・パン　交互 副食：　卵１個、または納豆 味噌汁１杯	主食：　ごはん、または麺類 副食：　豚肉しょうが焼き定食など	和菓子	主食：　ごはん 副食：　肉料理と魚料理を交互にとる

● 食事摂取状況

食事量：	□多い	□少ない	☑普通	（　）
油脂、揚げ物量：	□多い	□少ない	☑普通	（　）
副食（全体）：	□多い	□少ない	☑普通	（　）
肉類：	□多い	□少ない	☑普通	（　）
魚類：	□多い	□少ない	☑普通	（　）
野菜量：	☑多い	□少ない	□普通	（　意識してとっている　）
果物量：	☑多い	□少ない	□普通	（　意識してとっている　）
外食頻度、内容：	□多い	□少ない		（　平日の昼食は必ず外食する　）
味つけ（全体）：	□濃い	□薄い	☑普通	（　）
汁物頻度：	□多い	□少ない	☑普通	（　）
汁物濃度：	□濃い	□薄い	☑普通	（　）
加工食品頻度：	□多い	□少ない	☑普通	（　）
漬物、佃煮頻度：	□多い	☑少ない	□普通	（　）

● 嗜好

麺類頻度、内容：	☑多い	□少ない	（　昼食によく食べる　）
間食量、内容：	□多い	☑少ない	（　たまに和菓子などを食べる　）
飲酒量、頻度：	□多い	☑少ない	（　１～２回／月の機会飲酒　）

● 特記事項

喫煙１日５本

題点や食事内容の傾向を知ることが重要である。

● 管理栄養士は、患者の食生活に何か問題点があるだろうと、問題点を探ることに意識が集中しすぎるあまり、患者が今まで努力してきた部分についての評価をおろそかにする場合がある。問題点の指摘ばかりでは患者との良好な関係は築けないので、努力している部分の評価と賛辞も同様に大切である。

4．栄養アセスメント・栄養指導項目の優先順位づけ

● CKD患者の栄養食事指導を進めるうえで、患者から得られた情報のもつ意味、重要性などを理解し、指導優先順位を判断することが必須となる（ワーク11－4）。CKDの栄養指導項目は、原則として①血圧コントロール・浮腫コント

ワーク11－4　Mさんの検査値・食生活等の評価

検査値の評価（検査日：○年１月10日）

項目	検査結果	評価
HbA1c（NGSP）（%）	6.1	⓪ ＜7.0 1 ＜8.0 2 10.0＜ 3
BMI（kg/m²）	24	0 ＜22 ① ＜25 2 28＜ 3
平均血圧[1]（mmHg）	103	0 ＜100 ① ＜107 2 115＜ 3
LDL-C（mg/dL）	120	0 ＜120 ① ＜140 2 160＜ 3
eGFR（mL/分/1.73 m²）	34	0 ＞80 1 ＞60 2 ＞40 ③
尿たんぱく（g/日）	2＋	0 ± 1 1＋ 2 2＋ ③

注１）平均血圧＝（収縮期血圧ー拡張期血圧）／３＋拡張期血圧

食生活等の評価

項目	推定値・評価	評価			
食塩摂取量[2]（g） （検査日：○年２月８日）	16.3	0	＜6 1	＜8 2	10＜ ③
満腹感	2	腹八分 0	時々食べ過ぎ 1	気にしていない ②	常に満腹 3
揚げ物・油脂量	0	ふつう ⓪	頻度多め 1	過多傾向 2	過多 3
肉類	0	ふつう ⓪	頻度多め 1	過多傾向 2	過多 3
魚介類	0	ふつう ⓪	頻度多め 1	過多傾向 2	過多 3
野菜	1	１日５皿以上 0	毎食１皿以上 ①	１日２皿程度 2	１日１皿程度 3
間食	1	しない 0	週（１～２回） ①	週（３～４回） 2	多い 3
外食	2	しない 0	週（１～２回） 1	昼食ほぼ毎日 ②	多い 3
味つけ	1	うすい 0	普通 ①	濃いめ 2	濃い＋汁物毎日 3
早食い	2	30分以上 0	20～30分未満 1	10～20分以内 ②	10分以内 3
アルコール	1	飲まない 0	適量・週３回以内 ①	適量・ほぼ毎日 2	過量 3
運動	3	ほぼ毎日 0	週（３～４回） 1	週（１～２回） 2	ほとんどなし ③

注２）蓄尿、食事記録より推定

ロールなどの観点から食塩摂取量の制限、②たんぱく質過剰摂取に伴う腎機能低下の抑制、血清尿素窒素の低下を目的としたたんぱく質摂取量の制限、③肥満・るい痩を予防し良好な栄養状態を維持するための適正エネルギー量の摂取などであるが、カリウムなどの血液検査値異常や主治医の治療方針によっては指導の優先順位が異なるため、事前に主治医と優先度の判断について調整しておくことが重要である。

- 指導優先順位の高い項目の中から、指導時間枠内で指導できる内容を検討する。1回の指導時間内に、指導内容を多く盛り込みすぎないように配慮する必要がある。また、初回の指導項目の選択には、患者の興味や意向の強いものなどを配慮し、決定する必要がある。

5．栄養診断の判定

栄養アセスメントをもとに栄養診断を行う（ワーク11－5）。

ワーク11－5　Mさんの PES報告

結婚後、体重が増加し、血圧も高値である（S）。昼食の外食は麺類の頻度が高く、食事摂取量、味つけ、汁物などについてあまり注意を払っておらず、エネルギー摂取量、食塩量が把握されていないことから（E）、食物・栄養に関連した知識不足（P）と栄養診断する。

6．目標栄養量の設定

- CKDステージおよびリスク要因別の栄養治療目標は、日本腎臓学会『CKD診療ガイド2012』に基づいて判断する。そのうち、成人の生活指導・食事指導の要点は、表11－4の通りである。Mさんの目標栄養量は、栄養治療目標に基づいて設定する（ワーク11－6）。
- 栄養治療目標について、CKDステージG１～G２で高血圧や体液過剰を伴わない場合には、食塩摂取制限量の緩和も可能であり、逆にCKDステージG４～G５で体液過剰の兆候があれば、より厳しい食塩量に制限する必要がある。
- CKDステージG３b～G５の場合は、患者の行動変容ステージ、理解力、蓄尿検査結果に基づくたんぱく質摂取量などを参考に低たんぱく食事療法の導入を検討し、同意が得られた場合は、たんぱく質0.6 g/kg体重/日に制限した目標栄養量を設定する。たんぱく質0.6 g/kg体重/日以下に制限した場合は、通常食品のみで食事療法を継続することは大変困難となる。低たんぱく食品の利用について、低たんぱく食品の種類と量、使用頻度について患者とともに確認しながら決定することが望ましい。

表11－4　生活指導・食事指導（成人）の要点

- 水分の過剰摂取や極端な制限は有害である。
- 食塩摂取量の基本は3g/日以上6g/日未満である。
- 摂取エネルギー量は、性別、年齢、身体活動レベルで調整するが25～35 kcal/kg体重/日が推奨される。一方、肥満症例では体重に応じて20～25 kcal/kg体重/日を指導してもよい。
- 摂取たんぱく質量は、CKDステージG１～G２は、過剰にならないように注意する。
- ステージG３aでは0.8～1.0 g/kg体重/日のたんぱく質摂取を推奨する。
- ステージG３b～G５ではたんぱく質摂取は0.6～0.8 g/kg体重/日に制限することにより、腎代替療法（透析、腎移植）の導入が延長できる可能性があるが、実施にあたっては十分なエネルギー摂取量確保と、医師および管理栄養士による管理が不可欠である。
- 24時間蓄尿による食塩摂取量、たんぱく質摂取量の評価を定期的に実施することが望ましい。
- 肥満の是正に努める（BMI<25を目指す）。
- 禁煙はCKDの進行抑制とCVDの発症抑制のために必須である。
- 適正飲酒量はエタノール量として、男性では20～30 mL/日（日本酒1合）以下、女性は10～20 mL/日以下である。

注）「kg体重」とは一般的に標準体重のことを示し、BMI＝22を用いて算出する。ただし、BMI≧25やBMI<18.5など極端な肥満やるい痩を認める場合には、実体重を考慮した調整が必要となる。

出所）日本腎臓学会編『CKD診療ガイド2012』東京医学社　p.52
日本腎臓学会「医師・コメディカルのための慢性腎臓病生活・食事指導マニュアル」2015年

ワーク11－6　Mさんの栄養治療目標と目標栄養量の設定

栄養治療目標	標準体重（kg）	65.1
	たんぱく質（g/kg）	0.6～0.8
	エネルギー（kcal/kg）	25～35
目標栄養量	たんぱく質（g/日）	39～52
	エネルギー（kcal/日）	1,630～2,280
	食塩（g/日未満）	3～6

実習11－2

Mさんの食生活状況を把握するための問診票とCKD治療を支援するための教材を作成しよう。

【個人ワーク】

実習手順

STEP1▶初回指導時にMさんの食生活状況を把握するための問診票を作成する。

STEP2▶CKDの病態、食事療法の目的を理解するために、Mさんの年齢、理解力に合わせて指導できる教材（リーフレット）を作成する。

実習11－2のポイント

1．問診票の作成

問診票は、厚生労働省「標準的な健診・保健指導プログラム（平成30年度版）」の「別紙3　標準的な質問票」や「減塩生活度チェック！」（表11－5）などを参考に、たんぱく質摂取量や食塩摂取量の推定に特化した食生活問診票を作成する（回答例：ワーク11－3参照）。

表11－5　減塩生活度チェック！

- 味見をしてから醤油やソースをかける。
- 味噌汁は一日に1杯までにしている。
- 漬物は一日に1回までにしている。
- 塩辛は大好物だが、食べる量には気をつけている。
- 薄味が一番だ。
- 外食はあまりしない。
- 洋食・中華・和食、どれもOKだ。
- インスタント食品はなるべく食べないようにしている。
- ラーメンやそばつゆは全部は飲まない。

出所）厚生労働省「標準的な健診・保健指導に関するプログラム（確定版）」【別冊】保健指導における学習教材集（PowerPoint版）2007年

2．教材作成のポイント

1　CKD患者のための教材の基本的な内容……

●CKDは各病態（ステージ）により指導内容が異なるとともに指導項目が多岐にわたる（表11－6）。患者が病態の理解を深め、かつ指導後に自ら知識を振り返り、確認できるものとする。

●発症年齢や理解力を考慮して文字サイズやイラストの活用に配慮するとともに、専門用語の使用を控え、できるだけ平易な言葉で作成する。CKD患者は高齢者が多い。高齢者独特の食事療法の問題点には、「学習能力が低下」「食事習慣の変更が困難」「調理能力がないまたは低い（特に独居男性）」「食品を買いに行く身体的能力が低下」「経済力の低下」「味覚の低下」「意欲がない」などがある。このことをふまえて教

表11－6　腎疾患の病態と食事療法の基本

病態	食事療法	効果
糸球体過剰濾過	食塩摂取制限（6g/日未満） たんぱく質制限(0.6～0.8 g/kg/日)	尿蛋白量減少 腎代替療法導入の延長
細胞外液量増大	食塩摂取制限（6g/日未満）	浮腫軽減
高血圧	食塩摂取制限（6g/日未満）	降圧、腎障害進展の遅延
高窒素血症	たんぱく質制限(0.6～0.8 g/kg/日)	血清尿素窒素低下 尿毒症症状の抑制
高カリウム血症	カリウム制限（1,500 mg/日以下）	血清カリウム低下
高リン血症	たんぱく質制限(0.6～0.8 g/kg/日) リン制限（たんぱく質 g×15 mg）	血清リン低下 血管石灰化抑制
代謝性アシドーシス	たんぱく質制限(0.6～0.8 g/kg/日)	代謝性アシドーシスの改善

出所）日本腎臓学会編『CKD診療ガイド2012』東京医学社　p.52を改変追記

表11－7　CKDの病態、食事療法の目的を学習するためのリーフレットに盛り込む内容

1. 減塩指導用
 - 食塩摂取量の現状と血圧の関係
 - 食塩量と味覚の感じ方
 - 加工食品中の食塩含有量
 - 料理形態別の食塩含有量
 - 外食中の食塩含有量
 - 市販食品のナトリウム表記と食塩の関係
 - 減塩食をおいしく調理・喫食する工夫　など
2. たんぱく質コントロール指導用
 - たんぱく質の代謝と腎臓の関係
 - たんぱく質摂取量の現状と適正摂取量
 - 代表的な食品および食品群中のたんぱく質含有量
 - 料理・外食中のたんぱく質含有量
 - 選択する主食（ご飯、パン、麺など）に含まれるたんぱく質と副食から摂取可能なたんぱく質性食品量の変化
 - たんぱく質コントロールのコツ　など
3. エネルギー量指導用
 - エネルギーの確保と栄養評価（体重計測）の必要性
 - 炭水化物および脂質のエネルギー比率を考慮した適正なエネルギー配分
 - エネルギーを確保するために増量すべき食品と活用すべき調理方法
 - 代表的食品（主食を含む）100 g中のエネルギー量
 - エネルギー補助食品（治療用特殊食品）の種類と購入方法

材を作成する。

- 食事療法による食塩およびたんぱく質制限の治療効果、メリット・デメリットなどが盛り込まれていることが望ましい。盛り込むべきポイントは表11－7の通りである。特に、食塩摂取量やたんぱく質摂取量を理解してコントロールするためには、代表的な食品の栄養素含有量などを示す。
- 日常食生活で、Mさんが目標栄養量に基づいて食事コントロールを実践し、かつ継続できるよう支援するための食事計画（食品構成）と数日分の献立例を示す。
- 低たんぱく食品の特徴、低たんぱく食品を使用するメリット、デメリットなどをわかりやすく解説するとともに、購入先の情報を含める。あわせて、低たんぱく食品の使用量によって変化する食事、食品構成を示しておくとよい。
- 高カリウム血症の場合には、食品中のカリウム含有量の多い食品リストや調理によってカリウムを減じる方法などを網羅する。

表11－8　食品構成—1日に食べる食品の目安量！—

エネルギー2,000 kcal、たんぱく質50 g

食品名	量	目安
穀類（ご飯）	650 g	朝昼：各200 g（1杯強）、夕：250 g（1杯半）
いも類・はるさめ等	80 g	じゃがいも：中1個弱
魚介類	45 g	小1切れ（刺身3切れ程度）
肉類	45 g	小1切れ（カルビ3枚程度）
卵類	40 g	中1個
大豆製品類	15 g	
乳製品類	100 g	コップ1／2杯
野菜類	350 g	朝：1皿、昼夕：各2皿程度
果物類	150 g	りんご：中1／2個
砂糖類	15 g	
油脂類	20 g	大さじ2杯
調味料等	20 g	
エネルギー補助食品	150 kcal相当	

2　食事計画（食品構成）と献立例を示した教材

- 日々の食事の中で目標栄養量をコントロールするために、表11－8を応用して食事計画（食品構成）を作成する。その際には、Mさんの嗜好や食習慣を考慮し、食品の選択が臨機応変に変更できるように準備する必要がある。
- たんぱく質摂取目標量を食事療法の実践状況に合わせながら段階的に引き下げる場合は、各々の目標量に合わせた食事計画（食品構成）を立案する。また、食事療法を実践に導くためには、献立例を示すことにより、理解力、実践力を高めることが大切である。献立内容は、Mさんの年齢層などを考慮した献立とするとともに、食品構成の数量を反映した理解しやすい献立例と

ワーク11－7　**献立例**

体重65 kg、エネルギー2,000 kcal、たんぱく質0.8 g/kg≒50 g

	献立名	食品名	数量 (g)	エネルギー (kcal)	たんぱく質 (g)	塩分量 (g)
朝食	米飯	ご飯	200	336	5.0	0.0
	味噌汁（1/2量）	米みそ（淡色辛みそ）	8	15	1.0	1.0
		じゃがいも	30	23	0.5	0.0
		顆粒風味調味料	1	2	0.2	0.4
	オムレツ	鶏卵	50	76	6.2	0.2
		調合油	3	28	0.0	0.0
	付け合わせ	玉レタス	30	4	0.2	0.0
		ウスターソース	5	6	0.1	0.4
	フルーツ	パインアップル	80	41	0.5	0.0
	牛乳	普通牛乳	100	67	3.3	0.1
昼食	米飯	ご飯	200	336	5.0	0.0
	煮魚	まあじ	45	57	8.9	0.1
		ごぼう	30	20	0.5	0.0
		こいくちしょうゆ	8	6	0.6	1.2
		ざらめ糖（中ざら糖）	4	15	0.0	0.0
		しょうが	2	1	0.0	0.0
	和え物	もやし	40	6	0.8	0.0
		にんじん	10	4	0.1	0.0
		とうがらし（粉）	0.1	0	0.0	0.0
		こいくちしょうゆ	5	4	0.4	0.7
		ごま油	2	18	0.0	0.0
	酢の物	きゅうり	60	8	0.6	0.0
		乾燥わかめ	0.5	1	0.1	0.1
		穀物酢	6	2	0.0	0.0
		車糖（上白糖）	3	12	0.0	0.0
		食塩	0.2	0	0.0	0.2
夕食	米飯	ご飯	250	420	6.3	0.0
	カレー風味焼き	豚ロース（脂身つき）	45	118	8.7	0.0
		食塩	0.1	0	0.0	0.1
		カレー粉	0.5	2	0.1	0.0
		小麦粉	1	4	0.1	0.0
		ケチャップ	10	12	0.2	0.3
		ウスターソース	3	4	0.0	0.3
	ソテー	キャベツ	40	9	0.5	0.0
		食塩	0.2	0	0.0	0.2
		有塩バター	3	22	0.0	0.1
	サラダ	はるさめ	12	42	0.0	0.0
		きゅうり	10	1	0.1	0.0
		にんじん	10	4	0.1	0.0
		マヨネーズ	12	84	0.2	0.2
		食塩	0.2	0	0.0	0.2
	フルーツ	はっさく	80	36	0.6	0.0
	エネルギー補助食品	エネルギー補助食品	*	150	—	—
		計		1,996	50.9	5.8

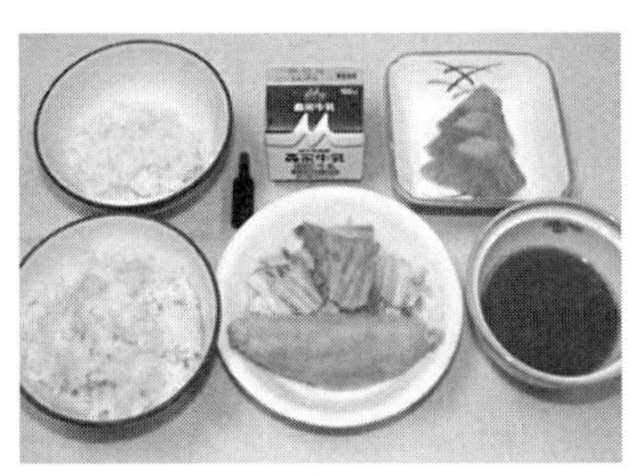
朝食

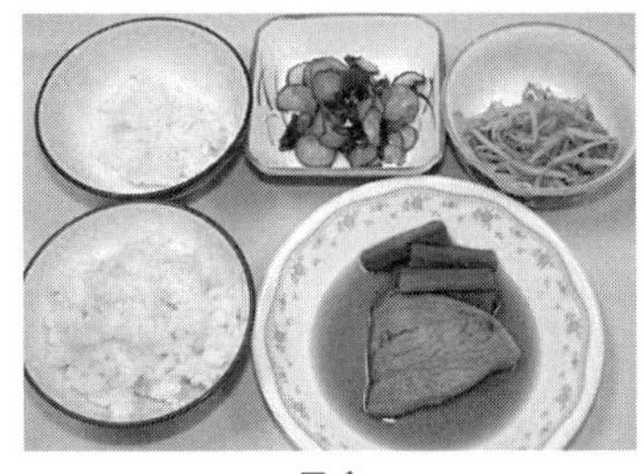
昼食

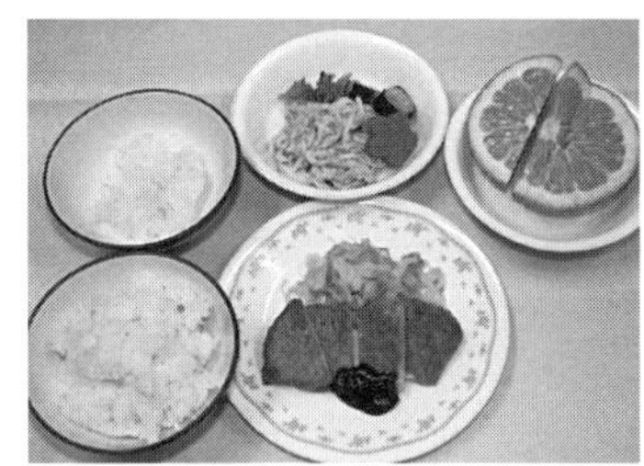
夕食

表11－9　CKD患者に対する低たんぱく食事療法の要件

1．たんぱく質摂取量を腎機能低下抑制のための有効量（0.6～0.8 g/kg/日）まで減少させる。 2．炭水化物や脂質から十分にエネルギーを摂取する（脂肪エネルギー比率は20～25%とする）。 3．食事全体のアミノ酸スコアを100に近づける。 ①主食類（米飯、パン、麺など）をでんぷん製品あるいはたんぱく調整食品を用いる。 ②たんぱく質の摂取源は、その60%以上を動物性食品とする。

出所）日本腎臓学会編『CKD診療ガイド2009』東京医学社　p.62を改変追記

する（ワーク11－7）。

3　低たんぱく食事療法のための教材…………

低たんぱく食事療法を実施するステージにおいては、表11－9に注意して指導を行う。たんぱく質0.6 g/kg体重/日の低たんぱく食事療法を実施する場合は、低たんぱくご飯や低たんぱくパン、でんぷん製品などを有効に活用しないと食事療法を実践したり、継続することが困難となる。低たんぱく製品の特徴や利用方法などを熟知し、わかりやすく指導できる教材を作成する。また、利用するたんぱく調整食品の種類、量などによってたんぱく質性食品の使用量が増減し、食品構成そのものが変わるため、使用状況による献立への変化を明確に示す。

4　高カリウム血症に対する食事療法のための教材…………………………………………

高カリウム血症の場合、①カリウム含有量が高く、摂取量を控えることが望ましい食品、②調理の工夫でカリウム量を減じる方法など指導のポイントを的確にとらえる。

実習11－3

Mさんの外来栄養食事指導における初回面接を想定して、ロールプレイを行ってみよう。

【グループワーク】

実習手順

STEP1▶1組3～4人のグループをつくり、管理栄養士役1人、患者（Mさん）役1人、観察者1～2人を決める。

STEP2▶管理栄養士役は作成した問診票をもとに、Mさんのプロフィール情報や食生活状況、服薬状況などの確認を行う。

STEP3▶Mさんが持参した食事記録があれば、たんぱく質、食塩、エネルギーなどの摂取状況を迅速にかつ正確に推定し、食生活の問題点を推察する。

STEP4▶問診で得られた情報や検査値を参考にCKDステージを判断した後、指導項目および指導優先順位を決定する。

STEP5▶Mさん役に目標栄養量とその根拠、複数の指導項目の中から今回指導項目に選択した理由などを明示し、Mさん役の同意を得たのち指導を開始する。

STEP6▶Mさん役が食事療法の目的を十分に理解し、自己管理に前向きになったと判断された段階で、各栄養素のコントロール方法および1日にとるべき食品構成やコントロール方法について指導する。

STEP7▶管理栄養士役、Mさん役、観察者の役割を交代して、グループ全員がすべての役割を演じる。なお、患者のCKDステージや問題点なども変更して複数回ロールプレイを重ねることが望ましい。

STEP8▶指導終了後、グループでロールプレイの内容について管理栄養士役、Mさん役、観察役のそれぞれの立場から評価を行い、よくできたところ、できなかったところの指摘、改善に向けた話し合いを行う。

●Mさんとの初回面接シナリオの一部（例）　―たんぱく質コントロール、食事内容の実際（30分）

Mさん：　管理栄養士・栄養士：

（前略）

では次に、Mさんに合わせた食事として、実際に１日にどのような食品をどれくらいとるように心がけたらよいのかなどについて、献立例をお示ししながらお話します。

はい。

慢性腎臓病の食事療法を継続していく中で、必要なエネルギー量を摂取できていることが治療上非常に重要なポイントとなります。ややもすると、たんぱく質の制限や減塩により食事量が少なくなり、摂取エネルギー不足により筋肉などの体たんぱく質がエネルギー消費に利用されてしまうため、体力や免疫力の低下とともに血清クレアチニンなどが上昇し、腎機能へ悪影響を及ぼすことになってしまいます。したがって、適正エネルギー量を確保するためには、炭水化物や脂質から十分なエネルギーを摂取する必要性があります。

まずは、エネルギーの摂取が基本というわけですね。

そうです。目標となる摂取エネルギー量は、治療ガイドラインに示されるように、標準体重１kg当たり25～35 kcalになります。Mさんの場合、年齢や身体活動レベル、肥満度から判断すると、体重１kg当たり30 kcalが適切だと判断されます。標準体重65 kgに30 kcalを乗じた数値「65 kg×30 kcal≒2,000 kcal」が１日に必要なエネルギー量となります。

わかりました。

その2,000 kcalを、治療食ガイドラインに示される栄養素別のエネルギー比率にあてはめてみると、たんぱく質は先ほどお話した「50 g×４kcal＝200 kcal」でエネルギー比率の約10%に相当します。脂質は上限の25%程度を目安に配分してみると「2,000 kcal×0.25＝500 kcal」「500 kcal÷９kcal≒55 g」となります。たんぱく質10%、脂質25%以外の残り65%を炭水化物から摂取することになり、「2,000 kcal×0.65＝1,300 kcal」、炭水化物量に換算すると「1,300 kcal÷４kcal＝325 g」となります。エネルギーが過剰なのか不足しているかどうかは、定期的に体重を計測し、体重の変化をみて栄養状態を判断することが大切です。体力を維持し、腎臓を長持ちさせるという意味合いからも定期的に体重を計測し、摂取栄養量を評価してみてください。

はい、わかりました。

もし、摂取エネルギー量よりも活動などによる消費エネルギー量が多く、体重が減少するなどした場合は、摂取エネルギー量不足が疑われ、摂取エネルギーを増量する必要が生じてきます。血液検査の血中脂質や血糖値などの指標を参考に、脂質や炭水化物の増量を判断しますが、Mさんの場合、現段階においては血清脂質、血糖値の血液検査指標ともに問題ありませんので、脂質と炭水化物のどちらを増量されても構いません。食事の食べやすさなどを考慮して決められるとよいでしょう。また、エネルギー補助食品などの特殊食品で補うこともよい方法かと思いますので、その情報も説明させていただきます。

はい、お願いします。

まずは一般的な（普通の）食品で組み合わせた食品構成を例にお示しし、１日に摂取すべき食品の組み合わせや量を理解していただくとともに、献立の雛型を用いながら食事内容をお話しさせていただきます。**（食品構成、献立例を用いて）**まず、エネルギー量の確保の中心となる主食、「ご飯・パン」について考えてみたいと思います。普段の主食は、問診の時におうかがいしましたが、朝食はパン食とご飯食が半々、昼食はご飯食と麺類が半々という食生活でよろしかったですね。

はい。

ご飯よりも、パンや麺類などのほうを好まれますか。

いいえ、特には強いこだわりはありません。今までの習慣ですかねぇ。

はい、わかりました。では、食品に含まれるエネルギー量とたんぱく質量の関係を理解していただくため、まずは主食を三食ともに「ご飯」とした場合を基本に説明させていただきます。その後、応用編として、パン食や麺類などに変化させた場合についてお話をさせていただこうと思います。

はい、わかりました。

おおよその数になりますが、まずは1日の必要エネルギー量の約55%、Mさんの場合は2,000 kcalの約半分1,100 kcalをご飯から摂取するように配分します。「1,100 kcal÷168 kcal（ごはん100 g中）≒6.5」で「ご飯650 g」となり、1食当たり約200 g強を召し上がっていただくことが基本となります。その「ご飯650 g」中に含まれるたんぱく質は「650 g×たんぱく質2.5 g（100 g中）＝約16.3 g」でおおよそ15 g含まれています。

そんなにもあるのですか。

思いのほかたくさん含まれていますよね。次に、野菜350 gやいも類、果物類、調味料など「肉類、魚類、卵類、大豆製品などのたんぱく質性食品以外の食品」から摂取されるたんぱく質量は、1日でおおよそ15 g程度となります。ご飯と野菜、いも類などのたんぱく質の合計は「15 g＋15 g＝30 g」となります。

はい。

これらの食品は、食品中のたんぱく質量があまり変動しない食品群であり、また、毎日必ずとっていただきたい食品でもあるため、これらの食品を毎日一定量摂取すると仮定して考えると、たんぱく質量のコントロールがしやすくなります。

たんぱく質量の少ない食品は、毎日同じように摂取したとして考えればよいのですね。簡単でないと続けられませんからね。

はい、そうです。たんぱく質量をコントロールするポイントを明確にし、負担を少なくしないと継続してコントロールができません。結果として毎日、量の把握が必要となる食品は、たんぱく質摂取目標量50 gのうち、ご飯と野菜に含まれる30 gを引いた残りの「50 g－30 g＝20 g」が、肉や魚、卵、豆腐などの食品から摂取できるたんぱく質量となります。

そうですね。

実際には、毎日の主菜（メイン）の料理を考える際に、肉や魚などの使用量を考えること、つまりは、たんぱく質量をコントロールするために食品の選択や量を調整していただくことが重要となります。

はい。

まずは、たんぱく質量をコントロールするためには、それぞれの食品に含まれるたんぱく質量を理解していただく必要があります。

そうですよね！

わかりやすく概数でお話しますが、魚類や肉類100 g中にはたんぱく質が約18 g前後含まれています。卵はおおよそ12 g、豆腐はおおよそ6g、牛乳はおおよそ3gとなります。この数値を覚えて使いこなすのはなかなか大変ですが、肉や魚の小1／2切れ30 gがたんぱく質6g弱、卵1個50 gが6g、豆腐100 gが6g、牛乳200 gが6gとしてみると、数値が倍々ゲームのように規則性があって、少し理解しやすくなりませんか。

そうですね。

たんぱく質20 gを三食に分けて1日の食事に展開してみると、朝食に卵1個でたんぱく質6g、昼食に肉45 gでたんぱく質8g（カルビ3枚程度）、夕食に魚45 gでたんぱく質8g（刺身3切程度）、朝昼夕食の三食のたんぱく質を合計すると「6g＋8g＋8g＝22 g」となり、これだけで1日分のたんぱく質量約20 gが含まれていることになります。

えっ！　カルビ3枚ですか？　焼肉やしゃぶしゃぶなどの時には100 g、150 gは食べていたように思います。

そうですよね。多くの人はたんぱく質を体重1kg当たり1.2 g程度、1日のg数にすると70～80 gは召し上がっていますので、0.8 gというのはかなり制限された数値であることが理解していただけたと思います。

はい。

少し考え方を変えると、先ほどのたんぱく質6gを含む食品を3～4個分で「6g×3～4個＝18～24 g」摂ればよいことにもなります。

わかりました、それなら何となくできそうですね。

CKDステージ3bの段階から食事療法を始めることで、少しでも腎臓に負担の少ない食事となれば進行を遅らせることができますので頑張りましょう。

はい。

あわせて調理など食事を準備する際に意識していただきたいことが１点あります。煮物などの副食の中に、たんぱく質性食品、例えば煮物の肉などの使用を極力控えていただいたほうがコントロールしやすくなります。

それはどういうことですか？

理由は、たんぱく質コントロールの対象食品数が少なくなり、量の把握が少し簡単になることもありますが、副食に魚・肉や卵、大豆製品などを使用すると、ただでも少なくなりがちなメイン料理に使用できるたんぱく質性食品がもっと少なくなり、食事全体が貧弱になってしまうからです。先にお話した、摂取エネルギー不足を起こさないためにも、主食が全量きちんと食べられるような献立にしていただく必要があります。

そういうことですか。

次に、主食にパンや麺類を摂取する場合の注意についてお話します。Mさんの１食分のごはん200 gには、エネルギーが336 kcal、たんぱく質が5.0 g含まれます。もし、朝食をパン食とした場合には、エネルギー量がほぼ同量となる食パン120 g（317 kcal：６枚切り２枚）の中にたんぱく質が11.2 g含まれており、エネルギーはほぼ同じなのですが、たんぱく質が２倍、約６gも多く摂取することになります。

パンに含まれるたんぱく質がそんなに多いとは知りませんでした。

たんぱく質６gは、卵50 g １個分に相当し、メインのおかずが減ってしまうとともに、摂取しているたんぱく質の質を評価する「アミノ酸スコア」も低くなってしまいます。アミノ酸スコアとは、たんぱく質の構成成分であるアミノ酸の中で、人間が体内で合成できず、食物として外から摂取しなければならない必須アミノ酸の質と量を評価した点数（スコア）であり、たんぱく質を制限している腎臓病の患者さんでは、良質のたんぱく質、いわゆる動物性たんぱく質の割合をできる限り多くする必要があります。

そういう配慮も必要なのですか。どちらかというと、主食をご飯にしてパンを控えて肉や魚などを多くしたほうがよいということですね。

うどんもパンほどではありませんが同様です。ゆでうどん230 g（１玉分）ではエネルギー242 kcal、たんぱく質6.0 gとなり、エネルギーが少ない割にはたんぱく質がご飯より多くなってしまいます。

パン食や麺類は注意が必要ですね。知らないということは大変恐ろしいことだということがよくわかりました。これからはご飯のほうを多くするようにします。

また、パンとうどんに共通して言えることは、食品中に食塩も１g程度含まれていますので、減塩の面からも注意が必要となります。

うどんは時間に余裕がない時、手早く食べられるのでちょくちょく食べていました。これからは少し意識を変えるようにします。

では、今までの話をまとめて、１日に食べるべき食品量（食品構成）を中心に１日の食事の形を説明させていただきます。**(自作した食品構成の各々の食品を、１日の食事の形に図示したイラストなどに落とし込み、食事のイメージを抱きやすいように指導する)** 食品の選択のコツについて確認していきましょう。もし、魚や肉を同じｇ数召し上がると仮定した場合、魚の場合「白身の魚」と「さばなどの脂の多い魚」のどちらを選択されますか。同様に、肉の場合「ヒレ肉など赤身の肉」と「もも肉など脂の多い肉」のどちらを選ばれますか。

それは、白身の魚や赤身の肉を選びますね。

決して食べてはいけないという意味ではありませんが、白身魚や赤身の肉のほうが100 gのたんぱく質が多い傾向があり、当然脂肪が少ないのでエネルギー量が低くなります。腎臓病の患者さんの場合、たんぱく質を控えてエネルギーは適正量を確保する必要があるため、脂の多い魚や脂身の多い部位の肉を選択したほうが効率的であるということになります。**(自作した「食品中のたんぱく質含有量一覧表」などを使用して、患者がよく召し上がる食品中のたんぱく質量などの情報提供を行う)**

そうなんですね。お話をうかがって初めてわかりました。

また、先ほど摂取エネルギー量の確保が重要であることを説明させていただきましたが、摂取エネルギーを確実に確保するためには、エネルギー量の高い油脂類を多く活用することが効果的です。調理例としては、チャーハンなどのご飯類の炒め物、天ぷらや野菜炒め、マヨネーズなどを使用したサラダなどがお勧めです。また、砂糖などを増量する方法もありますが、甘いとか油っこいなどの理由から増量が困難な場合は、現在、エネルギー補助食品としてゼリーなどの形態をした治療用特殊食品が多数市販されていますので上手に組み入れてみてください。

はい、わかりました。

どうでしょうか。腎臓病の食事療法は、塩分の制限のほかにもたんぱく質の制限などに対する食事の配慮が必要なことがおわかりいただけましたでしょうか。

そうですね。減塩についてはイメージできていましたが、ほかにもたんぱく質の制限なども大切であるということがよくわかりました。しかし、たんぱく質については1回お話をうかがっただけでは少し不安です。今までと違ってすごく制限しなければいけないと感じましたので、難しくてできるかなというのが正直な思いです。

そうですよね。たんぱく質に関しては、今までの食習慣がありますので話を一度聞いただけで実行するのは、なかなか難しい場合があります。まずは、たんぱく質の過剰摂取にならないように注意していただくことから始めていただければと思います。今日お話をしたたんぱく質のコントロールなどを含めて、ほかに何か質問などはございますか。

はい、妻が私の腎臓病のことを心配して知人から聞いた「低たんぱくご飯」を買ってみてはどうだろうかと考えているのですが、必要でしょうか。

「低たんぱくご飯」や「低たんぱくパン」は、たんぱく質の制限が「一定量」を超えた時期から採用しないと食事療法が難しくなります。その時期というのは、摂取たんぱく質量を0.6g/kg程度に制限することを目標とした時期と考えられます。Mさんの場合で考えると、たんぱく質を0.8gから0.6gに変更した場合、0.2g分の制限が厳しくなりますので、1日量でいうと「−0.2g×65kg（標準体重）≒−13g」となります。たんぱく質性食品からとることのできるたんぱく質が「20g−13g＝7g」となります。その分、肉または魚などを減らすこととなり、摂取できる残りの7g分の肉や魚というのは、1日量で40g程度となります。1日分の量が、お刺身2～3切れか、カルビ2～3枚となります。したがって三食の食事の中には、当然ご飯と野菜のみの食事となってしまうパターンも考えられます。そのような制限は大変苦痛を伴い、長期にわたる継続が困難となります。もし低たんぱく食品の利用を検討されるのであれば、まず1食分から導入することを検討されたほうがよいかと思います。1食分のご飯を、たんぱく質がほぼ「0g」の低たんぱくご飯に置き換えることによって約5gのたんぱく質を肉や魚から摂取できるように振り替えることができます。つまり、主菜である肉や魚が少しではありますが増量できるため、食品の選択の幅が広がり、食事内容がバラエティー豊かになります。当然「低たんぱくご飯」を採用した場合は、費用もかさみます。いろいろな点から判断しても、現段階では、低たんぱくご飯を採用する必要はない時期と考えられます。しばらくの間、普通の食品で様子をみられたらいかがでしょうか。

はい、わかりました。

さて、次回の指導時に、たんぱく質の摂取量を評価しながら食事の実践内容を確認していきたいと思います。まずは1日分で構いませんが、食事内容を記録していただくことは可能ですか。

大変ですけど、自分のためですから記録してみます。

（同意を得られたら食事記録の用紙を渡し、記録する際の注意点などを説明する）

腎臓病は、短期間だけ努力すればよいという病気ではありませんので、長い目でみて病気と付き合っていく心構えが大切です。今日のところはMさんの腎臓に今以上の負担をかけないために、どのような食事を心がけたらよいかを理解していただけただけでもよかったと思います。次回の指導予約日の○日に、しばらく食事療法を実施された結果を評価しながら、難しく感じられている部分などをより詳しくお話したいと思います。お待ちしています。

はい、わかりました。

お大事にしてください。気をつけてお帰りください。

ありがとうございました。

（立ち上がって、部屋を退室するまでお見送りをする）

実習11－3のポイント

すべての患者への栄養食事指導が画一的な内容にはならないが、特にCKD患者の場合は、次の点に留意する。

- ステージの進行により目標栄養量が変化すること、また、同一ステージであっても患者の年齢、理解度、実行力に応じて、たんぱく質摂取目標量の設定に幅をもたせる必要がある。
- 過去の食事習慣による違いやたんぱく調整食品活用の有無などにより、食事療法の受け入れやすさ、ストレスの感じ方の程度に大きな差があり、患者への負担が異なる。
- 常に検査値の推移を参考にし、腎機能の評価と実践内容の評価を行い、患者へのフィードバック、栄養治療目標の見直しが必要となるため、継続したフォローアップ体制を整えることが重要である。

1．初回指導の開始と確認事項

- 管理栄養士役は、さわやかなあいさつから始め、話しやすい雰囲気づくりに心がけながら指導を開始する。
- はじめに患者のCKDに対する思いを聴き取ったのち、食生活状況などの問診を行い、食事療法に対する行動変容ステージを判断する。管理栄養士の立場からも、高血圧を治療するための降圧薬の種類と量、服薬状況を確認することが重要である。
- 問診や検査値、食事記録から食習慣の問題点などを推察すると同時に、患者自身が食生活の問題点に気づくように巧みに導き、問題点を共有する。

2．初回指導で取り組むべき項目の決定

- 検査値、問診結果などから得られた複数の問題点から指導項目の優先順位づけを行い、初回指導で取り組むべき項目を決定する。
- 1回の指導時間の中で指導する項目数と指導内容を検討し、ポイントを絞った指導が必要である。また、同一内容の指導でも、患者の行動変容ステージによって指導する内容を変える必要がある。
- 複数回に分けた継続的な指導が可能な場合は、実施回数ごとに指導項目をスケジュール化しておくことが重要である。

3．初回指導の内容

- CKDの病態、栄養治療の必要性をわかりやすく説明し、行動変容ステージが準備期、実行期に移行できるように支援する。
- 指導にあたっては、問題点の改善に役立つ知識や情報を提供するとともに、治療に前向きだと判断された段階で目標とすべき摂取栄養量のほか、食品構成や食品の選択方法など患者自らが実践できる知識やスキルを提供する。
  - 食塩摂取量過多の場合、過多の原因となっている食品・料理、効果的な減塩法、降圧薬服用時の薬効にもたらす影響など。
  - たんぱく質摂取量過剰の場合、過剰となっている主な原因（食品・料理）、たんぱく質性食品の量の把握とコントロール方法など。
  - エネルギー摂取量過不足の場合、1回の食事量および適正な主食量、エネルギーの確保の仕方など。
  - 生活指導に関すること（禁煙、運動の実施）。

4．ロールプレイを行う際の留意点

- ロールプレイを複数回繰り返す場合は、必ず患者の性別、年齢、CKDステージ、行動変容ステージ、栄養指導の受講経験の有無、栄養治療の継続期間の長さなど様々なシチュエーションを想定し、食生活の問題点や指導ポイントを変更して行う。
- 患者役は、患者背景を十分に理解し、想定患者が本当に理解し、かつ実践できる指導内容であ

るかを判断しながらロールプレイに望むこと。このロールプレイによる学習の成果は、患者役を担う学生の出来如何にかかっていると言っても過言ではない。

- 常に「なぜ」という意識をもち、患者目線で管理栄養士役に問う姿勢をもつこと。
- 患者は何を知りたいのか（支援してほしいのか）を明確に想定し、期待するものが得られるよう管理栄養士役に働きかけること。
- 患者がこの指導内容を実際に受け入れ、実施できるかどうかを客観的に判断すること。

5. 慢性腎臓病（CKD）の栄養食事指導にあたっての全体的な留意点

- 栄養食事指導は、医師の指示のもと実施されるべきものであるが、栄養食事指導の実施後は、必要に応じて定期的に血液検査値や栄養状態の評価を行うことが重要である。栄養状態を評価するポイントとして重要なことは、体重の変化を確認することである。減塩指導やたんぱく質制限の指導後に食欲をなくすなどして標準体重を下回る急激な体重の減少を確認した場合には、即座に医師に連絡して指示を仰ぎ、適正なエネルギー量の確保に向けた指導を行うようにしなければならない。
- CKD患者に対する食事療法は、指導者にとっても患者にとっても難しいと評されることが多い。すべての患者に「よりわかりやすく」「取り組みやすい」と感じられるような指導が実践できるように常日頃からスキルアップに努めなければならない。その理由としては、次の点があげられる。
  - CKDの栄養食事指導は、肥満や糖尿病患者などの場合と異なり、病態およびCKDステージの進行によって目標栄養量、指示栄養量が変わるため、常に血液検査値などをもとに患者のCKDステージを判断して指導を行わなくてはならないこと。また、ステージの進行によってたんぱく質摂取量の制限が一段と厳しくなり、患者にとっても負担が大きい食事療法であること。
  - 新規透析導入の原疾患として一番多い「糖尿病性腎症」は、第３期（顕性腎症期）より急速に腎機能が低下する臨床経過をたどる場合が多いことが指摘されている。糖尿病の治療期には、エネルギー摂取量、炭水化物摂取量の制限を中心に食事療法を実践してきたにもかかわらず、糖尿病性腎症が指摘されると、「たんぱく質制限が追加され、炭水化物や脂質の制限が緩和される」という一見矛盾した食事療法に変化すること。
  - 2017（平成29）年の新規透析導入患者の平均年齢は69.7歳であり、３万8,786人中65歳以上の患者が71.6%であったとの報告からも推定されるように、CKD患者は比較的年齢が高く、前述の高齢者特有の食事の問題点について配慮しなければならないこと。
- CKD患者の栄養食事指導を担当する管理栄養士は、たんぱく質摂取量、食塩摂取量などに関して蓄尿検査の結果や食事調査の記録などの情報から、迅速かつ正確な摂取栄養量を推定する技術が必要となる。また、病状の進行によりQOLへの影響が大きい疾患であるため、心理面からも患者に適切なフォローを行う必要がある。

COLUMN

CKD発症や進展のリスクファクター（危険因子）と減塩指導

CKDステージがＧ３～Ｇ５となるリスクファクターは、年齢、蛋白尿、血尿、高血圧、糖尿病、脂質異常症、喫煙であったと報告されている。特に高血圧は、血圧が高いほど蛋白尿が陽性となるリスクが高まり、蛋白尿２＋以上（試験紙法）では明らかに末期腎不全（end-stage kidney disease：ESKD）の発症が高くなることが示されている。

高血圧症は多くの場合、治療可能なリスクファクターであり、血圧を良好にコントロールすることは最も重要なCKD対策の１つと言われている。したがって、高血圧治療を目的とした減塩指導をまず十分に行う必要がある。しかし、実際に食事療法を行っている患者からは、「何ｇ程度に減塩できているのかわからない」とか、「減塩してもなかなか血圧が下がらない」という言葉を耳にする。食塩摂取量を正確に推定して患者にフィードバックする知識や、尿検査などの検査結果から食塩摂取量を推定して評価することが重要である。また、努力した割に血圧の低下効果が十分に表れないような患者の多くは、実際はまだまだ減塩が不十分な場合が多い。

では、食塩１gの減塩で、どの程度の血圧降下作用があるのだろうか。

食塩１gの減塩による血圧の低下効果は、1.0～1.2 mmHgとの報告がある。思いのほか減塩効果が少ないと感じられるかもしれないが、CKD患者の高血圧治療薬として多くの患者に処方されている「ARB」や「ACE阻害薬」は、摂取されている食塩の量により薬効が左右されてしまう。したがって、高血圧治療薬の薬効を高めるためにも、可能な限り減塩に努めるように指導することが非常に大切である。ただし、逆に度を過ぎた減塩は、低ナトリウム血症や食欲低下に伴う低栄養のリスクがあるため、現在では３～６gという適正範囲に収まるような減塩療法が推奨されている。

脳梗塞療養者のための栄養教育

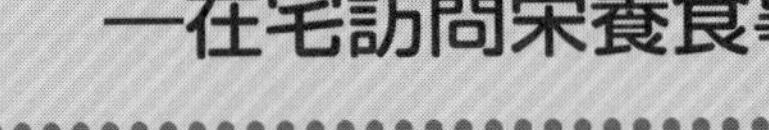

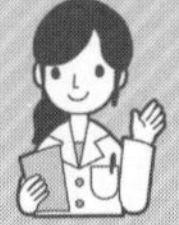

目的

- 在宅訪問栄養食事指導に必要な視点、アプローチ方法を理解し、療養者の栄養・身体・生活アセスメントから、栄養ケア・マネジメントの手順に示されている様式を用いた栄養ケア計画を作成し、それに基づいて指導することができる。

はじめに

わが国の65歳以上の人口は、2018（平成30）年９月15日現在3,557万人を超えており（国民の約４人に１人）、2040年に約3,920万人とピークを迎え、その後も75歳以上の人口割合は増加し続けることが予想されている。このような状況の中、団塊の世代（約800万人）が75歳以上となる2025年以降は、国民の医療や介護の需要が、さらに増加することが見込まれている。そこで、厚生労働省は団塊の世代が75歳以上となる2025年を目途に、重度な要介護状態となっても住み慣れた地域で自分らしい暮らしを人生の最後まで続けることができるよう、住まい・医療・介護・予防・生活支援が一体的に提供される地域包括ケアシステムの構築を推進している。

このように、医療や介護が必要な人の増加に伴い、これらの療養者に対する栄養ケアサービスの需要も増大することが予測される。住み慣れた地域で自分らしい暮らしを続けるための栄養ケアは、生活支援としての配食サービスや通所施設などで展開される栄養改善サービスおよび在宅訪問栄養食事指導などがあるが、これらへの取り組みは十分に行われているとは言えない現状にある。特に居宅療養管理指導の算定率は、医師・歯科医師が57.4%、薬剤師21.7%、歯科衛生士20.6%であるのに対し、管理栄養士はわずかに0.3%（１か月の件数は全国で3,000件）でしかない実状にあり、早急な対応が望まれている。

この在宅療養者への訪問栄養食事指導は、生活状況が多様で個別性が高いので難しい指導とも言われているが、在宅栄養ケアに必要な視点を整理していくことで訪問栄養食事指導は展開できる。在宅では、療養者の身体、栄養アセスメントに加え、生活状況のアセスメントが必須となる。療養者、家族の思いを十分にふまえ、栄養ケアの課題を明確にした取り組みが必要とされている。

以上をふまえて本実習では、在宅療養者に対する栄養教育として、在宅療養者に多くみられる脳梗塞療養者の栄養ケアを例に挙げ、在宅訪問栄養食事指導に必要な視点、アプローチ方法および栄養ケア・マネジメントの手順で作成した栄養ケア計画書を用い、在宅訪問栄養食事指導を行う。

学習者（療養者）の特性

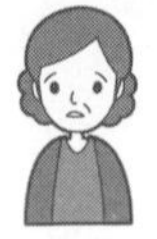

鈴木Hさんは、約４か月前に脳梗塞で急性期病院に入院した。その後、リハビリテーション病院に転院し、リハビリの甲斐あって今回退院することとなった。左半身に麻痺が残り、見守りや一部介助が必要となったが、本人と家族の強い希望で在宅療養に移行する。軽度の嚥下障害があり、家事のできない夫が介護者となることから在宅訪問栄養食事指導の依頼があった。

属性 生年月日（年齢）：昭和△年12月3日（76歳）、性別：女性、家族構成：夫78歳〔同じ敷地内の別棟に長男世帯（孫3人）、次男（独身）は他県、近くに長女夫婦（孫2人）が在住〕

既往歴 52歳：高血圧症にて内服開始、70歳：両白内障手術

現病歴

1月20日	脳梗塞を発症する。
1月26日	食事は嚥下困難にて経鼻から経管栄養を開始する。
2月10日	経管栄養を併用しながら、嚥下訓練を開始する（胃瘻造設も検討したが、家族・本人とも拒否）。
2月22日	リハビリテーション病院に転院する。
3月15日	嚥下機能が回復し、経口摂取量が増加したので経鼻チューブを抜去する。ただし、水分はむせることからとろみをつけている。
4月2日	退院後の方針を検討し、在宅療養の方向となるが、退院後の食事について不安がある。
4月18日	退院。

薬 降圧剤、胃薬、便秘薬

身体計測値 身長：148 cm、体重：40.5 kg

血液検査成績 〔4月11日（退院1週間前）〕 Hb：11.1 g/dL、TP：6.8 g/d、Alb：3.5 g/dL、WBC：7,100/μL、リンパ球割合：18.5%、Na：136 mEq/L、K：4.2 mEq/L、空腹時血糖：87 mg/dL、Cr：1.1 mg/dL、BUN：18 mg/dL

血圧 135/80 mmHg

退院前の食事内容 4月2日から減塩全粥食、水分はとろみつき、葉野菜は禁止

日常生活自立度 障害老人の日常生活自立度B2、認知症高齢者の日常生活自立度Ⅰ

介護認定 要介護2

ADL（日常生活動作）[1] 自立：寝返り・起き上がり、一部介助：移乗・着衣、全介助：歩行（車いす）・入浴・洗身・排泄、見守り・一部介助：食事

IADL（手段的日常生活動作）[2] 全介助：調理・買い物・掃除、一部介助：服薬状況・金銭管理

注1） ADL：activities of daily living
　2） IADL：instrumental activities of daily living

実習12－1

Hさんへの在宅訪問栄養食事指導を行う前に、必要な情報と、訪問依頼の方法を確認しよう。

【個人ワーク、グループワーク】

実習手順

STEP**1**▶在宅訪問栄養食事指導の対象要件を調べる。

STEP**2**▶Hさんの状態から、保険サービスが適用されるかどうかを確認する。さらに、医療保険と介護保険のどちらが適用されるのかを確認する。

STEP**3**▶在宅訪問栄養食事指導を行ううえで必要な情報を考える。

STEP**4**▶訪問依頼の電話をかける際に気をつけることを考える。

実習12－1のポイント

1．在宅訪問栄養食事指導の対象要件

在宅訪問栄養食事指導は、在宅の療養者であって通院または通所が困難なものに対して行う。

2．保険適用の判定

Hさんの状態から、保険算定の要件を満たしているかどうかで保険サービスか否かを区別し、さらに、医療保険か介護保険かを判定する。

- 介護認定を受けている療養者は介護保険が優先され、介護保険サービスを利用する。
- 介護保険での在宅訪問栄養食事指導は「居宅療養管理指導」と言い、管理栄養士が行う場合の基準で運用する。特に以下の法令・通知を確認する。
  - 「指定居宅サービスに要する費用の額の算定に関する基準」（平成12年厚生省告示第19号）

- 「指定居宅サービスに要する費用の額の算定に関する基準（訪問通所サービス、居宅療養管理指導及び福祉用具貸与に係る部分）及び指定居宅介護支援に要する費用の額の算定に関する基準の制定に伴う実施上の留意事項について」（平成12年老企第36号）
- 「居宅サービスにおける栄養ケア・マネジメント等に関する事務処理手順及び様式例の提示について」（平成18年老老発第0331009号）

●算定基準には、管理栄養士の行う居宅療養管理指導について、表12－1のプロセスを経ながら実施することとなっている。

表12－1　管理栄養士の行う居宅療養管理指導のプロセス

ア　利用者の低栄養状態のリスクを把握すること（以下「栄養スクリーニング」という。）。
イ　栄養スクリーニングを踏まえ、利用者の解決すべき課題を把握すること（以下「栄養アセスメント」という。）。
ウ　栄養アセスメントを踏まえ、管理栄養士は、医師、歯科医師、看護師、薬剤師その他の職種の者と共同して、利用者ごとに摂食・嚥下機能及び食形態にも配慮された栄養補給に関する事項（栄養補給量、補給方法等）、栄養食事相談に関する事項（食事に関する内容、利用者又は家族が主体的に取り組むことができる具体的な内容及び相談の実施方法等）、解決すべき事項に対し関連職種が共同して取り組むべき事項等を記載した栄養ケア計画を作成すること。また、作成した栄養ケア計画については、居宅療養管理指導の対象となる利用者又はその家族に説明し、その同意を得ること。
エ　栄養ケア計画に基づき、利用者に栄養管理に係る必要な情報提供及び栄養食事相談又は助言を実施するとともに、栄養ケア計画に実施上の問題（栄養補給方法の変更の必要性、関連職種が共同して取り組むべき事項の見直しの必要性等）があれば直ちに当該計画を修正すること。
オ　他のサービス等において食生活に関する配慮等が必要な場合には、当該利用者に係る居宅療養管理指導の指示を行った医師を通じ、介護支援専門員に対して情報提供を行うこと。
カ　利用者の栄養状態に応じて、定期的に、利用者の生活機能の状況を検討し、栄養状態のモニタリングを行い、当該居宅療養管理指導に係る指示を行った医師に対する報告を行うこと。なお、低栄養状態のモニタリングにおいては、利用者個々の身体状況等を勘案し必要に応じて体重を測定するなど、BMIや体重減少率等から利用者の栄養状態の把握を行うこと。
キ　利用者について、概ね３月を目途として、低栄養状態のリスクについて、栄養スクリーニングを実施し、医師の指示のもとに関連職種と共同して当該計画の見直しを行うこと。
ク　管理栄養士は、利用者ごとに栄養ケアの提供内容の要点を記録する。なお、交付した栄養ケア計画は栄養ケア提供記録に添付する等により保存すること。
ケ　指定居宅サービス等の人員、設備及び運営に関する基準第91条において準用する第19条に規定するサービスの提供の記録において利用者ごとの栄養ケア計画に従い管理栄養士が利用者の状態を定期的に記録する場合は、当該記録とは別に管理栄養士の居宅療養管理指導費の算定のために利用者の状態を定期的に記録する必要はないものとすること。

出所）「指定居宅サービスに要する費用の額の算定に関する基準（訪問通所サービス、居宅療養管理指導及び福祉用具貸与に係る部分）及び指定居宅介護支援に要する費用の額の算定に関する基準の制定に伴う実施上の留意事項について」平成12年老企第36号厚生労働省通知

●病院などの医療機関は、2000（平成12）年４月の介護保険制度施行時に指定居宅療養管理指導事業所としてみなし指定を受けている。

●在宅訪問栄養食事指導には、算定要件となる対象食が決まっている（Hさんの場合は高血圧症）。

３．在宅訪問栄養食事指導を行ううえでの必要な情報

在宅訪問栄養食事指導を行ううえで療養者の医療情報に加え、生活状況の情報は欠かせない。Hさんの特性に書かれた情報以外にどういった情報が必要になるのかを考える（ワーク12－１）。

ワーク12－１　在宅訪問栄養食事指導時に必要な情報

区分	内容	情報収集先
医療情報	例）主治医の指示内容、指示栄養量 嚥下評価結果と注意事項、咀嚼・口腔状態、リハビリ状況と今後の見通し、排泄・排尿状況、聴覚、認知機能、精神状況、コミュニケーション能力	医師、看護師、言語聴覚士、理学療法士、家族
生活情報	例）居住環境 居室・台所の状況、介護力、生活歴、居宅サービス計画（ケアプラン）、サービスの利用状況（週間サービス計画表）、本人・家族の思い	ケアマネジャー、ホームヘルパー、家族

４．訪問依頼の電話をかける際の留意点

訪問の依頼は、電話で行う（ワーク12－２）。最初に所属と職種を名乗り、電話で話す時間があるのかを確認する。電話では、訪問の日時を決めることと、それまでにしてほしいことを伝える。

ワーク12－2　訪問日を決める電話のシナリオ

最初に名乗る	○○病院の管理栄養士○○です。
今大丈夫かを聞く	いま少し時間をいただいてお話できますか？
用件を伝え、日時を決める	•奥さんの食事内容の件で訪問したいと考えています。ご都合のよい日を２日くらい教えていただけますか？ •わかりました。それでは○日の午前中にうかがってよろしいでしょうか？
前日の食事内容をメモするように依頼する	その際に１つお願いがあります。前日召し上がった食事内容をメモ程度で構いませんので記録していただけませんか？ 量や味つけ方法などは、訪問した際におうかがいします。
訪問日を復唱してあいさつをする	それでは、○月○日の10時頃におうかがいします。当日の朝にもお電話をさせていただきます。お大事にしてください。

実習12－２

Hさん宅への初回訪問で行った面接（インテーク面接）で収集した情報を整理しよう。

【個人ワーク】

実習手順

STEP❶▶表12－２、12－３は、初回訪問で聴き取ったHさんの生活状況と食事摂取状況である。食事内容から、エネルギーおよびエネルギー産生栄養素、食塩の摂取量を算出する。

STEP❷▶必要栄養量を算出し、栄養評価をする。

表12－２　初回の在宅訪問栄養食事指導で聴き取った生活状況

- 主食は、ご飯を炊き直してやわらかくしている。ご飯の1.5倍くらいになる。
- 全体としては、以前の７～８割くらいしかとれていないと思う。
- 料理は訪問介護員（ホームヘルパー）にお願いしているが、嚥下機能に適した料理がわからない。
- 買い物は、息子夫婦がしてくれる。
- 朝食は、冷蔵庫にあるものを夫が用意する。
- 平日の昼食はホームヘルパー、休日はお嫁さんか息子さんかお孫さんが用意する。
- 夕食は、ホームヘルパーがつくったものに息子夫婦の夕食のおかずを加えて食べる。
- お茶はとろみ剤を入れていたが、濃度が薄い。
- 果物はバナナかいちごをとっている。
- これまで自宅で漬物をつくっていたので、白菜漬けやたくあんが食べたい。
- 味つけは濃いほうが食べやすい。
- 左手が利かないので、よくこぼす。食器を落とすので、見守り・介助が必要である。
- スプーンに入る大きさだと食べやすい。
- 台所には必要な調理器具はそろっているが、自助食器は使っていない。
- 段差の解消、廊下、トイレ、浴室などに手すりは設置してある。
- 室内はバリアフリーなので、車いすでの移動に問題はないが、ほとんど動いていない。
- 退院後、便が出ていないので、量が食べられない、食欲もない。
- 夫は、移乗、排泄、身のまわりの世話をしてくれるが、夫自身も後期高齢者であり、負担が大きい。

表12－３　初回の在宅訪問栄養食事指導で聴き取った食事の摂取状況

朝食		昼食		間食		夕食	
食品名	量（g）	食品名	量（g）	食品名	量（g）	食品名	量（g）
やわらかご飯	150	やわらかご飯	150	ヨーグルト	100	やわらかご飯	150
塩鮭ほぐし	15	豆腐と牛肉の煮物		とろみ茶	150	煮魚	
梅干	10	豆腐	60			たら	70
のり佃煮	10	牛肉	40			生姜	2
バナナ	50	白菜	50			酒	5
とろみ茶	150	醤油	9			砂糖	2
		砂糖	3			醤油	6
		味噌汁				煮物	
		豆腐	30			里芋	60
		玉ねぎ	20			砂糖	2
		みそ	12			醤油	4
		だし汁	120			味噌汁	
		なめ茸のおろし和え				豆腐	30
		なめ茸	10			玉ねぎ	20
		大根	30			みそ	12
		醤油	3			だし汁	120
		とろみ茶	150			のり佃煮	10
						とろみ茶	150

実習12－2のポイント

1．エネルギー、エネルギー産生栄養素等摂取量の算出

表12－3から、Hさんのエネルギーおよびエネルギー産生栄養素、食塩の摂取量を算出する（ワーク12－3）。

ワーク12－3　エネルギー、エネルギー産生栄養素、食塩摂取量の算出

エネルギー：1,048 kcal　たんぱく質：52.7 g 脂質：17.8 g　炭水化物：167 g　食塩：11.0 g

2．身体計測値の評価と目標量の設定

身体計測の結果を評価する(ワーク12－4)。必要栄養量はHariss-Benedictの式や病態基準などから算出し、最も適切と判断する数値を選択してエネルギー、たんぱく質、食塩の目標量を決める。

ワーク12－4　身体計測値の評価と目標量の設定

身体計測値の評価	身長：148 cm　体重：40.5 kg、通常時体重：46 kg（入院前）、体重変化量：－5.5 kg（－12%、期間：４か月）、IBW：48.2 kg、BMI：18.5 kg/m^2、% UBW：88%、上腕周囲長：22.5 cm、% AC：91%、上腕三頭筋部皮下脂肪厚：12 mm、% TSF：86%、上腕筋囲長：18.7 cm、% AMC：93%
目標量の設定	●エネルギー：1,350 kcal ⇨Hariss-Benedictの式による設定 基礎エネルギー消費量（BEE）960 ×活動係数1.4[1]×ストレス係数1.0[2] ＝総エネルギー消費量（TEE）1,344 kcal 女性：BEE＝[655.1＋(9.56×体重40.5 kg)＋(1.85×身長148 cm)－(4.68×年齢76歳)]＝960 kcal ⇨病態基準による設定 標準体重48.2 kg×28 kcal＝1,350 kcal ●たんぱく質：50 g 推奨量：成人0.93 g/kg、高齢者1.03 g/kg 標準体重48.2 kg×1.03 g＝49.6 g ●食塩：６g未満

注１）活動係数1.4：ベッド外活動
　２）ストレス係数1.0：WBC正常、発熱なし

実習12－3

初回訪問で聴き取った内容から栄養スクリーニングと栄養アセスメント・栄養診断を行い、栄養ケア計画を作成しよう。

【個人ワーク、グループワーク】

実習手順

STEP❶▶家族の意向、主治医の指示、サービスの利用状況のほか、実習12－2の情報から解決すべき課題を明らかにする。

STEP❷▶栄養スクリーニングを行い、それらの結果を記録する。まずは個人で行い、その後グループで話し合う。

STEP❸▶栄養アセスメントと栄養診断を行う。まずは個人で行い、その後グループで話し合う。

STEP❹▶栄養ケア計画を作成する。まずは個人で行い、その後グループで話し合う。

STEP❺▶グループごとで作成した計画を発表する。

実習12－3のポイント

1．課題の抽出

家族の意向などをふまえ、解決すべき課題を明らかにする（ワーク12－5）。

2．栄養スクリーニング表および栄養アセスメント・モニタリング表への記録

初回の在宅訪問栄養食事指導で聴き取った内容から栄養スクリーニングと栄養アセスメント・栄養診断を行い、記録する（ワーク12－6、12－7、ワーク12－8）。

3．栄養ケア計画の作成

栄養スクリーニングと栄養アセスメント・栄養診断をふまえて、栄養ケア計画として①栄養補給・食事、②栄養食事相談、③多職種による課題の解決などを具体的に立案する（ワーク12－9）。

ワーク12－5 課題の抽出

本人・家族の意向	Hさん本人は、脳梗塞の再発予防に心がけ、リハビリに励んで自分でできることを増やして在宅生活を継続していきたいと考えている。また、家族は、幸い経済的には問題がないので、Hさんにとってよいことは何でもやってあげたいと考えている。Hさんの希望通り、在宅生活を続けられるようにサービスを使いながら支援する意向をもっている。
主治医の指示	指示栄養量：エネルギー1,350 kcal、たんぱく質50 g、食塩6g未満 無理のない範囲で減塩食の指導を行う。
サービスの利用状況	訪問診察：1回／2週 訪問看護（入浴介助、排便管理）：3回／週 訪問介護：5回／週、居宅療養管理指導（管理栄養士）：2回／月
解決すべき課題	●体重減少は、エネルギー不足（－300 kcal／日）が要因だと考えている。嚥下機能に合った食事形態の調整法がわからない（ホームヘルパーへの料理指導、夫：調理はできない）。 ●食塩の摂取量が多い。 ●食事中の見守りと介助が必要だが、介護者である夫の負担が増す。 ●食物繊維が少なく、便秘である。

ワーク12－6 栄養スクリーニングの記録

栄養スクリーニング（通所・居宅）

ふりがな	すずき　H	☑男　□女	□明□大☑昭	△年	12月	3日生まれ	76歳
氏名	鈴木　H	要介護度・病名・特記事項等	要介護度2 主病名：脳梗塞後遺症、高血圧症			記入者名： 作成年月日：　年　月　日 事業所内の管理栄養士・栄養士 □無　□有	

実施日	△年4月22日(記入者名)	年月日(記入者名)	年月日(記入者名)	年月日(記入者名)
身長(cm)※1	148 (cm)	(cm)	(cm)	(cm)
体重(kg)	40.5 (kg)	(kg)	(kg)	(kg)
BMI (kg/m²)※1 18.5未満	□無　☑有 (18.5 kg/m²)	□無　□有 (　kg/m²)	□無　□有 (　kg/m²)	□無　□有 (　kg/m²)
直近1～6か月間における3％以上の体重減少	□無　☑有 (5.5 kg/ 4か月)	□無　□有 (　kg/　か月)	□無　□有 (　kg/　か月)	□無　□有 (　kg/　か月)
直近6か月間における2～3kg以上の体重減少	□無　□有 (　kg/ 6か月)	□無　□有 (　kg/ 6か月)	□無　□有 (　kg/ 6か月)	□無　□有 (　kg/ 6か月)
血清アルブミン値(g/dL)※2 3.5 g/dL未満	□無　☑有 (3.5(g/dL))	□無　□有 (　(g/dL))	□無　□有 (　(g/dL))	□無　□有 (　(g/dL))
食事摂取量75％以下※3	□無　□有 (　％)	□無　□有 (　％)	□無　□有 (　％)	□無　□有 (　％)
特記事項 (医師、管理栄養士等への連携の必要性等)				

※1　身長が測定できない場合は、空欄でも差し支えない。

※2　確認できない場合は、空欄でも差し支えない。

※3　管理栄養士・栄養士がいない事業所の場合は、参考値とする。

＜低栄養状態のリスクの判断＞

上記の全ての項目が低リスクに該当する場合には、「低リスク」と判断する。高リスクにひとつでも該当する項目があれば「高リスク」と判断する。それ以外の場合は「中リスク」と判断する。

BMI、食事摂取量、栄養補給法については、その程度や個々人の状態等により、低栄養状態のリスクは異なることが考えられるため、対象者個々の程度や状態等に応じて判断し、「高リスク」と判断される場合もある。

リスク分類	低リスク	中リスク	高リスク
BMI	18.5～29.9	18.5 未満	
体重減少率	変化なし （減少3％未満）	1か月に3～5％未満 3か月に3～7.5％未満 6か月に3～10％未満	1か月に5％以上 3か月に7.5％以上 6か月に10％以上
血清アルブミン値	3.6 g/dL以上	3.0～3.5 g/dL	3.0 g/dL未満
食事摂取量	76～100％	75％以下	
栄養補給法		経腸栄養法 静脈栄養法	
褥瘡			褥瘡

ワーク12－7 栄養アセスメントの記録

栄養スクリーニング・アセスメント・モニタリング （施設）

ふりがな	すずき H	□男 □女	□明 □大 ☑昭	△年	12月	3日生まれ	76歳
氏名	鈴木 H	要介護度・病名・特記事項等	要介護度2 主病名：脳梗塞後遺症、高血圧症		記入者名： 作成年月日： 年 月 日		
身体状況、栄養・食事に関する意向	本人：脳梗塞の再発要望に心がけ、自分でできることを増やして在宅生活を継続したい。 家族：本人の希望通り、在宅生活を続けられるようサービスを使いながら家族としてできるだけのことはしたい。	食事の準備状況	買い物： 食事の支度： 地域特性：		家族構成とキーパーソン（支援者）	本人 ― 夫 別棟に長男世帯	

（以下は、利用者個々の状態に応じて作成。）

実施日		△年4月22日（記入者名）（プロセスを記入）[1]	年 月 日（記入者名）（プロセスを記入）[1]	年 月 日（記入者名）（プロセスを記入）[1]	年 月 日（記入者名）（プロセスを記入）[1]
低栄養状態のリスクレベル		低・中・㊣高	低・中・高	低・中・高	低・中・高
本人の意欲[2]（健康感、生活機能、身体機能など）		【 1 】 できることを増やしたい	【 】	【 】	【 】
低栄養状態のリスク（状況）	身長（cm）	148 （cm）	（cm）	（cm）	（cm）
	体重（kg）	40.5 （kg）	（kg）	（kg）	（kg）
	BMI（kg/m²）	18.5 （kg/m²）	（kg/m²）	（kg/m²）	（kg/m²）
	3％以上の体重減少	□無 ☑有（5.5 kg/4か月）	□無 □有（ kg/ か月）	□無 □有（ kg/ か月）	□無 □有（ kg/ か月）
	血清アルブミン値（g/dL）	□無 ☑有（ 3.5（g/dL））	□無 □有（ （g/dL））	□無 □有（ （g/dL））	□無 □有（ （g/dL））
	褥瘡	☑無 □有	□無 □有	□無 □有	□無 □有
	栄養補給法	□経腸栄養法 □静脈栄養法	□経腸栄養法 □静脈栄養法	□経腸栄養法 □静脈栄養法	□経腸栄養法 □静脈栄養法
	その他	%AC 91%、% TSF 86%、% AMC 93%			
食生活状況等	栄養補給の状態 ・食事摂取量 ・主食の摂取量 ・主菜、副菜の摂取量 ・その他（補助食品など）	80 % 主食 80 % 主菜 80 % 副菜 80 %	% 主食 % 主菜 % 副菜 %	% 主食 % 主菜 % 副菜 %	% 主食 % 主菜 % 副菜 %
	必要栄養量（エネルギー・たんぱく質など）	1,350 kcal 50 g	kcal g	kcal g	kcal g
	食事時の摂食・嚥下状況（姿勢、食べ方、むせ等）[3]	【 8・10 】 左側に麻痺があるので食事中見守り必要	【 】	【 】	【 】
	嚥下調整食の必要性の有無[4]	□無 ☑有 コード【 4 】 とろみ：□薄い ☑中間 □濃い	□無 □有 コード【 】 とろみ：□薄い □中間 □濃い	□無 □有 コード【 】 とろみ：□薄い □中間 □濃い	□無 □有 コード【 】 とろみ：□薄い □中間 □濃い
	その他の食事上の留意事項の有無（療養食の指示、食事形態、嗜好、禁忌、アレルギーなど）	□無 □有 （ 便秘 ）	□無 □有 （ ）	□無 □有 （ ）	□無 □有 （ ）
	食欲・食事の満足感[5] 食事に対する意識[5]	【 4 】 【 2 】	【 】 【 】	【 】 【 】	【 】 【 】
	他のサービスの使用の有無など（訪問介護、配食など）	□無 ☑有 （訪問診療、訪看、ヘルパー）	□無 □有 （ ）	□無 □有 （ ）	□無 □有 （ ）
	その他（食習慣、生活習慣、食行動などの留意事項など）				
多職種による栄養ケアの課題（低栄養関連問題）[6]					
①褥瘡 ②口腔及び摂食・嚥下 ③嘔気・嘔吐 ④下痢 ⑤便秘 ⑥浮腫 ⑦脱水 ⑧感染・発熱 ⑨経腸・静脈栄養 ⑩生活機能低下 ⑪閉じこもり ⑫うつ ⑬認知機能 ⑭医薬品 ⑮その他		□無 ☑有【 ②、⑤ 】 ②嚥下レベルに合った食事の提供 ⑤緩下剤によるコントロール	□無 □有【 】	□無 □有【 】	□無 □有【 】
特記事項					
評価・判定	問題点 ①食事摂取・栄養補給の状況（補助食品、経腸・静脈栄養など） ②身体機能・臨床症状（体重、摂食・嚥下機能、検査データなど） ③習慣・周辺環境（食・生活習慣、意欲、購買など） ④その他	□無 ☑有【①、②、③】 ①食事量が不足しやすく、食塩をとり過ぎる。 ②体重を減少させない。 ③介護者の負担が大きい。	□無 □有【 】	□無 □有【 】	□無 □有【 】
	総合評価	□改善 ☑改善傾向 □維持 □改善が認められない	□改善 □改善傾向 □維持 □改善が認められない	□改善 □改善傾向 □維持 □改善が認められない	□改善 □改善傾向 □維持 □改善が認められない

1）必要に応じて プロセス（スクリーニング、アセスメント、モニタリング）を記入する。

2）「1：よい」「2：まあよい」「3：ふつう」「4：あまりよくない」「5：よくない」から【 】へ該当数字を記入し、必要な事項があれば記載する。

3）「1：安定した正しい姿勢が自分でとれない」「2：食事に集中することができない」「3：食事中に傾眠や意識混濁がある」「4：

歯（義歯）のない状態で食事をしている」「5：食べ物を口腔内に溜め込む」「6：固形の食べ物を咀しゃく中にむせる」「7：食後、頬の内側や口腔内に残渣がある」「8：水分でむせる」「9：食事中、食後に咳をすることがある」「10：その他」から【　】へ該当数字を記入し（あてはまるものすべて）、必要な事項があれば記載する。
4）嚥下調整食が必要な場合は、日本摂食嚥下リハビリテーション学会の嚥下調整食コード分類を記入する。
5）「1：大いにある」「2：ややある」「3：ふつう」「4：ややない」「5：全くない」から【　】へ該当数字を記入し、必要な事項があれば記載する。
6）問題があれば、□有 にチェックし、【　】へその番号を記入。必要な事項があれば記載する。
※スクリーニングにおいては、把握可能な項目（BMI、体重減少率、血清アルブミン値（検査値がわかる場合に記入）等）により、低栄養状態のリスクを把握する。
※利用者の状態及び家族等の状況により、確認できない場合は空欄でもかまわない。

ワーク12－8　HさんのPES報告

体重、入院前から5.5 kg（－12%）が減少し、BMI 18.5 kg/m^2、Alb 3.5 g/dL、エネルギー充足率77%であることから（S）、嚥下機能に見合った料理がわからなく便秘にて食欲がなくなっていることを原因とする（E）、エネルギー摂取量不足（P）と栄養診断する。

ワーク12－9　栄養ケア計画の作成

栄養ケア計画書　（通所・(居宅)）

氏名　　鈴木　H　　殿		計画作成者：	初回作成日：　○年４月22日
		所属名：　○○○	作成（変更）日：　　年　月　日
医師の指示	□なし　☑あり　（要点：無理のない範囲で減塩食を　　指示日：4/20）		
利用者及び家族の意向	本人：再梗塞を起こさないようにし、自分でできることを増やし自宅で生活したい。 家族：家に居たいという希望なので、在宅サービスを使いながらできるだけのことはしたい。	説明と同意日 年　月　日	
解決すべき課題(ニーズ)	低栄養状態のリスク（　低　・　中　・　(高)　） ①嚥下機能に合った食事がわからず、エネルギーが不足している。②食塩の摂取量が多い。 ③食事中の見守りと介助が必要である。④食物繊維も少なく便秘である。	サイン	
長期目標(ゴール)と期間	嚥下機能に見合った食事を不足なく摂取する。 食塩をとり過ぎない（脳梗塞の再発を予防する）。 期間：６か月	続柄	

短期目標と期間		栄養ケアの具体的内容	担当者	頻度	期間
①栄養補給・食事	嚥下機能に見合った食事をとる。	①やわらかい料理をつくる。食材は繊維を断つように切り、よく火を通す。調理法は煮る、蒸す、ゆでるを多くする。 ②とろみ濃度を一定にする。あんかけ料理を増やす。 ③エネルギー補給の間食、主食の増量などを進める。	ホームヘルパー 管理栄養士 介護者	5回／週 2回／月 毎日	3か月 3か月 3か月
	食塩摂取量を減らす。	①梅干し、佃煮類を減らす。 ②汁物は昼食だけにし、量を2分の1に減らす。 ③料理の味つけを薄くして、砂糖の使い方を減らす。			
②栄養食事相談	やわらかい食事形態の調理法を覚える。	①嚥下機能に適した食品、料理を覚える。 ②調理担当者のホームヘルパー、家族に調理法を教える。 ③とろみ剤の量を決め、あんのつけ方を教える。 ④口に入れやすい大きさに切る。自助食器を紹介する。	ホームヘルパー 管理栄養士 〃 〃	5回／週 2回／月 〃 〃	2か月 1か月 〃 〃
	食塩のとり方を覚える。	①食塩の多い食品とそのとり方を覚える。 ②調味料の使い方を教え、1食の使用量を決める。	ホームヘルパー 管理栄養士	5回／週 2回／月	2か月 1か月
③多職種による課題の解決など	体重を減少させない。	①体重測定をする。 ②栄養素等摂取量を確認し、エネルギーを十分にとらせる。 ③全身の状態を管理する。 ④ホームヘルパーさんの調理内容を把握する。	看護師 管理栄養士 主治医 管理栄養士	2回／週 2回／月 1回／月 2回／月	3か月 3か月 3か月 3か月
	排便をコントロールする。	①緩下剤の服用の確認と排便の管理を行う。 ②食物繊維、油脂類を補給させる。	看護師 管理栄養士	2回／週 2回／月	3か月 3か月
特記事項					

栄養ケア提供経過記録

月　日	サービス提供項目

実習12－4

作成した栄養ケア計画に基づき、Hさんへの在宅訪問栄養食事指導を想定して、ロールプレイを行ってみよう。

【グループワーク】

実習手順

1組5～6人のグループをつくり、管理栄養士役1人、療養者（Hさん）役1人、介護者（Hさんの夫）役1人、主任ホームヘルパー役1人、観察者1～2人を決めて、実習5－3（p.57参照）と同様の実習手順で進める。

●在宅訪問栄養食事指導のシナリオの一部（例）

Hさん：　介護者：　ホームヘルパー：　管理栄養士：

- 管理栄養士：お邪魔します。○○病院の管理栄養士の○○です。先日、契約で訪問させていただきましたが、本日は具体的なお食事のお話をさせていただくためにまいりました。お願いします。
- Hさん：うん。
- 介護者：はい。
- 管理栄養士：また、○○訪問介護事業所の方にも同席をお願いしました。**（名刺を差し出し、主任ホームヘルパーとの名刺交換をする）**
- ホームヘルパー：はじめまして。○○訪問介護事業所の○○です。今日は、実際にサービスに入っているスタッフからも食事について質問をいくつか聞いてきていますので、いろいろとうかがいたいと思います。
- 管理栄養士：わかりました。Hさん、今日は顔色がいいですね。その後、食欲などはどうですか？
- Hさん：おいしく食べられるようになった気がする。
- 介護者：そうか？　食べる量は変わっていないね。
- ホームヘルパー：つくっている料理は変わっていませんが、残らないようになったかも知れません。
- 介護者：この人じゃなくてわしが食べとる。
- ホームヘルパー：まあ～、そうでしたか。
- 管理栄養士：そうなんですね。今日は、先回お邪魔した時にうかがいました情報から栄養ケア計画をつくってきておりますので、簡単に説明させていただきますね。**（栄養ケア計画書をHさん、介護者、ホームヘルパーに渡す）**
- Hさん：字が細かいね。
- 介護者：見えんな……。
- ホームヘルパー：ありがとうございます。
- 管理栄養士：そう、小さい字ですので聞いてもらえますか？　これは栄養ケア計画書と言います。一番上に鈴木様のお名前、そして主治医の○○先生の指示、先生は「無理のない範囲の減塩食を指導して下さい」と言っています。鈴木様の意向は「再梗塞を起こさないように、自分でできることを増やし自宅で生活したい」。ご主人は「在宅サービスを使いながらできるだけのことはしたい」とおっしゃっています。その上で栄養上の課題ですが、1つ目の課題は、入院前より体重が減っており、エネルギーが足りていないと思われます。その理由として、嚥下機能に合った食事がわかりにくいことが考えられます。2つ目の課題は、食塩を多くとっていることがあります。3つ目の課題は、ご主人が食事中の見守りや介助などの仕事が増えたこと、4つ目の課題は、食事の量が少なくなりましたので、それに伴って食物繊維も少なくなり、便秘傾向であることです。
- Hさん：うん……、そうかな。
- 介護者：そうだ。わしの仕事は増えたな。
- ホームヘルパー：そうですね。ご主人様は協力的でよくやってくれています。
- 管理栄養士：そうですか。ご主人が協力的でよかったですね。栄養の目標ですが、「嚥下機能に見合った食事を不足なく摂取することと食塩をとり過ぎないこと」としていますが、今日はホームヘルパーさんにもきてもらっていますので、とろみの濃度のつけ方と料理の味つけの要点を説明しますね。
- Hさん：味は薄味だよ。

そうだ。昔に比べたら薄いな。わしは物足りない。
はい、味つけは難しいです。とろみはこれを使っています。
わかりました。ではその前に、具体的な栄養ケアの計画は次回の訪問時にも順次説明させていただきますが、この内容で承認いただきましたら、こちらにサインか印鑑をお願いします。
お父さん、印鑑。
ここに押すんか？
はい、そちらにお願いします。ありがとうございます。一部ご自宅に保管してくださいね。
はい。
今お使いのとろみ剤ですが、先日見せていただきました時に少しゆるいように思いました。このお使いのカップに、いつものお茶の量を入れていただけますか？
お父さん。
私が入れましょう。このくらい入れていますか？
そう、だいたいそんなもんだ。
それでは計量カップをもってきましたので、一度計ってみましょう。どのくらい入っていると思いますか？
100 mLくらいかね。
そんなもんだろう。
意外と多かったですね。下が太めのカップですので７分目でも180 mLですね。
そんなにあったか。
意外と多く入りますね。
ここに、このとろみ剤をどのくらい入れていますか？
１本を３回に分けている。
そうですか。そうしますとこれは１本2.5 gですので、１回0.8 gくらいですね。この商品ですと薄いとろみで１％、中くらいで２％、濃いケチャップ状で３％くらいの濃度と言われていますので、最低でも1.8 gこの８割くらい入れていただきたいですね。
そんなに多くか？　最初、多く入れたらダマになったんで減らしたんだ。
そうですか？　ダマになってしまったのですね。今のお茶が180 mLですが、もう少しお茶を増やして200 mLにしてとろみ剤を１本入れたらどうでしょうか？
そうするとわかりやすいと思いますが、１本でダマにならなければよいのですが……。
最初に１本入れられてダマになったのは、コーヒーに入れるスティックの砂糖のように一度にさっと入れられたのかも知れませんね。とろみ剤は、スプーンで混ぜながらゆっくりと加えていくとダマにならないですよ。
病院でもそのように言っていたね。
ああ、そうかな。
わかりました。他のホームヘルパーにもそのように伝えます。
では、200 mLのところにしるしをつけさせていただきますので、お茶を200 mL入れてこれを１本ゆっくり入れるようにしていただけますか？
わかった。
承知しました。
ジュースなどの飲料も200 mLに１本の濃度でお願いしますね。ただ、とろみが安定する時間は、ジュースなどは10分くらいかかりますので、入れてすぐに飲まれますと濃度がついてないことになりますから注意してくださいね。
ふ～ん。難しいね。
10分は長いな。忘れそうだ。
お茶以外の飲料の場合は、しばらく待つように伝えます。
そうですね。10分は長いですね。よく飲まれる飲み物は、お茶以外に何がありますか？
他の飲み物は、そんなに飲んでないよ。
飲まんな。
お味噌汁は、どうすればいいですか？

そうですね。お味噌汁はお昼と夜に召し上がっていましたが、どちらかだけにして、汁も半分に減らしていただきたいのですがいかがでしょうか。
お父さん、どうする？
お前がよければ、わしはいいけど……。
私たちは、つくる量を減らせばいいのですか？
そうですね。あまり少ない量はつくりにくくなりますが、一度につくる量を決めて、みその量も決めてしまったらどうでしょうか？
何だか味気ないね。
大丈夫ですよ。おいしい味噌汁のつくり方と基本の量を後で（台所で）ホームヘルパーさんに教えておきますからね。その時にとろみ剤の量も決めましょう。
お願いします。
味噌やだしの量を決めてもらうとわかりやすいですね。みんな同じような基準でつくるようにします。
では、味つけの仕方については、実際に今日つくってもらう料理を見ながら、今からホームヘルパーさんと台所に行って調味料の分量なども説明しておきますね。おいしい料理ができあがりますよ。
はい。
頼みます。
わかりました。それでは、台所でよろしくお願いします。

COLUMN

実際に訪問したら玄関でどうするの？

実際に療養者のお宅を訪問する場合、初回の訪問なのかそれとも継続訪問なのか、また、療養者の生活環境によっても異なるが、原則、玄関のドアは自分で開けて「お邪魔します。○○病院の○○です」と大きな声で名乗って自分から入っていくようにする。この時、玄関で出迎えの家族が出てくるまで待っていることがないように、在宅で療養されている方の支援者としての訪問ということを自覚し、療養者や家族の負担にならないように注意する必要がある。また、オートロックで入れないなど、それぞれのお宅で入り方が異なるので、事前に訪問時の入り方も聞いておくことが必要である。そして、家の中に入ったら、最初に療養者の顔などの様子を見に行き、十分に話ができない病状の場合でも声かけをすることを忘れないようにする。さらに、指導後の帰宅時も同様に、療養者自身が話すことができない状態でも、必ず声かけをして帰るようにする。

第Ⅳ部

実習事例・症例編

集団を対象とした栄養教育・栄養指導

実習13 保健センターにおける妊婦のための栄養教育

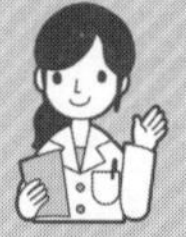

目的

- 妊娠期の特性、栄養上の問題点を理解し、疾病に罹患していない初産の妊婦を対象とした妊娠・授乳中の適切な栄養管理、体重管理のための栄養教育を実践することができる。

はじめに

妊婦・授乳婦の栄養状態は、母体だけでなく胎児の発育および出生後の生涯にわたる健康維持にも大きく影響を与えることから、妊婦・授乳婦の適切な栄養管理は、母体の体力の消耗を防ぎ、健康な子どもの出生に貢献する。したがって、妊婦・授乳婦への栄養教育の目的は、妊娠・出産に伴う心身状態の変化を理解し、適切な栄養管理と体重管理を行い、妊娠期に起こりやすい疾病を未然に防ぐことである。また、妊娠・授乳期の対象となる年代は、10歳代から50歳代までと幅広く、各ライフステージの特徴をふまえた栄養教育が必要である。加えて近年では、若い女性の食習慣・食生活の乱れや低体重（やせ）の者の割合が増加傾向にある一方で、出産年齢が高齢化して35歳以上の出産率が増加し、高齢妊娠に伴う妊娠高血圧症候群の重症者の割合が高くなっていることも考慮する必要がある。

行政機関である市町村の保健センターやクリニックなどの医療機関などでは、妊婦とそのパートナーを対象に「母親教室」や「両親教室」といった集団教育の場が企画・実施されており、妊婦が母子健康手帳を受け取る際などに参加を案内されることが多い。主な目的は、妊娠中の母親の身体管理、親となる心構え、育児の実際などを学び、さらに、安全な分娩、妊娠中の不安の解消、産後の円滑な育児の開始を図ることができるように、孤立しがちな母親同士の地域での仲間づくりを支援する。また、パートナーが妊婦疑似体験などにより妊婦をよく理解し、新生児の沐浴やケアなど育児をサポートする技術を身につけることで育児参加を図るように計画されている。母親教室・両親教室のプログラムの内容は実施機関によって異なるが、保健師、助産師、管理栄養士、歯科衛生士などが企画運営にあたり、各職種が専門分野を担当する。その中で管理栄養士は、妊娠中の栄養や食事、調理技術など栄養教育の内容を担当する。

以上をふまえて本実習では、C市保健センターで実施される妊娠・授乳期における栄養教育のうち、妊婦やそのパートナーを対象として母親教室・両親教室の栄養教育を行う。

学習者の特性

C市の保健センターでは、妊婦を対象として様々なテーマで教室を開催している。今回は、C市に居住する妊娠中期（初産）の女性を対象とした「母親教室」の2回目（3回で1クール）として妊娠期の栄養教育を企画運営することになった（表13－1）。参加者はC市の広報誌やホームページなどで募集した。申込書には質問票があり、参加希望者に回答をしてもらった。質問票の結果は次の通りである。

属性 **人数**：初産、妊娠中期の女性20名（20～24週、疾病などはない）、**年齢**：22～35歳、**家族構成**：両親と同居している者はいない（里帰り出産を含まない）

身体状況 **体格（身長・体重）**：現在の数値を記入（体重は妊娠前も記入）、**妊娠前の体格**：全員が適正範囲内（BMI：18.5～24）、**体格に関する意識**：「体重を毎朝測定している」「体重増加が気になる」合わせて15名

食生活状況・食意識 **（複数回答）**
「朝食欠食」５名、「主食・主菜・副菜を意識してそろえるようにしている」15名、「特定の栄養素を意識している（食塩、カルシウム、鉄、葉酸など）」10名、「食欲が増進している」８名、「食欲があまりない」３名

自由記述 **（気になること、知りたいこと）**
簡単でバランスのよいメニューとレシピ、外食や加工品の活用の可否、アルコール飲料の可否

その他生活状況など **（複数回答）**
「便秘」15名、「貧血（健診で診断された者を含む）」12名、「運動不足」10名、「睡眠不足」６名、「むくみ」６名、「初めての妊娠で漠然とした不安感がある」５名、「たばこがやめられない」３名

表13－１　C市保健センター母親教室のプログラム（３回で１クール）

開催回数・時間	テーマ	内容	担当者
１回目 13：15～15：30	もうすぐママに	• 妊娠中の生活、妊婦体操 • お産の話	• 保健師 • 助産師
２回目 13：15～15：30	健やかファミリーのために	• 強い歯の子に育てよう • 妊娠中の食事、これからの食生活	• 歯科衛生士 • 管理栄養士
３回目 10：00～12：30	楽しく子育て	• 赤ちゃんとの生活について • 先輩ママの出産・育児体験談	• 保健師

実習13－１
栄養教育のためのアセスメントを行い、目標を設定しよう。
【グループワーク（実習前に各自で文献調査を行う）】

実習手順

STEP1▶事前に各自治体などで開催されている母親学級の実績から、母親学級全体がどのような目的、目標、内容で行われているか、また、その中で栄養教育がどのような目標や内容で行われているかを調査する。さらに、妊娠期・授乳期の特徴などをふまえて、妊産婦の集団栄養教育の意義について考える。

STEP2▶１組３～４人のグループをつくり、母親教室のプログラム（表13－１）で２回目に行う栄養教育の目標を設定するために、対象集団に事前に行った質問票による調査の結果から健康上の問題点を検討し、課題を抽出する。その際には、事前学習で各自が文献調査したこともふまえて、グループ内で活発にディスカッション

を行う。

STEP3▶抽出した課題から優先課題を特定し、栄養教育の目標を設定する。

実習13－1のポイント

1．妊婦を対象とした集団栄養教育の意義

●近年、核家族化および夫婦共働きの家庭が増え、以前と比較して、親や周囲から妊娠前後の情報を得ることが容易とは言えないので、妊婦は不安や悩みを抱えやすい。マスコミュニケーションの情報も氾濫しており、正しい情報を適確に伝える必要がある。

●若い女性の中には、妊娠前から朝食の欠食とともにエネルギーや各栄養素の摂取量が必要量を下回る者が見受けられ、適切に食品を選択したり、食事を準備するために必要な知識や技術が不足している者も多く、妊娠後においても、必要な摂取量が確保されていない状況にある。近年、低出生体重児の割合も増加しているが、その要因は、母親のやせ、妊娠中の低栄養・体重増加抑制、喫煙などと言われている。諸外国の研究報告によれば、低栄養状態の子宮で育った子どもは、成人後の生活習慣病の発症につながる可能性も示唆され、生涯を通じた健康への影響が懸念されている。

●妊婦の体重増加量については、妊娠前の体型を考慮する（表13－2）。

●市町村の保健センターは、母子保健法に基づき、妊産婦に母子健康手帳を交付して健康診査を実施するとともに、妊婦を対象とした集団教育として母親（または両親）教室を企画・実施している。栄養教育をこの教室プログラムの中に位置づけて、妊婦の食意識・食行動を是正し、妊娠期・授乳期の合併症の予防、胎児・新生児の健やかな成長および生涯の健康の維持・増進をめざしている。

●妊娠期・授乳期の母体の特性および「健やか親子21（第２次）」に基づく指針やガイドラインについて理解しておく。

2．課題の抽出・目標の設定

●妊婦を対象とした集団栄養教育は、妊娠中期である安定期（５～７か月）に入ってから実施されることが多い。妊娠中期以降、授乳期までの特性、栄養上の問題やトラブルなどを国および地方自治体の刊行物などから情報を収集して整理する。学習者の立場から求める情報や身につけたい技術、あるいは、教育者の立場から学習者が必要としている知識や技術などについて両者の立場から考える（ワーク13－１）。

●健康診査の結果や質問票の回答など事前に得られる情報から栄養アセスメントを実施し、課題を抽出して目標を設定する（ワーク13－２）。

表13－２　妊娠中の体重増加指導の目安＊1

妊娠前の体格＊2		体重増加量指導の目安
低体重（やせ）	18.5未満	12～15kg
普通体重	18.5以上25.0未満	10～13kg
肥満（１度）	25.0以上30.0未満	７～10kg
肥満（２度以上）	30.0以上	個別対応 （上限５kgまでが目安）

注）＊1　「増加量を厳格に指導する根拠は必ずしも十分ではないと認識し、個人差を考慮したゆるやかな指導を心がける。」産婦人科診療ガイドライン産科編2020　CQ010　より

＊2　日本肥満学会の肥満度分類に準じた。

出所）厚生労働省「妊娠前からはじめる妊産婦のための食生活指針～妊娠前から、健康なからだづくりを～　解説要領」2021年　p.15

ワーク13－1　**学習者の問題点の検討・課題の抽出**

属性・身体状況	妊娠全期間を通しての体重増加量 妊娠前の体格BMI 18.5～24の場合：10～13 kg
食生活状況・食意識	●朝食欠食 ●１食ごとのバランス（主食、主菜、副菜のそろえかた)、「妊産婦のための食事バランスガイド」の付加ＳＶ ●妊娠期・授乳期に必要な各栄養素に関する知識（食塩の制限、カルシウム・鉄・葉酸・食物繊維の摂取） ●食欲増進（合併症への恐れ：妊娠高血圧症候群、妊娠糖尿病など） ●食欲不振（妊娠性貧血、低体重児の出産など） ●簡単でバランスのよいメニュー（付加栄養量が摂取できるメニュー）とレシピの作成 ●外食や加工品の活用の可否 ●アルコール飲料の禁止について
その他生活状況など	●運動不足、睡眠不足 ●漠然とした不安感がある ●たばこがやめられない ●便秘、貧血、むくみ

ワーク13－2　**アセスメント結果に基づいた対象集団の栄養教育の目標設定**

【学習目標】行動目標に必要な知識、態度、スキルなど
●食生活で不足しがちな鉄、カルシウム、食物繊維が多く含まれる献立を学ぶ。 ●「妊産婦のための食事バランスガイド」の付加量を理解して、主食、主菜、副菜、牛乳·乳製品、果物のとり方を学ぶ。
【行動目標】結果目標を達成させるために必要な生活習慣の目標（実行の有無の評価）
●食事バランスガイドのSVをもとにして、欠食せず三食とも主食、主菜、副菜をそろえるように意識し、規則的でバランスのとれた食生活を送る。 ●食塩のとりすぎや、食物繊維、カルシウム、鉄、葉酸の不足など、特にこの時期に気をつける栄養素の摂取を意識して食事をする。 ●定期的に体重を測定して自己の観察、記録、評価を行う。
【環境目標】個人、集団の行動目標を達成するために、いつ、どこで、どのような環境をつくるか
●保健センターで実施されている母親教室などに参加して地域での仲間づくりをする。
【結果（アウトカム）目標】学習内容を反映させた最終結果としての望ましい栄養素等の摂取状況
●妊娠期・授乳期における疾病の予防と改善のために正しい知識を身につけ、適切な食生活を続ける。

実習13－2

Ｃ市保健センター母親教室のための栄養教育計画（全体計画および学習指導案）と教材を作成しよう。

【グループワーク】

実習手順

STEP 1 ▶Ｃ市保健センター母親教室のプログラムをふまえて、妊娠中期の初妊婦を対象とした栄養教育の全体計画を作成する。

STEP 2 ▶STEP１で作成した全体計画に基づいて、母親教室２回目（実施時間80分程度）の学習指導案を作成する。講義、体験学習、グループワークを組み合わせた学習形態で検討する。

STEP 3 ▶STEP２で作成した学習指導案に基づいて使用する教材を具体的に検討し、教材作成計画案を作成する。複数の教材が必要な場合には、教育のポイントを絞って、その教育に必要な教材のみ作成する。

STEP 4 ▶STEP３で作成した計画案に沿って教材を作成する。

実習13－2のポイント

1．母親教室のための栄養教育計画（全体計画・学習指導案）の作成

- C市保健センター母親教室のプログラムから、母親学級全体の目的、目標、内容をふまえたうえで、ワーク13－2で設定した目標を達成するための栄養教育の全体計画を作成する（ワーク13－3）。
- ワーク13－3で作成した全体計画に基づいて、学習指導案を作成する（ワーク13－4）。
- 参加する妊婦のニーズおよび体調などを考慮し

ワーク13－3　母親教室における栄養教育計画（全体計画）

テーマ		妊娠期の食生活を知ろう
ねらい		妊娠・出産に伴う心身状態の変化を理解し、妊娠、分娩、産褥期および授乳期における母子の健康を維持・増進させるために必要な栄養について理解し、適切な栄養管理を実践することによって母体の疾病を予防する。また、胎児・新生児が生涯にわたって健康を維持・増進することをめざす。
学習者		● 妊娠中期の女性（初産、22～35歳）20名 ● 妊娠を機に母親教室への参加を希望していることから行動変容の意欲はみられる。栄養バランスや特定の栄養素を意識して摂取し、すでに適切な行動を始めている妊婦（6か月未満）と、簡単でバランスのよいレシピなどを学びたいと感じ、行動は始めているがなかなか軌道に乗らない妊婦が想定される。 ● 行動変容ステージ：準備期～実行期
場所・設備		C市保健センターの講堂と調理室（講堂の後ろに妊婦用の休憩コーナーを設営する）
スタッフ		● 管理栄養士 ● 調理デモと試食の時の調理補助者1、2名（食生活改善推進員、ボランティア学生） ● 休憩コーナーのスタッフ1、2名（保健師）
頻度・時間		母親教室（1教室3回）の1回分の後半（80分程度）
目標	学習目標	● 食生活で不足しがちな鉄、カルシウム、食物繊維、葉酸が多く含まれる献立を学ぶ。 ● 「妊産婦のための食事バランスガイド」の付加量を理解して、主食、主菜、副菜、牛乳・乳製品、果物のとり方を学ぶ。
	行動目標	● 食事バランスガイドのSVをもとにして、欠食せず三食とも主食、主菜、副菜をそろえるように意識し、規則的でバランスのとれた食生活を送る。 ● 食塩のとりすぎや、食物繊維、カルシウム、鉄、葉酸の不足などに気をつけて、この時期に特徴的な栄養素の摂取を意識して食事をする。 ● 定期的に体重を測定して自己の観察、記録、評価を行う。
	環境目標	● 保健センターで実施されている母親教室などに参加して地域での仲間づくりをする。
	結果目標	● 妊娠期・授乳期における疾病の予防と改善のために正しい知識を身につけ、適切な食生活を続ける。
評価	企画評価	● 妊娠期の栄養特性をふまえたうえで、栄養課題や個人要因･環境要因の評価を行うことができたか。 ● 優先課題の決定と目標の設定は適正だったか。 ● 学習形態の選択、教育内容、教材は適正だったか。 ● 評価計画の設定は適正だったか。 評価指標：教室開催中に企画に関する評価票をもとに各教育者が評価する。
	経過評価	● 企画（計画）通りに教育を実施することはできたか。 ● 学習者の習得状況や参加態度はどうだったか、自己効力感は高まっているか（学習目標の達成度を測る影響評価として重ねて扱ってもよい）。 評価指標：教室の参加者にアンケート調査を行い、その結果をもとに教育者間で自己評価を行う。
	影響評価	● 行動目標、学習目標、環境目標の達成状況はどうか。 評価指標：乳児6か月健康診査と1歳児健康診査の時に「母親教室同窓会」を開催し、参加者にアンケート調査（妊娠期から現在までの食生活の振り返りなど）を実施して評価する。
	結果評価	● 結果目標は達成されたか。 評価指標：教室の開催前および各月齢・年齢の健康診査時にアンケート調査を実施して評価する。アンケート調査は3歳児健康診査まで実施して2年程度の状況を把握し、適切な食生活を継続しているかについて評価する。

ワーク13－４　母親教室における栄養教育計画（学習指導案）

過程	内容	ポイント	教材	他のスタッフの活動
導入 ５分	●あいさつ、今日の流れについて	●学習者は４人１グループで５グループに分かれて着席する。メンバーは１回目から継続する。 ●グループ内でコミュニケーションがとれているかどうか、学習者の表情を確認する。 ●この回の前半（歯科衛生士担当）から同席する。		●調理室（別室）で準備 （ヘルスメイト、ボランティア学生） ●休憩コーナーでの対応 （保健師）
展開 60分 （20分）	「妊娠期の食生活について」 ●栄養特性 ●不足しがちな栄養素 ●食生活上の問題点と改善策	【講義】 ●栄養特性、不足しがちな栄養素、食生活上の問題点などわかりやすくゆっくりした口調で話す。	●妊娠中の食事についてのリーフレット ●「妊産婦のための食事バランスガイド」 ●主菜、副菜、果物を各１SV追加するためのセルフモニタリングシート	
（10分）	「今日の料理について」 ●献立のポイント ●作り方、注意点	【デモンストレーション】 ●調理は実施しないため、レシピをもとにポイントをわかりやすく説明する。巡回時にも必要に応じて補足する。	●妊娠中の簡単レシピリーフレット	●調理室から搬入 （ヘルスメイト、ボランティア学生）
（30分）	●試食、片づけ	【試食】 ●講義内容、実習内容の疑問、質問に対応しながら巡回する。		●配付 ●片づけ補助
	●意見交換	【座談会（円卓式討議法）またはバズセッション】 ●参加者を観察する。食生活上の不安の解消に努めると同時に、その他の情報についても他のスタッフと情報を共有する。		●休憩コーナーでの対応 （保健師）
まとめ 15分	●今日のおさらい ●質疑応答 ●次回の内容 ●アンケート調査票の記入と回収	●不安を抱えたままになっていないか、疑問の解決ができているかについて確認する。		

て、開催方法（回数・時間・内容など）や学習形態（講義、グループ討議、調理デモンストレーション、調理実習など）を決定する。今回は、２回目の時間配分を45分「歯科衛生士担当」、10分「休憩」、80分「管理栄養士担当」と想定した。

●１回（80分間）の集団栄養教育の場合、「講義＋グループ討議」「講義＋調理実習」など複数の学習形態を組み合わせて実施することが多い。グループ討議では、グループダイナミクスが生じるようにグルーピングに留意する。例えば、居住地の近い者同士、または、年齢の近い者同士を同じグループにし、「仲間づくり」のきっかけとする。また、調理実習などの具体的な体験学習は、技術を習得することができ、私にもできるという学習者の自己効力感が高まるようにする。

２．教材の作成

例として、学習指導案の「展開」の過程で使用する教材として、妊娠期の食生活の留意点やレシピを紹介するリーフレット（Ａ４判）を作成する（計画案：ワーク13－５、教材例：ワーク13－６）。

ワーク13－5　教材作成計画案（例）

学習者	妊娠初期の女性（20～30歳代）
種類	リーフレット（Ａ４判）
使用場面（設定）	●講義で概要を説明する際に使用する。 ●自宅に持ち帰って日常の食事に活用してもらう。
栄養教育の効果	●講義の理解を深めることができる。 ●自宅でいつでも見直せることで知識の定着を図ることができる。
参考文献	●厚生労働省「妊産婦のための食生活指針」 ●厚生労働省「妊産婦のための食事バランスガイド」 ●日本栄養士会「健康増進のしおり2012-3 妊娠期・授乳期こそ、バランスの良い食事を！―妊産婦にとって望ましい食生活―」（http://www.dietitian.or.jp/goods/teaching/healthbn/2012-3.html）

ワーク13－6　教材の例（リーフレット）

【妊娠中の栄養素別おすすめ食材】

赤ちゃんとママの栄養素別おすすめ食材

妊娠中とくに摂りたい栄養素をおすすめ食材とともに紹介します

●葉酸　ビタミンB群のひとつで水溶性ビタミン。赤血球をつくり出す働きがあり、胎児の神経管欠損という先天性異常のリスクを軽減します。

ブロッコリー

ビタミン類がたっぷりで、抗酸化力のある緑葉色野菜です。選び方は、濃緑で花蕾が固く引き締まっているものを。

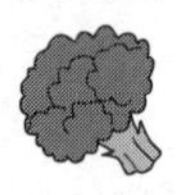

いちご

ビタミンCも豊富で、食欲のないときにも洗って食べられます。全体がツヤツヤしているものを選んで。

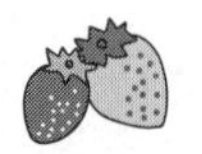

納豆

鉄、カルシウムと合わせて３拍子そろった妊婦さんにうれしい食品です。手軽に食べられるので便利。

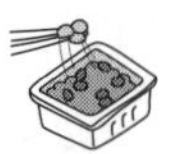

●カルシウム　からだの機能の維持や調節に欠かせないミネラルのひとつ。妊娠中は、赤ちゃんの骨や歯を作るためにカルシウムが必要になります。

牛乳

肥満が気になる場合には低脂肪のものを選びましょう。

高野豆腐

鉄分もたっぷりの乾物の王様。栄養満点の大豆製品です。長期保存ができるところも魅力。

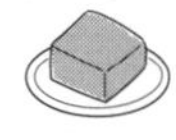

小魚

おやつとして食べられる、日本人にとってなじみ深い食品。味つきの場合は塩分・糖分に気をつけて。

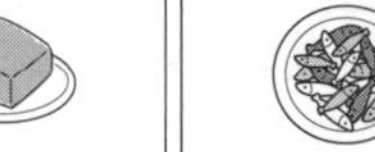

出所）厚生労働省 平成29年度子ども・子育て支援推進調査研究事業「妊娠中・産後のママのための食事BOOK」2018年 p.11を一部改変
https://www.jri.co.jp/MediaLibrary/file/column/opinion/pdf/180331_ninsanpu_recipe2.pdf

【妊娠中の簡単レシピ】

簡単・おいしい！ おすすめメニュー

重ね煮
（１人分：エネルギー197 kcal　塩分1.7 g　カルシウム57 mg）

●材料（４人分）

材料	分量
豚モモ肉薄切	160 g
酒・しょうゆ	各小さじ１（下味）
キャベツ	200 g
玉ねぎ	150 g
じゃがいも	150 g
にんじん	80 g
しょうゆ	大さじ２
砂糖	小さじ１と１／２
ピーマン	１個
卵	２個

●作り方
①豚肉は、ひとくち大に切って酒としょうゆで下味をつける。
②にんじんとじゃがいもは短冊切り、玉ねぎは薄切り、キャベツは３～４cm角、ピーマンはせん切りにする。
③材料を２等分して「キャベツ→玉ねぎ→じゃがいも→にんじん→豚肉」の順に、鍋（又はフライパン）に重ねる（２回）。
④上記③に、しょうゆと砂糖をまわしかけたらふたをして弱火で15～20分加熱する（焦げに注意）。
⑤野菜と肉に火が通ったら、上にピーマンを散らして、卵を溶いてまわしかけ、ふたをして加熱する。

ほうれん草のキッシュ風
（１人分：エネルギー218 kcal　塩分1.0 g　カルシウム208 mg）

●材料（４人分）

材料	分量
ほうれん草	300 g
玉ねぎ	100 g
ベーコン	40 g
バター	大さじ１
こしょう	少々
ピザ用チーズ	80 g
卵	２個
牛乳	80 cc

●作り方
①ほうれん草はサッとゆで、冷水にとってから水気をよく絞り、１cmの長さに切る。
②玉ねぎは薄切り、ベーコンは１cm幅に切る。
③バターを溶かして、玉ねぎを２～３分炒め、ベーコンと①のほうれん草も加えて、こしょうで味を調える。
④耐熱皿に③を入れ、卵と牛乳を混ぜ合わせてかけ、チーズをのせたら、トースターで５分程度焼く。

かぼちゃのクリーム煮
（１人分：エネルギー107 kcal　塩分0.5 g　カルシウム55 mg）

●材料（４人分）

材料	分量
かぼちゃ	280 g
牛乳	160 cc
マーガリン	大さじ２／３
塩	少々
砂糖	小さじ１

●作り方
①かぼちゃは、ひとくち大に切る。
②鍋にかぼちゃ、牛乳、マーガリン、塩、砂糖を入れて弱火にかけ、かぼちゃがやわらかくなるまで煮る。

牛乳もち
（１人分：エネルギー98 kcal　塩分0.1 g　カルシウム66 mg）

●材料（４人分）

材料	分量
牛乳	200 cc
片栗粉	１／３カップ
きなこ	大さじ３
砂糖	大さじ１と１／２

●作り方
①きなこと砂糖は混ぜ合わせて、バットに広げておく。
②鍋に牛乳と片栗粉を入れて、しゃもじで混ぜながら中火で加熱する。かたまり始めたら弱火にして１分くらいよく練る。
③餅状になった②を①のバットに入れきなこでまぶし、指で切るようにして小さな団子にする。
注）取り出した牛乳もちは熱いのでやけどに注意し、きなこをまぶしながら作業する。

出所）松戸市「ママパパ学級テキスト」2018年　p.44
http://www.city.matsudo.chiba.jp/kosodate/ninshinshussan/ninsintyuu/mamapapa/text.html

その際には、次の点に留意する。

- 学習者（妊娠初期の20～30歳代の女性）が知りたい情報とは何かを理解して必要な情報を絞ってわかりやすく表現する。
- 行動変容に結びつく内容にする。手本となる人をモデリングすること、自分でできそうだと自信をもつこと（自己効力感：セルフエフィカシー）、結果への期待を高くもてることにより、学習者の意識を高め、自己学習に結びつく。
- わかりやすく教材を作成するには、次の点に留意する。
  - 情報量を調整する。あまり詰め込んでも学習効果が期待できない。
  - 目的（タイトル、本文など）に合わせて、文字の種類、大きさを調整する。
  - 言葉・文章・語句の使い方については、学習者に合わせる。
  - 絵・写真・グラフなどの活用は、内容をわかりやすくし、興味をひくために効果的である。
  - 色については、原色や中間色の使い方、組み合わせ方、量などに注意を払うことが大切である。
- 国および各地方自治体、日本栄養士会などがすでに作成し、その時の学習者に合った教材で自由に使用できるものであれば、活用してもよい。

実習13－３

作成した栄養教育計画の内容を発表し、模擬授業を実施して、評価してみよう。

【グループワーク、全体ワーク】

実習手順

STEP1▶役割分担を行う。教育者（管理栄養士）役３人、学習者（妊婦）役10人、観察者３人を１グループとする。

STEP2▶発表時間は20分とし、次の流れで発表と評価を行う。

①栄養教育計画（全体計画・学習指導案）および母親教室の状況設定の説明（５分）

②実習13－２で作成した教材を使用する場面を中心とした模擬授業の実施（10分）

③グループ内での評価（５分）

STEP3▶教育者役は、模擬授業本番前に練習（リハーサル）を行い、教育者役の中での役割、時間配分などについて最終確認をしておく。

STEP4▶教育者役は、発表を行う。

STEP5▶発表が終わったら、学習者役、観察者が、教育者役の教育内容や方法、話し方などについて評価（他者評価）を行う（ディスカッション）。また、教育者役も自己評価を行う。他者評価と自己評価を比較検討し、改善点がある場合は、学習指導案・教材などを改善する。

実習13－３のポイント

１．模擬授業の際の留意点

- 模擬授業では、学習者が妊婦であることを意識し、親しみやすい話し方を心がけ、話し方や身振りにも注意を払うようにする。また、学習者の反応にも十分注意する。
- 発表する組は、学習者・観察者の組が模擬授業の内容を理解したうえで評価できるよう、はじめに栄養教育計画のテーマ、目的、目標、場の設定（学習指導案の流れと、その中で今回発表する模擬授業の部分の位置づけなど）、評価方法などについて、わかりやすく伝える。
- 学習者・観察者の組は、教育内容および発表態度の評価を行う。教育内容については、学習者が初産の妊婦であることを念頭に置き、不安が解消できているか、出産・授乳に向けた栄養・食事管理に向けて具体的に実施しやすいものとなっているか、チェックシートなどで自己管理能力を身につけてもらえそうかなどを評価する。また、自分が教育者として発表した内容と比較しながら観察する。

2．栄養教育の評価とフィードバック

- 栄養教育は、計画から実施までの過程を振り返り、評価することにより、さらに教育効果を上げることができる。発表後の自己評価および他者評価をもとにグループ、さらにクラス全体で評価し合う（ディスカッション）。
- ディスカッションの内容および教員からの講評については各自で記録しておき、次の栄養教育に活かす。事後学習として、今回発表した学習指導案、教材を見直して修正版を作成し、見直し・改善したイメージをより具体化しておくとよい。

COLUMN

妊婦の魚介類の摂食と水銀の影響について

2005（平成17）年11月2日付で、厚生労働省より「妊婦への魚介類の摂食と水銀に関する注意事項」が出された〔2010（平成22）年6月1日改訂〕。魚介類を通じた水銀摂取が胎児に影響を与える可能性を懸念する調査結果報告に基づき、妊婦向けには、次の事項に注意しつつ魚介類を摂食するよう心がけることを促している。

わが国における食品を通じた平均の水銀摂取量は、食品安全委員会が公表した妊婦を対象とした耐容量の6割程度であって、一般に胎児への影響が懸念されるような状況ではありません。
魚介類は健やかな妊娠と出産に重要である栄養等のバランスのよい食事に欠かせないものです。本注意事項は、妊婦の方々に水銀濃度が高い魚介類を食べないように要請するものではありません。また、本注意事項は胎児の保護を第一に、食品安全委員会の評価を踏まえ、魚介類の調査結果等からの試算をもとに作成しました。水銀濃度が高い魚介類を偏って多量に食べることは避けて、水銀摂取量を減らすことで魚食のメリットを活かすこととの両立を期待します。

妊娠時の食生活および生活習慣は、胎児の発育への影響も大きい。妊娠・出産に不安を感じ、精神的に不安定になるケースも多くみられる。栄養教育実施者の対応として、正しい情報をわかりやすく伝えることにより、学習者のストレスを軽減し、適切な生活習慣を確立するための支援をめざしたい。

表13－3　妊婦が注意すべき魚介類の種類とその摂食量（筋肉）の目安

摂食量（筋肉）の目安	魚介類
1回約80 gとして妊婦は2ヶ月に1回まで（1週間当たり10 g程度）	バンドウイルカ
1回約80 gとして妊婦は2週間に1回まで（1週間当たり40 g程度）	コビレゴンドウ
1回約80 gとして妊婦は週に1回まで（1週間当たり80 g程度）	キンメダイ メカジキ クロマグロ メバチ（メバチマグロ） エッチュウバイガイ ツチクジラ マッコウクジラ
1回約80 gとして妊婦は週に2回まで（1週間当たり160 g程度）	キダイ マカジキ ユメカサゴ ミナミマグロ ヨシキリザメ イシイルカ クロムツ

（参考1）マグロの中でも、キハダ、ビンナガ、メジマグロ（クロマグロの幼魚）、ツナ缶は通常の摂食で差し支えありませんので、バランス良く摂食して下さい。
（参考2）魚介類の消費形態ごとの一般的な重量は次のとおりです。
寿司、刺身　一貫又は一切れ当たり　15 g程度
刺身　一人前当たり　80 g程度
切り身　一切れ当たり　80 g程度
出所）厚生労働省「妊婦への魚介類の摂食と水銀に関する注意事項」2005年（2011年改訂）

14 保育所における親子への食育
—3歳児料理教室による体験学習—

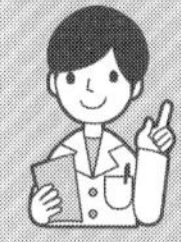

目的

- 保育所を利用する3歳児の特性を知り、食生活の問題点をとらえ、料理教室を開催するためにブレインストーミングによって多くのアイデアを出し合うことができる。そこで出されたアイデアを整理して料理教室の計画を立案し、保護者向けの教材を作成することができる。
- 料理教室の実施を想定した管理栄養士・栄養士の働きかけを具体的に考えることができる。
- 保護者へのソーシャルサポートプランをグループでつくり、食育を支援する方法について6－6式討議法で発言する能力を養う。

はじめに

幼児期は、生涯にわたる人間形成の基礎が培われる重要な時期である。保育所では、2017（平成29）年3月に改定（平成30年4月に施行）された「保育所保育指針」を基本として、全職員の共通理解をもとに、保育の一環として「食を営む力」の育成に向けた食育を行っている。

各保育所は保育の全体像を包括的に示した全体計画を示し、それに基づく指導計画、保健計画、食育計画などについて、保育内容の領域を踏まえて作成する。保育期間や保育時間の長短、子どもの発達、心身の状態、家庭の状況などに配慮して課題を明確化し、食育を位置付けてPDCAサイクルの流れで計画的に取り組む。保育の経過や結果について評価および改善を行う。

保育所保育指針の第3章「健康および安全」の「食育の推進」に示された食育の目標は「健康な生活の基本としての『食を営む力』の育成に向け、その基礎を培うこと」であり、子どもの生活と遊びの中で食体験を積み重ね食事を楽しんで成長していくことが望まれる。毎日の食事を生きた教材として活用し、野菜の栽培や収穫、調理など身体感覚を伴う体験をすることによって幼児期の子どもの興味・関心は広がる。食べることは五感を刺激し、味、形状、色、香り、咀嚼音などの要素による食感（テクスチャー）を楽しむことができ、調理体験によって、子どもはさらに食べ物に関心をもち、五感を通して様々な感覚や知覚を得て自ら調理にかかわろうとする意欲をもつようになる。年間計画に各種の体験学習を取り入れ、まわりのおとなが見守る中で知識・技能を習得することができ、自己の主体性を形成して自信をもつことにつながっていく。また、2012（平成24）年には、厚生労働省が「保育所における食事の提供ガイドライン」を示し、それに基づく食事提供がなされている。食育と食事提供を一体的に実施し、保護者との連携を深めて家庭における食育の推進につなげ、さらに地域との連携・協力により食育活動の内容を充実させる。

食に関する課題を明確にするには、日常の子どもの姿や保護者アンケートの結果などからとらえ、子どもの発育・発達状況、家庭環境や生活状況などの実態を考慮して把握する。保護者に対しては、育児に関する不安や困惑の対処に応えつつ、子どもの生活リズムを整えること、家族そろって楽しく食事をすること、家庭の味、食文化を伝承することなど、家庭における食育の助言・指導を行う。

本実習では、保育所での保育の一環として３歳児料理教室を開催する場合の計画の立案、実施、評価とソーシャルサポートの方法について学ぶ。

学習者の特性

Ａ保育所では、毎日の保育を通して食事リズムの確立、食事準備の体験、コミュニケーションなどを通して豊かな体験を積み重ねていく取り組みを行っている。Ａ保育所に通所している３歳児（16名）の様子と、その保護者へのアンケート調査の結果は次の通りである。

保育所での３歳児の様子

▶保育所へ通っているので、毎日の生活リズムが整ってきている。

▶食べ物の偏りが生じてきている。野菜の苦手な子どもが目立つ。

▶食べ物の味がわかるようになり、慣れない味に抵抗を示すこともある。

▶食事を通してあいさつや食器の持ち方を身につけている。

▶色彩やにおいに敏感で、見た目などによって食欲が左右されやすい。

▶保育所での間食は午後に１回で、手作りのものを食べている。

▶休日の間食は不規則になっていて、甘いお菓子やスナック菓子を好む傾向にある。

▶家事に興味があり、おままごと（～ごっこ）の遊びをする。

▶Ａ保育所には、食物アレルギーの子どもはいない。

保護者のアンケート調査結果

(n=16、単位：%)

１．子どもの日常行動についての把握	
手を使わずにひとりで階段をのぼれる。	100
衣服の着脱を自分でしたがる。	100
自分の名前が言える。	100
歯磨きや手洗いができる。	100
よく噛んで食べる習慣はある。	88
ままごとやごっこ遊びができる。	75
遊び友達がいる。	81
何でも自分でやりたがる。	94
お母さんなどといろいろ話をするのは好き。	81
お母さんと離れて遊ぶことができる。	88
後片づけ、整理整頓ができる。	69
２．保護者自身の不安・悩みについて	
子育てを相談できる人はいる。	44
子育てについて心配なことがある。	63
３．家庭での間食の与え方について	
時間を決めて与える。	22
欲しがる時に与える。	44
特に気をつけていない。	38
市販の甘い菓子（焼菓子）に偏る。	75
スナック菓子を与える。	63
栄養価に注意している。	13
自由記述（保護者からの意見など）	
•子どもから保育所のおやつを要求されるのでレシピと作り方を知りたい。 •コンビニエンスストア、ファーストフード店で市販の菓子は手軽に入手しやすく便利だと感じているが、甘いものや油っこいものに偏ることが心配である。 •保育所以外で子ども同士のかかわりが少ないことが気がかりである。 •子育てについての不安感、負担感がある。	

実習14－１

家庭での間食のとり方から課題を抽出し、料理教室の企画を立案しよう。

【個人ワーク、グループワーク、全体ワーク】

実習手順

STEP❶▶３歳児の家庭での間食のとり方に着目して課題を抽出する。

STEP❷▶１組５～７人のグループをつくり、司会者１人を決めて、各自で抽出した課題を改善するための「３歳児料理教室の企画」をテーマにブレインストーミングを行う。ブレインストーミングを進める際には、次の点に留意する。

①グループの司会者は、決められた時間内に１人３回ほど発言の順番をまわすようにする。

②発言者は、思いついたことを記録紙（付箋）に書き、順番に新しいアイデアを必ず発言する。

③模造紙に付箋を貼って分類・整理し、共通点のあるアイデアをグループでまとめる。安全に配慮することを明確にしつつ打開策を見出す。

STEP❸▶模造紙を使用して各グループが発表し、さらに整理して全体でまとめる。

ワーク14－１　間食の与え方に関する課題の抽出とメニューの提案

「保育所での３歳児の様子」から	評価
休日の間食が不規則になっている。	△
甘いお菓子（焼菓子）やスナック菓子を好む傾向がみられる。	△
食べ物の偏りが生じてきている。野菜の苦手な子どもが目立つ。	△
慣れない味に抵抗を示す。	△
あいさつや食器の持ち方が身についている。	○
色彩やにおいに敏感で、見た目などによって食欲が左右されやすい。	△
「保護者のアンケート調査結果」から	**評価**
時間を決めて与える。	△
欲しがる時に与える。	△
特に気をつけていない。	△
市販の甘い菓子に偏る。	×
スナック菓子を与える。	×
栄養価に注意している。	×
課題（評価が×の項目）を是正するための提案	
●甘味を抑え、食品本来の味に慣れる。 ●塩分・脂質の少ない食品を与える。 ●不足しがちな野菜や大豆製品を間食に取り入れる。	
具体的なメニューの提案	
●にんじんマフィン ●豆腐白玉	

注）評価：「○：良い」「△：やや良い」「×：良くない」

実習14－１のポイント

１．間食の与え方に関する課題の抽出

●保育所での間食は午後に１回と決まっていて、子どもの様子も管理栄養士・栄養士が把握しているので、家庭での与え方（時刻、内容、保護者の意識）に着目して、アンケート調査結果、保護者からの意見を考慮してメニューを作成する（ワーク14－１）。

●食品の味、色彩、においなど五感を発達させるように工夫しながら食材を活用する。

２．ブレインストーミングによる料理教室の企画の検討

ブレインストーミングで得た記録をもとに、グループで３歳児料理教室の企画を検討する（ワーク14－２）。その際には、次の点に留意する。

●ブレインストーミングは、各自が自由なアイデアを多く出し合うようにして、相手のアイデアを制限するような発言はしない。

●「目的」と「期待される効果」を明確にし、子どもの間食の役割を正しく把握しておく。

●保育所保育指針の保育の領域（表14－１）、保育所における食育の推進（表14－２）、を参考にしながら、料理教室を実施するねらいなどを確認する。

表14－1　保育の領域

領域	領域の説明
健康	健康な心と体を育て、自ら健康で安全な生活をつくり出す力を養う。
人間関係	他の人々と親しみ、支え合って生活するために、自立心を育て、人と関わる力を養う。
環境	周囲の様々な環境に好奇心や探求心をもって関わり、それらを生活に取り入れていこうとする力を養う。
言葉	経験したことや考えたことなど自分なりの言葉で表現し、相手の話す言葉を聞こうとする意欲や態度を育て、言葉に対する感覚や言葉で表現する力を養う。
表現	感じたことや考えたことを自分なりに表現することを通して、豊かな感性や表現する力を養い、創造性を豊かにする。

出所）厚生労働省「保育所保育指針」（「第２章 保育の内容」）2017年　pp.33-47より抜粋

表14－2　保育所における食育の推進

（1）保育所の特性を生かした食育

ア．保育所における食育は、健康な生活の基本としての「食を営む力」の育成に向け、その基礎を培うことを目標とすること。

イ．子どもが生活と遊びの中で、意欲をもって食に関わる体験を積み重ね、食べることの楽しみ、食事を楽しみ合う子どもに成長していくことを期待するものであること。

ウ．乳幼児期にふさわしい食生活が展開され、適切な援助が行われるよう、食事の提供を含む食事計画を全体的な計画に基づいて作成し、その評価および改善に努めること。栄養士が配置されている場合には、専門性を生かした対応を図ること。

（2）食育の環境の整備等

ア．子どもが自らの感覚や体験を通して、自然の恵みとしての食材や食の循環・環境への意識、調理する人への感謝の気持ちが育つように、子どもと調理員等の関わりや、調理室など食に関わる保育環境に配慮すること。

イ．保護者や地域の多様な関係者との連携および協働の下で、食に関する取り組みが進められること。また、市町村の支援の下に、地域の関係機関等との日常的な連携を図り、必要な協力が得られるよう努めること。

ウ．体調不良、食物アレルギー、障害のある子どもなど、一人一人の子どもの心身の状態等に応じ、嘱託医、かかりつけ医等の指示や協力の下に適切に対応すること。栄養士が配置されている場合は、専門性を生かした対応を図ること。

出所）厚生労働省「保育所保育指針」（「第３章 健康及び安全」）2017年　pp.52-53

ワーク14－2　３歳児料理教室の企画：ブレインストーミングの記録

１．目的

- 子どもが意欲をもって調理を体験し、食品本来の味を楽しむことができる。
- 食材や調理する人への感謝の気持ちが育つようにはたらきかける。

２．期待される効果［保育の領域］

- 協同で作業するので、コミュニケーション能力を養うことができる。［人間関係・言葉］
- 食べ物の味がわかるようになり、慣れない味にも挑戦できる。［健康・環境］
- 色彩やにおい、見た目などに興味をもち、食べる意欲を引き出し食べた感想を話すことができる。［環境・表現］
- 食事づくりの自主性を養う。［健康・環境］
- 食事を通してあいさつや食器の持ち方を身につけることができる。［言葉・人間関係］
- 食事のマナーや衛生的な食品の扱い方などを体験的に学ぶことができる。［環境・人間関係］

３．メニュー

- ３歳児ができる簡単な料理を選び、試作を行って決定する。
- 果物、乳製品、野菜類、いも類など食事でとりにくい食品を使う。
- １日のエネルギー量の10～20%程度を目安とする。
- グループの人数（４人分）で調理する。
- 家庭で調理できるメニューを選ぶ。
- 行事食にちなんで伝統を伝えることができる。

４．子どもの作業

- 事前に作業手順を把握し、下ごしらえをする部分を決めておく。
- 子ども用の包丁、キッチンばさみなどの用具を確認する。
- 参加人数、調理室の器具、調理台の高さなどの条件を把握する。
- 混ぜる、丸める、盛りつけるなど安全な作業を選ぶ。
- 仲間と協力して作業ができるように促す。

５．留意点

- ３歳児の身体的特徴と健康な生活のあり方を考慮して企画する。
- 参加しやすいように、日時、集合・終了時刻、場所、持ち物などに配慮する。
- 案内状に持ち物（エプロン、頭覆い、手ふきタオル、上履きなど）を記載しておく。
- 実習保険に加入する。事前に参加者の氏名、住所、性、年齢を把握する。
- 調理台につく人数を４人と決めて、友人同士を組み合わせて配置する。
- 同伴の保護者が見守るスペースを確保する。
- 同伴の保護者と乳児などに育児室（床絨毯、ベッド、タオルケットなど）を準備する。
- 目的に応じて部屋に飾りつけをする。

- 子どもが生活と遊びの中で意欲をもって食事づくりや準備にかかわる体験を積み重ね、食べることを楽しみ、食事を楽しみ合う子どもに成長するための基礎づくりとして考える。
- 間食は食事で不足する栄養量を補い、楽しみ、休息、気分転換の効果をもたらすという基本を理解しておく。
- 食事でとりにくい食品（果物、牛乳・乳製品、野菜類、いも類、穀類など）を中心に、１日のエネルギー量の10～20%にあたるおおよそ150～200 kcal程度とする。
- ３歳児が主体的になって調理を体験し、安全であることはもちろん、五感で楽しめる内容とする。
- 調理作業では「３歳児の作業」「おとながサポートする作業」「おとなが作業をして３歳児が観察する作業」の区別を明確にしておく。
- ３歳児の運動機能、着脱、手洗い、コミュニケーション能力、保護者から離れた遊び、ままごとへの興味など発達段階を理解しておく。
- ３歳児の料理教室での調理体験は、仲間と協同で行う調理操作であることから、コミュニケーションが深められるように工夫する。

実習14－２

料理教室の栄養教育計画と、保護者を案内するための食育だよりを作成しよう。

【グループワーク】

実習手順

STEP 1 ▶実習14－１のグループ内のメンバーを２つに分け、栄養教育計画を作成するメンバーと食育だよりを作成するメンバーを決める。

STEP 2 ▶計画作成メンバーは、実習14－１のブレインストーミングで出されたアイデアをもとに、３歳児の発達段階に応じた体験学習による「３歳児料理教室」の栄養教育計画を作成する。学習指導案は90分間で作成する。食育だより作成メンバーは、保護者に向けて、間食の必要性、間食メニューの紹介、３歳児料理教室の案内などについてＡ４判１枚にまとめる。

STEP 3 ▶栄養教育計画に基づき、メンバー全員で調理前の身支度、爪の長さの確認、手洗い、グループづくり、調理中の友達との協同作業などを具体的にシミュレーションしておく。

実習14－２のポイント

１．栄養教育計画の作成

- 体験学習は、学習者が知識・技能を習得し、その経験が自信につながっていく効果があるので、学習者である３歳児の発達段階を考慮した内容にする。
- ３歳児が興味をもってできる調理作業とその効果を考える（表14－３）。その際には、特に安全に配慮する場面、五感で楽しめる場面を想定しておく。
- ６Ｗ１Ｈ１Ｂ（who「誰が」、whom「誰に」、what「何を」、when「いつ」where「どこで」、why「なぜ」、how「どのように」、budget「予算はいくら」）の要素を基本として計画する。

表14－３　３歳児ができる安全な調理作業とその効果

調理作業	効　果
混ぜる（和える）	２種類以上の食品を容器に入れて用具を使って撹拌する。友達が協力して、撹拌しやすいように容器を押さえる。食品が混ざり合う様子を目で見て、においも感じることができる。
つぶす	やわらかくなった状態の食品をマッシャーなどでつぶす。ビニール袋に食品を入れて袋をもんでつぶすと触感を体験し、形状の変化を楽しむことができる。
丸める	団子のように手で丸い形をつくる。弾力を感じ、形をそろえてつくることを学ぶ。
容器に入れる	用具を使って容器に入る量を目測することができる。また、適量を容器に入れて、等量に分けることを学ぶことができる。
盛りつける	彩りよく盛りつけ、誰かに食べてもらう気持ちを感じ、もてなす心、感謝の心を感じることができる。

ワーク14－３　３歳児料理教室における栄養教育計画（全体計画）

テーマ		間食を子どもたちでつくろう
ねらい		•何でも自分でやりたがるこの時期に、子どもが生活と遊びの中で意欲をもって食にかかわる体験を重ね、食べること、食事づくりを楽しむことができるようになるとともに、望ましい食習慣の啓発・指導を行う。 •五感などの身体感覚を伴う体験をして、仲間とともに食べ物に関心をもつことができる。
学習者		•16名および付き添いの保護者 •食べ物の好き嫌いがはっきりしてくる時期で、食事よりもスナック菓子や甘い菓子を好む傾向がある。保護者は、子どもが自然の食品にふれて食事づくりを体験し、「自分でつくった」という満足感を得て楽しむことで好き嫌いをしないことを願っている。 •行動変容ステージ：関心期
場所		Ａ保育所
スタッフ		管理栄養士・栄養士、保育士
期間・頻度・時間		２回／１か月間、90分／回（13時30分～15時）
目標	学習目標	•食材の名前を覚える。 •食事づくりの楽しさがわかる。 •食事づくりに必要な簡単な技術を身につける。
	行動目標	•保育所で仲間と共に給食を楽しむ。 •家庭で調理の手伝いを行うようになる。
	環境目標	•おとなが見守り、調理の手伝いをする機会を増やす。
	結果目標	•食事づくりを楽しむようになる。
評価	企画評価	•保育所での３歳児の様子や保護者アンケート調査結果の評価は適正だったか。 •間食の与え方に関する課題の抽出と目標の設定は適正だったか。 •調理メニュー、配布資料など、教材は適正だったか。 •参加人数と補助スタッフは適切であったか。時間配分はよかったか。 •料理教室のアンケート調査表は適正だったか。
	経過評価	•企画（計画）通りに料理教室を実施することはできたか。 •学習者の習得状況や参加態度はどうだったか、自己効力感は高まっているか（学習目標の達成度を測る影響評価として重ねて扱ってもよい）。
	影響評価	•行動目標、学習目標、環境目標の達成状況はどうか。 ⇨自宅で手伝いをする機会が増えてきたか。 評価指標：手伝いが増えたらシールをもらう。 ⇨スナック菓子や甘い菓子に偏らず、食べ物に興味をもつようになったか。 評価指標：連絡帳に自宅の間食を記入してもらう。
	結果評価	•結果目標は達成されたか。 ⇨食事づくりを楽しむようになったか。 評価指標：好き嫌いや手伝いの頻度についてアンケート調査を行う。

特に、具体的な人数、持ち物（エプロン、頭覆い、ふきん、手ふきタオルなど）、実習保険、参加費などについて考慮する（ワーク14－３）。

●学習指導案は、「準備・導入」「展開」「まとめ」のプロセスに沿って展開する。また、各段階の時間配分を考慮して「教育内容」「方法」「教材」「担当者」を設定する（ワーク14－４）。

●用具は、子ども用のサイズを用意する。また、作業台の高さは子どもの身長に合わせ、さらに安全な踏み台を用意する。

●３歳児が安全に作業することができるように、おとながサポートする作業（火気など）を明確にしておく。

●片づけの作業と役割分担を考える（食器を下げる・洗う・すすぐ・拭く、テーブルを拭くなど）

ワーク14－4　３歳児料理教室における栄養教育計画（学習指導案）

過程	内容	ポイント	教材
準備・導入 20分	●子どもはエプロンと頭覆いをつけ、手を洗う。 ●みんなで協力してつくり、楽しく実習することを意識する。 ●グループの友達と一緒に使用する材料を見て、触って観察する。	●準備が大切だということを説明し、身支度と手洗いをさせる。 ●調理するメニューと材料を確認させる。 ●注意点を理解させる（火気・手洗い）。 ●市販のスナック菓子や甘い菓子に偏らないでつくる楽しさを感じて協力して行うという目的を確認する。 ●４人のグループをつくり、自己紹介をする。豆腐白玉と抹茶ミルクで使用する食品の名称を把握させる。色、におい、形などを観察する。	●手洗いカード ●実際の材料
展開 60分	●豆腐白玉の調理を協力して行う。わからないことは気軽におとなに尋ねる。 ●団子をつくる。触感をじかに感じる。 ●均一に混ぜることができる。同じ大きさに丸めることができる。 ●きなこの材料を混ぜる。 ●今日の学習の感想を発表させる。また、家庭でお手伝いをすることを約束させる。 ●片づけの大切さを学ぶ。	①豆腐をつぶす（子ども）。 ②ボウルに白玉粉と豆腐を入れ、混ぜてこねる。一口大に丸める（子ども）。 ●豆腐と白玉粉の触感をじかに感じる。 ●団子に丸める時は、食べやすい大きさにする。 ③熱湯で白玉をゆで、浮いてきたら取り出して冷ます（おとな）。 ④きなことスキムミルクと砂糖を混ぜる（子ども）。 ⑤白玉団子を器に盛り、あんと④のきなこをかける（子ども）。 ⑥抹茶と砂糖を混ぜて少量の湯で溶く。牛乳を加える。 ⑦全員でそろって「いただきます」のあいさつをする。 ●試食に保護者が参加する。互いに感想を言い、楽しい雰囲気の中で保護者は子どもにどうやってつくったのかを聞く。 ●インタビューを行う。 ●出来上がった料理を写真に撮り、印刷して持ち帰ってもらう。 ⑧「ごちそうさまでした」のあいさつをする。 ⑨協力して片づける（子ども・おとな）。	●食品 ●調理機器 ●調理法リーフレット ●デジタルカメラ
まとめ 10分	●次回の実習について確認する。	●保護者用のレシピについて質問を受ける。 ●保護者からアンケート調査票を回収する。 ●次回の調理実習について予告する。	●アンケート調査票

2．保護者に料理教室への参加を案内する「食育だより」の作成

●間食の必要性などをできるだけわかりやすく紹介する。例えば、表14－４のような情報を盛り込む。

●料理教室の案内には、日時、場所、持ち物、費用、申込方法などを明示する（ワーク14－５）。メニューを紹介する場合には、事前に試作を行い、材料、分量、作業工程、盛りつけ、食器、用具などについて十分に検討しておく。

●コンピューターを活用して図、表、イラストなどを使ってわかりやすく、魅力ある紙面になるように工夫する。

●使用する資料は、著作権を確認する。

表14－4　幼児の保護者に提供する間食にかかわる情報

間食の必要性	幼児期の子どもの消化・吸収、排せつ機能は未熟で、１日３回の食事だけでは必要な栄養量を摂取することが難しいため、間食も食事の一部と考えてとるようにする。３～５歳の推定エネルギー必要量（身体活動レベルⅡ）は、男性1,300 kcal/日、女性1,250 kcal/日であることから、そのうちの10～20%（おおよそ150～200 kcal程度）を目安として間食からエネルギー量をとるようにする。
間食に向く食品群	果物、牛乳・乳製品、野菜類、いも類、穀類　など
間食の適量や注意点	次の食事までに消化吸収される量で、食事で不足しがちな栄養を補うもの。
約200 kcalの間食の例	①牛乳150 mLとバナナ１/２本、②カステラ50 gとお茶、③サンドウィッチと麦茶、④フルーツヨーグルト　など
その他の留意事項	●子どもが何でも自分でやりたいと思うこの時期に、意欲をもって食にかかわる体験を重ねて食事を楽しめるようにする。 ●食品にふれて新しい味をどんどん覚えるようにする。 ●お手伝いをしてもらいながら、調理する人に感謝の気持ちをもてるようにする。 ●身支度や手洗いの習慣を身につけるようにする。

ワーク14－5　食育だより（「３歳児料理教室の案内」部分の例）

3歳児料理教室のご案内

3歳児料理教室を下記のとおり開催いたします。
にんじんマフィンの試食と、豆腐白玉、抹茶ミルクの調理実習を行います。
参加希望の方は事前に申し込んでください。

日　時：○月○日　午後2～3時
場　所：保育所
持ち物：エプロン、頭覆い、材料費、実習保険料

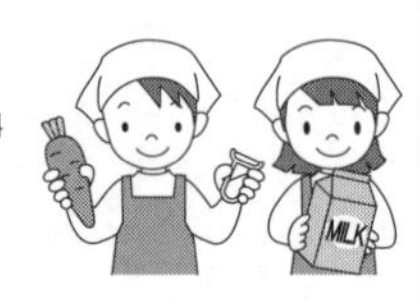

にんじんマフィン（193 kcal）

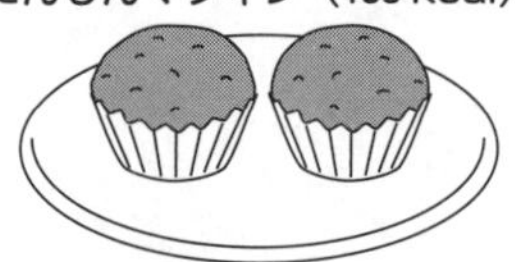

• 材料（8個分）

にんじん	1本
薄力粉	120 g
ベーキングパウダー	小さじ1
無塩バター	100 g
砂糖	80 g

• 作り方と役割分担

①にんじんを皮引きでむいて切り、ゆでる。【子ども（おとながゆでる）】
②ゆでたにんじんをマッシャーでつぶす。【子ども】
③薄力粉とベーキングパウダーをふるいにかける。【子ども】
④バターをクリーム状にして砂糖を混ぜる。【子ども】
⑤卵を割り【おとな】、ほぐして上記④に混ぜる。【子ども】
⑥上記⑤ににんじんを加えて混ぜる。【子ども】
⑦上記⑥に③を混ぜ、マフィンカップに入れる。【子ども】
⑧オーブン180度20分くらいで焼く。【おとな】

※にんじんの色がきれいで、焼きあがった時に香ばしい香りが広がります。形が膨らむので変化も楽しめます。
※切る操作はおとなが支援します。オーブンの操作はおとなが行います。オーブンの扉、熱くなった用具には注意が必要です。

豆腐白玉と抹茶ミルク（219 kcal）

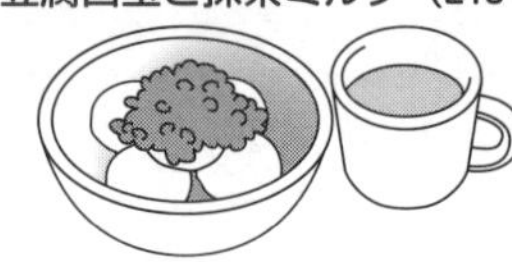

• 材料（8人分）

豆腐白玉	
絹ごし豆腐	200 g
白玉粉	200 g
あずきあん	120 g
きなこ	スプーン3杯
砂糖	スプーン1杯
スキムミルク	スプーン1杯
抹茶ミルク	
抹茶	小さじ2
砂糖	大さじ2
牛乳	600 mL

• 作り方と役割分担

豆腐白玉
①豆腐をつぶす。【子ども】
②ボウルに白玉粉と豆腐を入れ、混ぜてこねる。一口大に丸める。【子ども】
③熱湯でゆでる。白玉が浮いてきたら、取り出して冷ます。【おとな】
④きなことスキムミルクと砂糖を混ぜる。【子ども】
⑤白玉団子を器に盛り、あんと上記④のきなこをかける。【子ども】
抹茶ミルク
①抹茶と砂糖を混ぜて少量の湯で溶く。【子ども】
②牛乳に①を加えてコップに注ぐ。【子ども】

※豆腐と白玉粉の触感をじかに感じることができます。丸める時は食べやすい大きさにしましょう。

実習14－3

３歳児料理教室の模擬授業を行い、評価してみよう。

【全体ワーク】

実習手順

STEP1▶模擬授業を実施するグループと観察するグループに分かれる。

STEP2▶実施グループは、調理台１台に子ども役４人、管理栄養士･栄養士役１人、保育士役１人を決めて、学習指導案に沿って模擬授業を行う。

STEP3▶発表後、観察グループは、管理栄養士・栄養士役の声の大きさ･強弱･高低、話す速度･時間、話の構成、子どもへの配慮、事前準備、実演内容などについて評価し合う（ディスカッション）。管理栄養士･栄養士役自身も自己評価を行う。他者評価と自己評価を比較検討し、改善点がある場合は、学習指導案や教材などを改善する。

実習14－3のポイント

●模擬授業を実施するグループは、事前に練習（リハーサル）を行って本番に備える。その際には、

ワーク14－6 **模擬授業の役割分担別の留意点**

	項目	3歳児	管理栄養士・栄養士	保育士
事前準備	• 材料準備・安全点検	• 持ち物を点検する。	• 機器の点検、材料の計量を行う。 • 材料を料理別に分けて料理名を書く。	• 分量表を掲示する。 • リーフレットを準備する。
	• 受付、体調チェック、班分け、身支度	• 受付番号と調理台の確認。エプロンと頭覆いをつけ、手を洗う。	• 準備が大切だということを説明し、身支度をさせる。 • 手洗いカードにチェックする。	• 点呼・グループ分けをする。 • 身支度を準備する。
	• みんなで協力してつくり、楽しく実習することの意識づけ	• グループ内のあいさつ。 • 調理するメニューと材料を確認する。 • 火気・刃物の注意点や手洗いを理解する。	• 自己紹介をさせ、目的、調理するメニューと材料を説明する。 • 火気・刃物の注意点や手洗いを理解させる。 • 市販のスナック菓子や甘い菓子のデメリットを実際の食品を使って説明する。	• 巡視・見守り・声かけを行う。 • 手が出ない子どもへ配慮する。
導入	• 使用する材料の観察	• グループの友達と一緒に使用する材料を見て、触って観察する。 • 豆腐白玉と抹茶ミルクで使用する食品の名称を知る。色、におい、形などを観察する。	• グループの友達と一緒に材料を見て触って観察させる。 • 食品、調理機器、調理法リーフレットを示して照合する。	
展開	• 豆腐白玉の調理実習	• ボウルに入れた豆腐をつぶす。1人はボウルを押さえる。 • ボウルに白玉粉と豆腐を入れ、混ぜてこねる。一口大に丸める。 • 白玉をゆでると浮いてくることを観察する。 • 流水につけて冷ます。 • きなことスキムミルクと砂糖を混ぜる。 • 器に盛り、あんときなこをかける。 • 抹茶と砂糖を混ぜて少量の湯で溶き、牛乳を加えてコップに注ぐ。	• 豆腐のつぶし方の見本を見せる。 • ボウルに白玉粉と豆腐を入れ、混ぜてこね、一口大に丸める見本を見せる。 • 熱湯でゆでる時に保護者の補助を促し、説明する。 • きなことスキムミルクと砂糖を混ぜる見本を見せる。 • 盛りつけの見本を見せて説明する。 • 抹茶と砂糖を混ぜて少量の湯で溶き、牛乳を加える説明をする。 • グループの進み具合を確認する。	• グループの補助をする。 • わからないことがあれば、質問を受ける。 • 熱湯で白玉をゆでる時に保護者に参加を促す。
	• 試食に保護者が参加	• 全員でそろって「いただきます」を言う。 • 配られたにんじんマフィンを観察する。 • 試食をする。	• 試食に保護者の参加を依頼する。 • 「いただきます」のあいさつをさせる。	• 事前に調理したにんじんマフィンと保護者用の試食を配食する。
	• 感想・意見交換	• 親子で感想を話す。 • インタビューに応える。	• 保護者に子どもへの言葉かけを促す。 • 互いに感想を言い、楽しい雰囲気にするようにインタビューを行う。	• できあがった料理をデジタルカメラで撮る。
	• 学びの確認	• 家庭でお手伝いをすること、市販のスナック菓子や甘い菓子を食べ過ぎないことを意識する。	• 市販のスナック菓子や甘い菓子に偏らないことを確認する。 • 今日の学習の感想を発表する。	
	• 「感謝」	• 「ごちそうさまでした」のあいさつをする。	• 「ごちそうさまでした」のあいさつをさせる。	
	• 片づけの大切さ	• 協力して片づける。	• 協力して片づけるように指示をする。	
まとめ	• 質疑応答		• 保護者用のレシピについて質問を受ける。	• 撮影した写真を配り、持ち帰ってもらう。
	• 保護者アンケート調査票の回収		• 保護者からアンケート調査票を回収する。	
	• 次回の予告		• 次回の実習について確認する。	

学習指導案の「事前準備」「導入」「展開」「まとめ」の過程と実習項目ごとに、子ども、管理栄養士・栄養士、保育士などがどのような役割を果たすのかについて役割分担別の留意点を作成して一覧できるようにしておくとよい（ワーク14－6）。安全に配慮する場面を把握しておくことはもちろん、五感で楽しめる場面をつくるなど、3歳児が興味をもち、やる気を起こせるような効果を考えて、子どもに調理作業の役割を分担する。

- 計画通りに進むとは限らないので、時間通りに展開するのか、企画した通りの効果的な食育になっているのかなど、学習者の反応に十分注意を払いつつ、臨機応変に軌道修正しながら進めるようにする。

実習14－4

地域子育て支援におけるソーシャルサポートの効果について6－6式討議を行ってみよう。

【グループワーク（実習前に各自で文献調査を行う）】

実習手順

STEP1▶保育所は園児だけではなく、地域の子育てを支援する機能を併設しているところもある。事前に各自で地域子育て支援の事例を調べて、その効果を考えておく。

STEP2▶6人ずつのグループに分かれ、グループごとに司会者と記録者を1人ずつ決める。

STEP3▶社会に参加して育児不安を解消する方法について1人1分間で意見を述べ、合計6分間の討議を行う。記録者は各自の意見を記録する。

STEP4▶クラスで全体会を行う。司会者を決めて各グループが順次、意見を発表する。最後に質疑応答を行って司会者がまとめる。

STEP5▶討議の記録は、ソーシャルサポートの種類（情緒的サポート、道具的サポート、情報的サポート、評価的サポート）に分類し、さらにどのような効果があるのかを考える。

実習14－4のポイント

1．6－6式討議の留意点

- 話し手は、調べた事例を的確に伝え、自分の意見を加えて1分間でわかりやすく話す。
- 聞き手は、要点をとらえて記録する。
- 全体発表で意見交換を行い、不明な点は質疑応答で解決する。最後に司会者は、全体の意見の中から、社会に参加して育児不安を解消するための方法として共通する項目をまとめる。

2．地域子育て支援の事例とソーシャルサポートの効果

- 保育所のほかにも、児童館・児童センター、公民館、市民健康センター・保健センター、大学の公開講座などで地域子育て支援を行っているので、保育所以外の事例を題材にしてもよい。各自が事前にソーシャルサポートの事例を調べてくると、全国には様々な地域子育て支援の取り組みがあることがわかる。
- 全体の意見をソーシャルサポートの種類に分類して効果を考える（表14－5、ワーク14－7）。個人が仲間から影響を受け、互いに影響を与えるというグループダイナミクスの効果や社会的認知理論のモデリング（周囲に協力してくれる人、見本になる人がいる環境の下で行動することができる）を想定する。

表14－5　ソーシャルサポートの種類と効果

サポートの種類	効果
情緒的サポート	互いに心の交流ができる。共感、安心、愛着、尊敬の提供
道具的サポート	助けてくれる人（管理栄養士・栄養士、保育士、医師）からの形のある物やサービスの提供
情報的サポート	問題解決のために必要なアドバイスや情報提供
評価的サポート	肯定的な評価や自己の評価によるフィードバック

ワーク14－7　ソーシャルサポートの事例検討

ソーシャルサポートの事例	ソーシャルサポートの種類			
	情緒的	道具的	情報的	評価的
市民健康センターの３歳児健康診査は、個人的なアドバイスを受けることができる。育児教室では、知りたい情報が得られるとともに子育て中の仲間と出会うことができる。	○	○	○	○
福祉センターの子育てサロンは常設で遊び場が開放されているので、その場を利用することで子育ての仲間づくりができる。	○		○	
児童館は、地域の子どもの遊び場となり、イベントが開催されるので保護者の交流も深めることができる。	○	○	○	
児童センターの食育紙芝居・食育巡回指導は、管理栄養士・栄養士からアドバイスを受けることができる。		○	○	
まとめ				
周囲からの支援によって情報が得られ、仲間意識が生まれて、共通の課題を解決するための活動へと発展することで、育児不安を解消する。				

COLUMN

保育所における栄養士の資質向上

2017（平成29）年３月告示の厚生労働省「保育所保育指針」によれば、第５章「職員の資質向上」の「1．職員の資質向上に関する基本事項」に、「（1）保育所職員に求められる専門性」が示されている。「子どもの最善に利益を考慮し、人権に配慮した保育を行うためには、職員一人一人の倫理観、人間性並びに保育所職員としての職務及び責任の理解と自覚が基盤となる。各職員は、自己評価に基づく課題等を踏まえ、保育所内外の研修などを通じて、保育士・看護師・調理師・栄養士など、それぞれの職務内容に応じた専門性を高めるため、必要な知識及び技術の習得、維持及び向上に努めなければならない。」と明記されており、栄養士は常に研鑽することが求められている。

出所）厚生労働省「保育所保育指針」（「第５章 職員の資質向上」）2017年　pp.58-59

実習

15 小学校における「学級活動の時間」を活用した食に関する指導

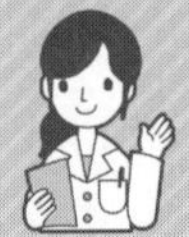

目的

- 小学校における食に関する指導の全体像を把握し、対象児童の発達段階に応じた学級活動１単位時間（45分）の栄養教育を実践することができる。

はじめに

学校給食は、児童の健康の増進を図るため、健康教育の一環として実施されている。学校給食の献立は、１日の必要量の３分の１を目安に文部科学省が定める「学校給食実施基準」をもとに作成され、その食べ残しは栄養素等摂取量の不足につながる可能性が考えられる。ただし、学校給食の摂取量の指導においては、一人一人の児童の性別、体格や活動量、健康状態などの特性を考慮した量ではないこと、また、児童らが協力して配膳を行うため、分け方に多い少ないの差があること、本人の希望で「多め」「ふつう」「少なめ」に配膳する場合があることなどに留意する必要がある。

一方、2016（平成28）年度推計値によると、日本では年間約2,759万トンの食品廃棄物のうち、約643万トンは食べられるのに廃棄される「食品ロス」と推計されている。2013（平成25）年度推計値の学校給食から発生する食品ロス等の調査によると、児童・生徒１人当たりの食べ残しは年間約7.1kgであった。年間約190回実施されている学校給食の食べ残しが環境に及ぼす影響は大きい。

「給食を残さずに食べる」ことを習慣化することは、児童の適正な栄養摂取をめざすうえでも、食への感謝の心を育てるうえでも重要な課題といえる。「残さずに食べよう」と押しつけて食べさせるのではなく、「好き嫌いをなくす」と丈夫な体づくりに役立つことに気づき、自ら「何でも食べよう」という意欲が育つことが期待される。また、食事をつくってくれる人、食べ物そのものへの感謝の気持ちを育てることは、「残さずに食べよう」という意欲につながる。

本実習では、小学校における食育の入門期である低学年を対象に「好き嫌いなく食べる」または感謝して食べる」という観点から、給食を残さずに食べようとする意欲を育てることを目的とした学級活動学習指導案およびワークシートを作成する。さらにグループで模擬授業を行い実践力を高める。

学習者の特性

対象は、都市部の小学校２年生の１クラスで、児童数は31名である。児童は、学校生活にすっかり慣れ、毎日の給食を楽しみにしている。対象児童の特性を次に示す。

男女別人数　男子：15名、女子：16名（計31名）

給食の好き嫌い　「好き」75%、「ふつう」22%、「嫌い」３%

給食の摂取状況　「いつも全部食べる」56%、「ときどき残す」38%、「いつも残す」６%

給食を残す理由（複数回答）　「嫌いなものが出る」78%、「おなかがいっぱい」36%、「時間がない」33%、「おいしくない」８%

食べ物の好き嫌いの有無　嫌いな食べ物が「ある」77%、「ない」23%

嫌いな食べ物（複数回答）　「ゴーヤ」32%、「なす」27%、「ピーマン」25%、「しいたけ」16%、「トマト」11%　など

学級担任の所見

▶給食の食べ残しは、主食（ご飯やパン）が最も多く、次いで野菜料理や魚料理が多い傾向がある。

▶献立によっては、嫌いな食べ物が入っているために手がつけられず残してしまう児童もいる。

▶半数以上の児童が好き嫌いはなくしたほうがいいと思っているが、なぜ好き嫌いがいけないのか、食べ物とその働きが自分の体とどうかかわっているのかについては理解が十分ではない。

▶卵の食物アレルギーを有する児童が１名いる。

▶偏食傾向の児童に対しては、継続的な指導、意欲的に解決していけるための手立てが必要である。

実習15－１

学級活動学習指導案および教材として使用するワークシートを作成しよう。

【個人ワーク】

実習手順

STEP1▶小学校における食に関する指導の目標（表15－１）と全体計画（表15－２）を把握する。

表15－１　発達段階に応じた食に関する指導の目標（例）

学年		①食事の重要性	②心身の健康	③食品を選択する能力	④感謝の心	⑤社会性	⑥食文化
小学校	低学年	• 食べ物に興味・関心をもち、楽しく食事ができる。	• 好き嫌いせずに食べることの大切さを考えることができる。 • 正しい手洗いや、良い姿勢でよく噛んで食べることができる。	• 衛生面に気を付けて食事の準備や後片付けができる。 • いろいろな食べ物や料理の名前が分かる。	• 動物や植物を食べて生きていることが分かる。 • 食事のあいさつの大切さが分かる。	• 正しいはしの使い方や食器の並べ方が分かる。 • 協力して食事の準備や後片付けができる。	• 自分の住んでいる身近な土地でとれた食べ物や、季節や行事にちなんだ料理があることが分かる。
	中学年	• 日常の食事に興味・関心をもち、楽しく食事をすることが心身の健康に大切なことが分かる。	• 健康に過ごすことを意識して、様々な食べ物を好き嫌いせずに3食規則正しく食べようとすることができる。	• 食品の安全・衛生の大切さが分かる。 • 衛生的に食事の準備や後片付けができる。	• 食事が多くの人々の苦労や努力に支えられていることや自然の恩恵の上に成り立っていることが理解できる。 • 資源の有効利用について考える。	• 協力したりマナーを考えたりすることが相手を思いやり楽しい食事につながることを理解し、実践することができる。	• 日常の食事が地域の農林水産物と関連していることが理解できる。 • 地域の伝統や気候風土と深く結び付き、先人によって培われてきた多様な食文化があることが分かる。
	高学年	• 日常の食事に興味・関心をもち、朝食を含め3食規則正しく食事をとることの大切さが分かる。	• 栄養のバランスのとれた食事の大切さが理解できる。 • 食品をバランスよく組み合わせて簡単な献立をたてることができる。	• 食品の安全に関心をもち、衛生面に気を付けて、簡単な調理をすることができる。 • 体に必要な栄養素の種類と働きが分かる。	• 食事にかかわる多くの人々や自然の恵みに感謝し、残さず食べようとすることができる。 • 残さず食べたり、無駄なく調理したりしようとすることができる。	• マナーを考え、会話を楽しみながら気持ちよく会食をすることができる。	• 食料の生産、流通、消費について理解できる。 • 日本の伝統的な食文化や食に関わる歴史等に興味・関心をもつことができる。
中学校		• 日常の食事に興味・関心をもち、食環境と自分の食生活との関わりを理解できる。	• 自らの健康を保持増進しようとし、自ら献立をたて調理することができる。 • 自分の食生活を見つめ直し、望ましい食事の仕方や生活習慣を理解できる。	• 食品に含まれている栄養素や働きが分かり、品質を見分け、適切な選択ができる。	• 生産者や自然の恵みに感謝し、食品を無駄なく使って調理することができる。 • 環境や資源に配慮した食生活を実践しようとすることができる。	• 食事を通してより良い人間関係を構築できるよう工夫することができる。	• 諸外国や日本の風土、食文化を理解し、自分の食生活は他の地域や諸外国とも深く結びついていることが分かる。

注）①～⑥は「食育の視点」を示し、発達段階別に育成したい子どもの資質や能力を「～ができる」と表現している。
出所）文部科学省「食に関する指導の手引き―改訂第２版―」（「資料６「学年段階別に整理した資質・能力（例）」」2019年　pp.21-22

表15－２　食に関する指導の全体計画（小学校例）

教科等		4月	5月	6月	7月	8～9月
学校行事等		入学式	運動会	クリーン作戦	集団宿泊合宿	
推進体制	進行管理		委員会		委員会	
	計画策定	計画策定				
教科・道徳等 総合的な学習の時間	社会	県の様子【4年】、世界の中の日本、日本の地形と気候【5年】	私たちの生活を支える飲料水【4年】、高地に住む人々のくらし【5年】	地域にみられる販売の仕事【3年】、ごみのしょりと再利用【4年】、寒い土地のくらし【5年】、日本の食糧生産の特色【5年】、狩猟・採集や農耕の生活、古墳、大和政権【6年】	我が国の農家における食料生産【5年】	地域に見られる生産の仕事（農家）【3年】、我が国の水産業における食料生産【5年】
	理科		動物のからだのつくりと運動【4年】、植物の発芽と成長【5年】、動物のからだのはたらき【6年】	どれくらい育ったかな【3年】、暑くなると【4年】、花から実へ【5年】、植物のからだのはたらき【6年】	生き物のくらしと環境【6年】	実がたくさんできたよ【3年】
	生活	がっこうだいすき【1年】	たねをまこう【1年】、やさいをそだてよう【2年】			秋のくらし　さつまいもをしゅうかくしよう【2年】
	家庭		おいしい楽しい調理の力【5年】	朝食から健康な１日の生活を【6年】		
	体育			毎日の生活と健康【3年】		
	他教科等	たけのこぐん【2国】	茶つみ【3音】	ゆうすげむらの小さな旅館【3国】	おおきなかぶ【1国】 海のいのち【6国】	
	道徳	自校の道徳科の指導計画に照らし、関連する内容項目を明記すること。				
	総合的な学習の時間		地元の伝統野菜をPRしよう【6年】			
特別活動	学級活動 ＊食育教材活用	給食がはじまるよ＊【1年】	元気のもと朝ごはん＊【2年】、生活リズムを調べてみよう＊【3年】、食べ物の栄養＊【5年】	よくかんで食べよう【4年】、朝食の大切さを知ろう【6年】	夏休みの健康な生活について考えよう【6年】	弁当の日のメニューを考えよう【5・6年】
	児童会活動	残食調べ、片付け点検確認・呼びかけ 目標に対する取組等（5月：身支度チェック、12月：リクエスト献立募集・集計） 掲示（5月：手洗い、11月：おやつに含まれる砂糖、2月：大豆の変身）				
				給食委員会発表「よく噛むことの大切さ」		
	学校行事	お花見給食、健康診断		全校集会		遠足
	給食の時間　給食指導	仲良く食べよう 給食のきまりを覚えよう 楽しい給食時間にしよう		楽しく食べよう 食事の環境について考えよう		食べ物を大切にしよう 感謝して食べよう
	給食の時間　食に関する指導	給食を知ろう 食べ物の働きを知ろう 季節の食べ物について知ろう				食べ物の名前を知ろう 食べ物の三つの働きを知ろう 食生活について考えよう
学校給食の関連事項	月目標	給食の準備をきちんとしよう	きれいなエプロンを身につけよう	よくかんで食べよう	楽しく食事をしよう	正しく配膳をしよう
	食文化の伝承	お花見献立	端午の節句		七夕献立	お月見献立
	行事食	入学進級祝献立お花見献立		カミカミ献立		祖父母招待献立、すいとん汁
	その他		野菜ソテー	卵料理		
	旬の食材	なばな、春キャベツ、たけのこ、新たまねぎ、きよみ	アスパラガス、グリーンピース、そらまめ、新たまねぎ、いちご	アスパラガス、じゃがいも、にら、いちご、びわ、アンデスメロン、さくらんぼ	おくら、なす、かぼちゃ、ピーマン、レタス、ミニトマト、すいか、プラム	さんま、さといも、ミニトマト、とうもろこし、かぼちゃ、えだまめ、きのこ、なす、ぶどう、なし
	地場産物	じゃがいも	こまつな、チンゲンサイ、じゃがいも	こまつな、チンゲンサイ、なす、ミニトマト		こまつな、チンゲンサイ、たまねぎ、じゃがいも
		地場産物等の校内放送や指導カードを使用した給食時の指導充実。教科等の学習や体験活動と関連を図る。				
		推進委員会（農場訪問（体験）の計画等）				推進委員会
個別的な相談指導			すこやか教室		すこやか教室（面談）	
家庭・地域との連携		積極的な発信（自治体広報誌、ホームページ）、関係者評価の実施、公民館活動、地域ネットワーク（人材バンク）等の活用				
		学校だより、食育（給食）だより、保健だよりの発行				
		・朝食の大切さ・運動と栄養・食中毒予防・夏休みの食生活・食事の量				・地元の野菜の特色
			学校公開日	学校給食試食会	公民館親子料理教室	家庭教育学級

出所）文部科学省「食に関する指導の手引き―第２次改訂版―」2019年　pp.44-45

10月	11月	12月	1月	2月	3月
就学時健康診断	避難訓練				卒業式
委員会		委員会		委員会	
		評価実施	評価結果の分析	計画案作成	
			市の様子の移り変わり【3年】、長く続いた戦争と日々のくらし【6年】	日本とつながりの深い国々【6年】	
		水溶液の性質とはたらき【6年】	物のあたたまりかた【4年】		
食べて元気！ごはんとみそ汁【5年】	まかせてね今日の食事【6年】				
	育ちゆく体とわたし【4年】		病気の予防【6年】		
サラダで元気【1国】言葉の由来に関心をもとう【6国】	くらしの中の和と洋【4国】、和の文化を受けつぐ【5国】	プロフェッショナルたち【6国】	おばあちゃんに聞いたよ【2国】	みらいへのつばさ（備蓄計画）【6算】	うれしいひなまつり【1音】
→	→	→	→	→	
食べ物はどこから＊【5年】	食事をおいしくするまほうの言葉＊【1年】、おやつの食べ方を考えてみよう＊【2年】、マナーのもつ意味＊【3年】、元気な体に必要な食事＊【4年】		食べ物のひみつ【1年】、食べ物の「旬」＊【2年】、小児生活習慣病予防健診事後指導【4年】	しっかり食べよう　3度の食事【3年】	
→	→	→	→	→	→
	生産者との交流給食会		学校給食週間の取組		
	交流給食会		給食感謝の会		
			給食の反省をしよう 1年間の給食を振り返ろう		
			食べ物に関心をもとう 食生活を見直そう 食べ物と健康について知ろう		
後片付けをきちんとしよう	食事のあいさつをきちんとしよう	きれいに手を洗おう	給食について考えよう	食事マナーを考えて食事をしよう	1年間の給食を振り返ろう
和食献立	地場産物活用献立	冬至の献立	正月料理	節分料理	和食献立
		クリスマス献立	給食週間行事献立	リクエスト献立	卒業祝献立（選択献立）
みそ汁（わが家のみそ汁）	伝統的な保存食（乾物）を使用した料理			韓国料理、アメリカ料理	
さんま、さけ、きのこ、さつまいも、くり、かき、りんご、ぶどう	新米、さんま、さけ、さば、さつまいも、はくさい、ブロッコリー、ほうれんそう、ごぼう、りんご	のり、ごぼう、だいこん、ブロッコリー、ほうれんそう、みかん	かぶ、ねぎ、ブロッコリー、ほうれんそう、キウイフルーツ、ぽんかん	しゅんぎく、ブロッコリー、ほうれんそう、みかん、いよかん、キウイフルーツ	ブロッコリー、ほうれんそう、いよかん、きよみ
こまつな、チンゲンサイ、たまねぎ、じゃがいも、りんご	たまねぎ、じゃがいも、りんご		たまねぎ、じゃがいも		
	推進委員会		推進委員会（年間生産調整等）		
	すこやか教室 管理指導表提出		個別面談		個人カルテ作成
・地場産物のよさ・日本型食生活のよさ			・運動と栄養・バランスのとれた食生活・心の栄養		
	学校保健委員会、講演会				

STEP❷▶小学校２年生の１クラス（児童数31名）を対象とし、「好き嫌いなく食べる」または「感謝して食べる」という観点から、給食を残さずに食べようとする意欲を育てる学級活動１単位時間（45分）の学習指導案を作成する。

STEP❸▶STEP ２で計画した授業の教材として使用するワークシート（Ａ４判１枚）の案を考える。

STEP❹▶作成案をもとにし、コンピューターを活用してワークシートを完成する。

実習15－１のポイント

１．小学校における食に関する指導の把握

学級活動および給食の時間を中心とした特別活動、各教科などにおける食に関する指導の関連性、家庭や地域との連携について理解を深める。年間計画と行動変容ステージモデルに関連づけて年度初めに関心をもたせる。次に自ら実行しようと夏休みをめどに食生活目標を決めてセルフモニタリングで自己評価をさせつつ、行動を習慣化させる。

２．学級活動学習指導案の作成

- 学習指導案の書き方については、表15－３を参照する。
- 低学年でも興味をもち、楽しんで学習ができるように指導内容を工夫する。例えば、絵本や紙芝居、エプロンシアターやパネルシアターを活用したり、指導者によるロールプレイを取り入れた学級活動学習指導案を作成する（ワーク15－１、15－２）。ただし、本実習ではそれらの教材は作成せず、学習指導案を作成することに重点を置く。低学年は素直に豊かな感性で教材を受けとめる年齢なので、具体的な話から直接学べるように擬人化したキャラクターなどを使うと理解が深まる。実行できた時にシールを貼るなど、ほめられるとオペラント条件づけ（オペラント学習）の正の強化となる。
- 学級活動の授業の展開過程としては、適切な資料を活用して、「取り上げた問題にかかわる自分自身の状況を振り返る（導入）」「話し合いを通して問題の原因や解決方法について考える（展開）」「これから自分が努力する方法などについて具体的に自己決定する（まとめ）」が一般的である。
- 学習指導案を作成する際には、一度下書きをして、それをコンピューターでMicrosoft WordまたはMicrosoft Excelのシートに入力して完成させる。作成した学習指導案は、実習15－２でグループに分かれて検討するため、グループの人数分をプリントアウトする。

３．ワークシート作成計画案の作成

- ワークシートは、学習の流れに沿って学習内容の定着を図り、行動変容につながることをねらいとした教材として作成する（ワーク15－３）。
- 全体のレイアウトを考え、記入欄を設けて書き込み式にする。低学年では記入するのに時間を要するため、書き込む量について配慮する必要がある。
- 発達段階に応じた言葉や漢字（文部科学省「学年別漢字配当表」参照）を使用する。
- 保護者の捺印欄や意見・感想欄を設けることもある。保護者欄は、学校と家庭との双方向の関係を構築し、連携を図るのに有効である。

４．ワークシートの作成

コンピューターを活用して作成する。イラストや写真を貼りつける場合は、著作権による利用の制限に十分留意する。

表15－3　学習指導案の書き方

第〇学年　学級活動学習指導案（食に関する指導）

令和　　年　　月　　日 第　　校時
第〇学年〇組　男子〇名　女子〇名　計〇名
指導者　〇〇〇〇

1．題材名：　学習内容を簡潔に表し、題材のねらいがイメージしやすいように表現する。

2．題材設定の理由：　児童が抱えている問題、題材と児童との関係、取り上げる題材の内容などから、その題材を取り上げる理由を書く。

3．ねらい：　中心となる学習活動を通して何をめざすのか、児童の立場で書く。さらに表15－１の「食に関する指導の目標（食育の視点）」①から⑥のどれに該当するかを記入する。

4．展開：

過程	学習活動	指導者の支援	教材・資料
導入 （10分）	児童が授業で取り組む活動を導入・展開・まとめに区分して書き出す。すべて児童の立場から表現する。	指導者の支援の具体的な内容を学習活動と対応させて書く。ここでは、指導者の立場から表現する。	それぞれの学習活動に役立つ教材・資料を準備し、リストアップする。
展開 （25分）	１単位時間（45分）の授業は、一般的に、導入・展開・まとめの３つのプロセスで考えられる。それらの時間配分についても考えておく必要がある。 導　入：学習する内容の確認、児童への動機づけや問題提起を行う。学習活動にやる気を起こさせるように工夫する。 展　開：問題の原因をつかみ、解決するための学習活動の流れとし、児童の自発性や行動変容につながるように支援する。 まとめ：学習内容を振り返り、要点を確認する。児童の言葉でまとめたり、授業の感想を発表させたりして実践への意欲を高める。		
まとめ （10分）			

5．評価の観点：　本時のねらいが達成できたかどうかを評価するための指標をあらかじめ設定する。

ワーク15－1　**学級活動学習指導案例1（パネルシアターの活用）**

第2学年　学級活動学習指導案（食に関する指導）

1．題材名：　すききらいをしないで食べよう

2．題材設定の理由：

本学級の子どもたちの多くは給食を楽しみにしているが、いつも全部食べるのは56%で、給食を残す子どもも44%と多い。残す理由としては、「嫌いなものが入っているから」が78%と最も多く、「嫌いな食べ物がない」と答えた子どもはわずかに23%であった。半数以上の子どもが好き嫌いはしないほうがいいと思っているが、なぜいけないのか十分に理解していない。そこで、好きなものばかり食べて給食を残す「くま君」を主人公にしたパネルシアターを使用し、好き嫌いが体によくないことを理解させたうえで、赤・黄・緑の食べ物がそろっている給食を残さずに食べる意欲を高めるために、この題材を設定した。

3．ねらい：

食べ物の働きを知り、好き嫌いなく食べる意欲をもつ。

（食に関する指導の目標：②心身の健康）

4．展開：

過程	学習活動	指導者の支援	教材・資料
導入 (10分)	1．動物小学校の「くま君」と一緒に食べ物の好き嫌いについて考える。	•嫌いな食べ物を思い出し、ワークシートに書かせる。 •嫌いな食べ物にも大切な働きがあることを知らせる。	•ワークシート •「くま君」の絵
展開 (25分)	2．食べ物の働きを知る。 赤：からだをつくる 黄：ちからになる 緑：ちょうしをととのえる 3．パネルシアターのくま君を通して、給食を好き嫌いなく食べる大切さを知る。 4．パネルシアターに出てくる給食の食べ物を、赤・黄・緑に分けるクイズをする。	•給食には、大切な働きをもつ赤・黄・緑の食べ物がすべてそろっていることに気づかせる。 •好きな物ばかり食べていると、体によくないことを理解させる。 •もう一度、給食には、赤・黄・緑の食べ物がすべてそろっていることを確認し、好き嫌いなく食べるように促す。	•給食の絵 •赤・黄・緑の画用紙 •働きカード •パネルシアター「くまくんのすききらい」 •仕掛けクイズ
まとめ (10分)	5．ワークシートにわかったこと、がんばって食べる食べ物を書き、給食を好き嫌いなく食べる意欲をもつ。	•がんばって食べる食べ物は可能な範囲で選ばせる。 •数人に発表させ、励ますことにより、実践への意欲を高める。	•ワークシート

5．評価の観点：

- 食べ物には大切な働きがあることを理解できたか。
- 給食を好き嫌いなく食べる意欲をもつことができたか。

ワーク15－2　学級活動学習指導案例２（指導者によるロールプレイの活用）

第２学年　学級活動学習指導案（食に関する指導）

1．題材名：　ありがとうの気持ちで食べよう

2．題材設定の理由：

食べられるのに捨てられてしまう「食品ロス」は、全国で年間に500～800万トンもあると言われている。その中で、学校給食の食べ残しも大きな問題になっている。給食を残す子どもの多くは、「嫌いなものが入っているから」という理由を挙げている。そこで、給食をつくってくれる調理員さん、食べ物を育ててくれる農家の人の気持ち、また、食べ物にはすべて命があり、その命をいただいていることを調理員さん、農家の人の言葉で伝えて理解を深め、食べ物を大切にする心と感謝の気持ちから、残さず食べようとする意欲を育てていきたい。

3．ねらい：

感謝の気持ちをもって、給食を残さず食べようとする意欲をもつ。

（食に関する指導の目標：④感謝の心）

4．展開：

過程	学習活動	指導者の支援	教材・資料
導入 （10分）	1．絵を見て「いただきます」という言葉を思い出す。 2．今日の給食の献立を知る。	●「いただきます」の意味について考えていくことを知らせる。 ●給食の好き嫌いや食べ残しについて発表させる。 ●嫌いな食べ物をワークシートに書かせる。	●給食で「いただきます」をしている児童の絵 ●おぼん、給食の献立の絵 ●ワークシート
展開 （25分）	3．給食をつくってくれる調理員さんの気持ちを知る。 4．食べ物を育ててくれる農家の人の気持ちを知る。 5．「いただきます」の意味を知り、感謝の気持ちを込めてあいさつができるようにする。	●調理員に扮（ふん）し、仕事内容、うれしいこと（おいしかったと言われること、食べ残しがないこと）、悲しいことについて伝える。 ●農家のおじさんに扮し、食べ物を大切に育てていること、食べ物には命があることを伝える。 ●生き物の命をいただくという意味があり、食べ物への感謝の気持ちを表す言葉であることを知らせる。	●給食調理員さん―調理、掃除をしている絵 ●笑顔の児童、食べ残しなしとありの食缶の絵 ●農家のおじさん―キャベツ、大根、害虫の絵、巨大にんじん模型 ●「いのち」カード ●牛・豚・鶏、肉の絵 「たべもののいのち」 ●調理員さん、農家のおじさんの絵 「ありがとう」
まとめ （10分）	6．学習したことを振り返り、これから残さずに食べる食べ物をワークシートに書く。	●数人に発表させ、励ますことにより、実践への意欲を高める。	●ワークシート

5．評価の観点：

●感謝の気持ちをもって、給食を残さずに食べようとする意欲をもつことができたか。

ワーク15－3　ワークシート作成計画案

テーマ：　のこさずたべよう！
対象学年：　２年
ねらいと使用方法： 本時の学習活動により残さず食べる意欲を高め、嫌いな食べ物の中から各自がこれからがんばって食べようとする食べ物を挙げて、自ら目標を設定し、日々の学校給食での実践を通して嫌いな食べ物を食べるという行動の変容を促すことをねらいとする。 ワークシート使用の流れは、①授業開始時に嫌いな食べ物を記入し、嫌いな食べものがあること、それはどんな食べ物であるかを認識させる、②まとめの段階で本時の学習活動でわかったことを記入して意欲を高める、③これからがんばって食べることに挑戦する食べ物を選んで目標を設定するという手順である。 ２年生が対象なので、ワークシートに記入する内容が多くなり過ぎないように配慮する。
概略図：

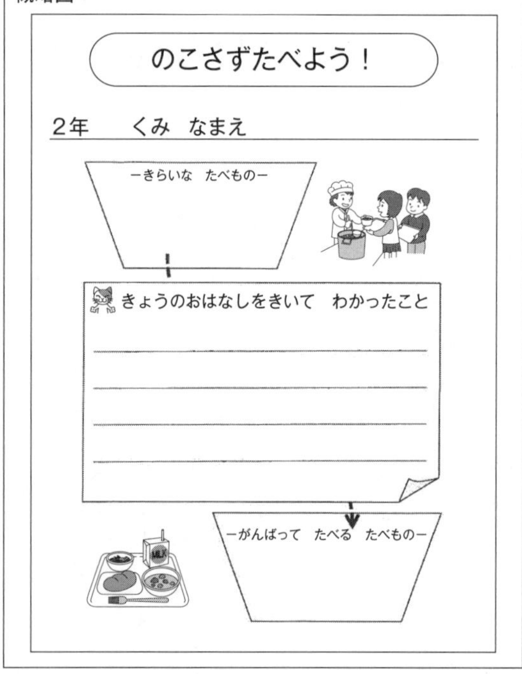

表15－１　ワークシート記入例

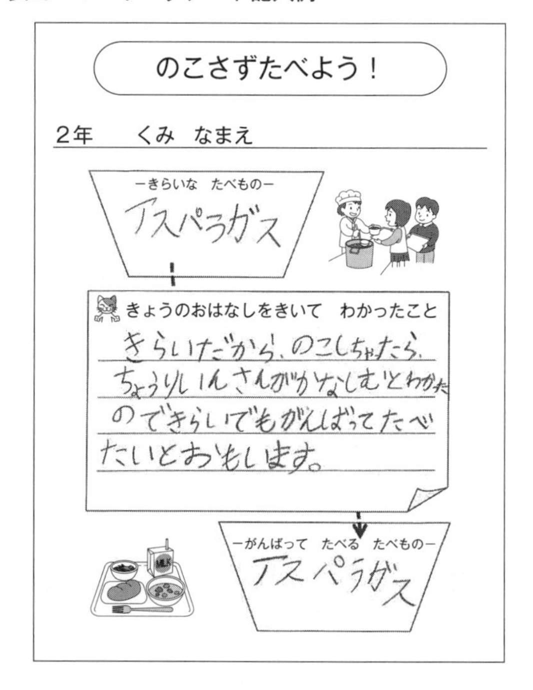

実習15－２

グループになって模擬授業を行うための準備をしよう。

【グループワーク】

実習手順

STEP❶▶１組５～６人のグループをつくり、実習15－１で作成した学習指導案について各自が発表し、意見交換をする。

STEP❷▶グループで模擬授業を行うための学習指導案を決めて、指導者役、児童役、観察者の役割分担を決める。

STEP❸▶学習指導案に基づいて、シナリオと教材を作成する。

STEP❹▶役割分担にしたがい、グループで模擬授業のリハーサルを行う。

実習15－２のポイント

１．学習指導案の検討

作成した学習指導案に沿って１人３分程度で発表を行い、次に示す観点から意見交換を行う。

- 授業のねらいが明確に押さえられているか。
- 対象学年に応じたわかりやすい指導になっているか。
- １単位時間（45分）で無理のない内容になっているか。

2．模擬授業のための学習指導案の作成と役割分担

●持ち寄った学習指導案の中から１案を選び、グループ内で修正を加えて模擬授業のための学習指導案にする。授業の流れ、使用する教材についても十分に検討する。

●学習指導案の内容およびグループの人数に応じて、適当な人数の指導者役（ティームティーチングについても考慮）、児童役を決める。また、グループでリハーサル時に全体の流れをチェックする観察者を決める。観察者は、模擬授業では児童役も兼ねる。

3．模擬授業のシナリオと教材の作成

●STEP２で作成した学習指導案、また、話し合った内容に基づいて作成する。

●シナリオと教材の作成は分担して進め、最後は協力して仕上げる。

4．模擬授業のリハーサル

●分担された役割をどのタイミングでどのように演じるかを確認する。

●観察者は全体の流れをチェックし、問題点があれば終了後に修正する。

●学級活動学習指導案例２（ワーク15－２）のシナリオ（例）

栄養教諭：	みなさん、こんにちは！　栄養教諭の○○です。どうぞよろしくお願いします。**（テーマの文字を黒板に貼る）** 今日は、「ありがとうの気持ちで食べよう」ということについて一緒に勉強します。**（「いただきます」の絵を貼る）** みなさん、これって何をしているところですか？
児童　　：	**（口々に）**いただきます！
栄養教諭：	そうですね。「いただきます」ですね。**（「いただきます」の文字を貼る）** みなさんは給食を食べる前に、「いただきます」って言うと思うけど、どういう意味かな？**（間）** これから、一緒に考えていきましょう。 さて、今日の給食は何か知っていますか？　知っている人は教えてください。 **（お盆の絵を貼る）**　はい、○○さん。**（座席表を作成しておくとよい）**
児童　　：	豚肉のリンゴソース。**（掲示してある献立表を見る児童もいる）**
栄養教諭：	そうですね。豚肉のリンゴソース。今日は大きなお肉が出ますよ。 **（お盆の上に豚肉のリンゴソースの絵を貼る）**それから～。はい、○○さん。
児童　　：	牛乳です。
栄養教諭：	そう、給食で毎日牛乳を飲んでいますね。 **（お盆の上に牛乳の絵を貼る）（同様にすべての献立が出そろうまで繰り返す）**
栄養教諭：	は～い、今日の給食の献立は食パン、豚肉のリンゴソース、三度豆とコーンのサラダ、スープ、牛乳です。今日の給食の豚肉好きな人～？
児童　　：	**（次々に手を挙げて答える）**はい、はい。
栄養教諭：	好きな人が多いなあ。でも嫌いな人もいるよね。みなさんには嫌いな食べ物があるかな？
児童　　：	**（口々に）**ピーマン、しいたけ、ゴーヤ……**（嫌いな食べ物を板書する）**
栄養教諭：	今からワークシートを配ります。まず名前を書いてください。**（間）** 書けたら、みなさんの嫌いな食べ物を上の食器の絵の中に書きましょう。 **（児童は嫌いな食べ物を思い出してワークシートに書く）（間）**
栄養教諭：	好きなものばかり食べて嫌いなものは残したりしてないかなあ……。じゃあ、みなさんの給食を毎日誰がつくっているか知ってる？
児童　　：	**（口々に）**調理員さん！
栄養教諭：	そうですね。給食をつくってくださるのは給食調理員さんです。今、調理員さんに来てもらっています。みなさんに何かお話したいことがあるようです。みなさんで調理員さんを呼んでみましょう。
栄養教諭・児童：	調理員さ～ん！**（「ちょうりいんさん」の文字を貼る）**

調理員　：（調理衣を着用し、教室の前の扉から入る）みなさん、こんにちは。今日ここへ来たのは、毎日どんな気持ちで私たちが給食をつくっているかをみんなに知ってほしいと思ったからです。私たちは、みんなが元気に大きく育ってほしいと願って一生懸命給食をつくっています。給食はね、ここにいるみんなの分だけではなくて、この学校の１年生から６年生の分を全部つくっているから、とても大変なの。スープをつくるにも、たくさんのキャベツや、にんじんを切って大きい鍋でつくるのですよ。（鍋で調理をしている絵を貼る）
給食の後片づけが終わったら、給食室をきれいに掃除するのも大切な仕事です。
（掃除をしている絵を貼る）きれいにしないと給食にばい菌が入って、みんなが食べてしまうと大変なことになるからね。（ばい菌の絵を貼り、その上に×印をさらに貼る）
栄養教諭：大変なお仕事ですね。じゃあ、うれしいのはどんな時なのか聞いてみましょう！
調理員　：一番うれしいことは、みんなに「おいしかった」と言われることです。
栄養教諭：（児童の笑顔の絵３種を「おいしかったよ」と言いながら貼り、最後に「おいしかった」の文字を貼る）
調理員　：食べ残しなしで食器や食缶が返ってくることもうれしいです。
栄養教諭：（食べ残しのない食缶の絵を貼る）
調理員　：でも、１つずつ一生懸命つくっているのに、たくさん残って返ってくるとがっかりします。
栄養教諭：（食べ残しのある食缶の絵を貼る）
調理員　：みんなが残した給食はどうなると思う？（間）実は、捨ててしまうのですよ。みんなのためにつくった給食なのに、もったいないし、とても悲しくなります。
きれいに食べてくれれば、本当につくってよかったとうれしくなります。
これからも、みんながもっともっとおいしく食べられるように、味つけや料理の仕方を工夫していきますね。みんなが好きなもの、嫌いなものもしっかり食べて元気に大きくなってくれることが一番の楽しみですから。
じゃあ、今日もみんなのために、がんばりましょう。給食を楽しみにしていてくださいね。
栄養教諭：調理員さんにたくさんいいお話を聞きましたね。ありがとうって拍手をしましょう！
児童　　：（お礼の気持ちを込めて全員で拍手をする　ぱちぱちぱち～）
調理員　：では、またね！（軽く礼をして、児童に手を振りながら前の扉から出て行く）
栄養教諭：みなさん、給食調理員さんの話を聞いてどう思ったかな？
調理員さんはみなさんのために一生懸命給食をつくってくださっているのですね。
それじゃあ、給食をつくるための材料はどこからくるのかな？（間）例えば、今日の給食のスープのキャベツやにんじんは誰が育てているのかな？（間）大勢の人たちが、一生懸命食べ物を育てているのですよ。そこで今日は農家のおじさんに来てもらっています。みんなで呼んでみましょう。
農家のおじさーん！（「のうかのおじさん」の文字を貼る）
農家の人：（麦わら帽子をかぶり、タオルを掛け、軍手をして教室の前の扉から入る）
（帽子を脱いで）はじめまして。こんにちは。さ～て、みんなは給食を残さず食べているか？
わしの仕事は、みんなが安心して食べられるおいしい野菜をつくることなんじゃ。毎日、しっかりと育つように水やりをしたり（ジョウロで水をやる仕草をする）、虫たちや、カラスが野菜を食べないように守ったり、たくさんの世話をしているぞ。
特に虫たちは、大変でのう。わしが大切に大切に育てたキャベツや大根をいっぱい食べよるんじゃ。
（大根・キャベツ・害虫の絵を貼る）
でも、わしは虫たちに食べてもらうために育てておるんじゃない。（虫の上に×印を貼る）お前さんたちに食べてもらうために一生懸命育てておるんじゃ。
ところで、みんなに知っておいてほしいことがある。野菜たちも生きている、野菜たちにも命があるということじゃ。（「いのち」の文字を貼る）
生きているから毎日毎日水をやらないとすぐに元気がなくなってしまうんじゃ。みんなも毎日ご飯を食べないと元気がでないじゃろ。
ほれ、この野菜を見てみい。（大きいにんじん模型を取り出して見せる）
わしがつくったにんじんは、こんなに大きいんじゃ。すごいじゃろ。大切に大切に育てるとみんなと同じようにぐんぐんと育つんじゃ。
わしの友達で牛や豚、鶏を育てているやつがおるんじゃが、そいつが言っておった。（牛・豚・鶏

の絵を貼る）
みんなが毎日食べている肉（**肉の絵を貼る**）は、牛や豚、鶏が大切に育てられてみんなのところへ来たものじゃ。（**牛・豚・鶏から肉の絵に→を板書する**）牛や豚、鶏もみんなと同じで毎日ご飯をやらないと元気がなくなってしまう。病気になってしまうことだってある。それはそれは大切に育てているそうじゃ。そうして大切に育てられた牛や豚、鶏の命をもらって（**黒板から「いのち」の文字を外して児童に見せる**）、みんながおいしい肉を食べることができるんじゃ。（**「いのち」の文字を元に戻して貼る**）
だから、残さず、苦手なものも少しでも味わって食べてみてほしいのお。
野菜たちや牛や豚、鶏たちも食べてくれてありがとうって喜ぶぞ。みんなモリモリ食べて大きくなるんじゃよ。それじゃ、今日も野菜の世話を頑張ってするかのう。ありがとう。

栄養教諭：みなさん、ありがとうって拍手をしよう！
児童　　：**（お礼の気持ちを込めて拍手をする　ぱちぱちぱち～）**
（農家のおじさんは児童に手を振りながら前の扉から出て行く）
栄養教諭：みなさん、給食調理員さんや農家のおじさんの話を聞いて「いただきます」の意味がわかってきたかな？（**間**）私たちが食べ物を食べるということは、いろいろな食べ物の命をいただくということです。それで、命をいただくから「いただきます」とあいさつをします。（**「たべもののいのち」の文字を貼る。「をいただく」、「↓」（矢印）、「いただきます」を順に板書する**）
そして、給食をつくってくださる調理員さんや食べ物を育ててくださる人たちへのありがとうの気持ちも表しています。（**調理員さん、農家のおじさんの絵、「ありがとう」の文字を貼る**）だから、これからは、「いただきます」ってありがとうという気持ちを込めて言いましょうね。（**間**）残さず食べることも大切ですね。（**調理員、農家のおじさんは着替えて教室の後ろの扉から入る**）
栄養教諭：さあ、みなさんは今日のお話を聞いてどう思ったかな？　さっきのワークシートにわかったことを書いてみましょう。（**指導者全員で全体を見てまわり、書きにくそうにしている児童を支援する**）
栄養教諭：（**児童が書き終わったら**）それでは次に、最初に書いた嫌いな食べ物の中からこれから頑張って食べてみようと思うものを書いてください。
（**全体を見てまわり**）みなさん、がんばりますね。あまり無理しなくても少しずつでいいですよ。
（嫌いな食べ物の多い児童に配慮する）
栄養教諭：それでは、どんなことを書いてくれたか発表してもらいましょう。誰か発表してくれますか。
（手を挙げる児童がいない場合は、机間指導でしっかり書けていた児童を指名する）
児童１　：はい。
栄養教諭：元気に手が挙がりました。○○さん、お願いします。
児童１　：私の嫌いなピーマンや大根にも大切な命があることがわかりました。これからは少しずつ食べてみます。
栄養教諭：いいことに気がついたね。みなさん、拍手。
児童　　：**（全員で拍手をする　ぱちぱちぱち～）**
栄養教諭：きっとピーマンや大根も喜ぶね。他に、誰か発表してくれますか。
児童２　：はい、はい。
栄養教諭：○○さん、お願いします。
児童２　：調理員さんがみんなのために給食をがんばってつくってくれることがわかりました。ぼくは給食が大好きで、これからも残さずに食べます。
栄養教諭：はい、拍手。
児童　　：**（全員で拍手をする　ぱちぱちぱち～）**
栄養教諭：調理員さんの気持ちもよくわかりましたね。これからもしっかり給食を食べてください。さっきまわって見せてもらったら、みなさんとてもいいことを書いてくれていましたよ。それじゃ、ワークシートを集めます。名前を書いていますか。もう一度見てください。
指導者全員：今日はみなさんと楽しくお勉強ができました。ありがとうの気持ちをもって食べるってことはとても大切ですね。どうもありがとうございました。
（指導者全員でお辞儀をする）

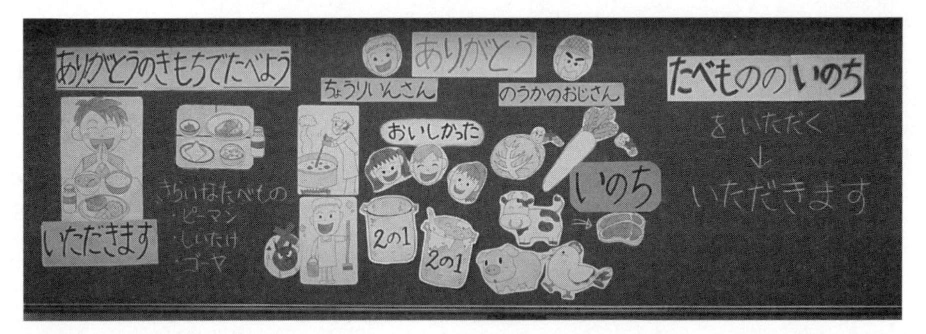

▶学級活動学習指導案例２（ワーク15－２）の学習教材を利用した板書。１時間の学習を振り返ることができるような板書をする。

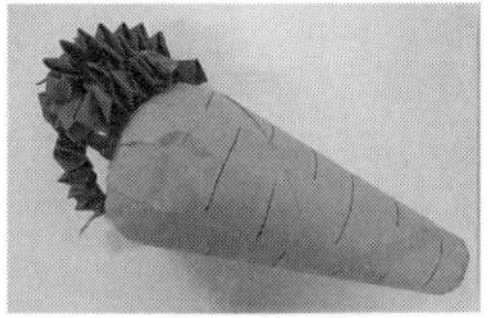

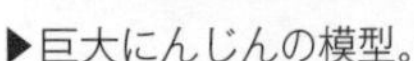

▶巨大にんじんの模型。

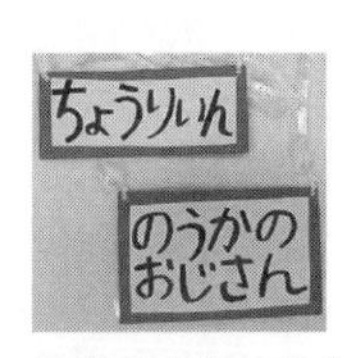

▶登場人物の名札。

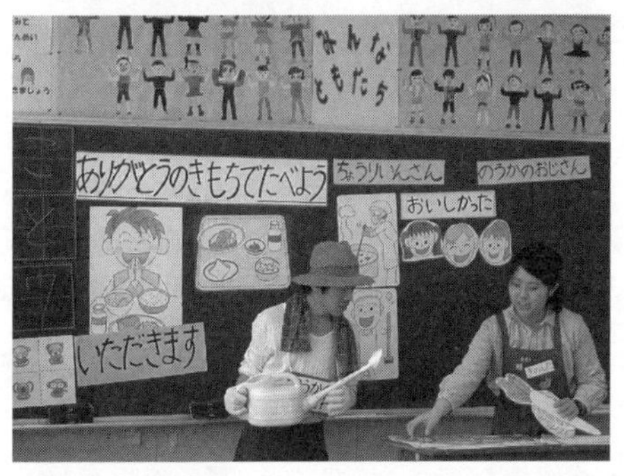

▶学級活動学習指導案例２（ワーク15－２）の授業風景。

実習15－３

模擬授業を行い、指導の内容および方法について検討しよう。

【グループワーク】

実習手順

STEP1▶１グループ20分程度の模擬授業を行う。

STEP2▶１グループの模擬授業が終わったら、質疑応答を含めてディスカッションを行い、他のグループのよかった点、改善すべき点を評価して記録する。

STEP3▶すべてのグループの模擬授業が終了した後、自分たちが実施した模擬授業の指導内容および指導方法についてグループで評価する。

実習15－３のポイント

１．模擬授業の実施

模擬授業の実施にあたっては、表15－５を参考にする。

表15－５　模擬授業のポイント

- すべての児童に聞こえる声の大きさで、口をはっきり開けて話す。
  特に語尾が小さくならないように注意する。
- 声の強弱・高低、話のスピードや間のとり方で変化をつける。
- 一人一人の児童を見て話す。
- 温かい表情・笑顔で授業を進める。
- 担当する役割になりきる。

２．他のグループの模擬授業の評価

- 表15－６の模擬授業の評価の観点を参照しながら、他のグループの模擬授業を観察する。
- 模擬授業の観察、質疑応答、ディスカッションを通して、各グループのよかった点、改善すべき点をまとめ、指導内容や指導方法について理解を深める。

３．模擬授業の自己評価

- 実施した模擬授業の指導内容や指導方法に関して、評価の観点（表15－６）にしたがい、他のグループの意見も参考にしながら、グループ内で話し合って評価する。
- できていなかった課題については、改善策を検討する。

表15－6　模擬授業の評価の観点

項目	指導内容に関して	指導方法に関して
評価の観点	●学習内容にふさわしい題材名になっていたか。 ●対象学年に応じたわかりやすい内容になっていたか。 ●指導の流れに無理はなかったか。 ●適切な学習教材・資料が準備されていたか。 ●ワークシートは、学習活動の中で効果的に使用されていたか。 ●ねらいとする行動変容につながるような動機づけができたか。	●はっきりとした口調で話すことができたか。 ●声の強弱・高低、話のスピードや間のとり方は適切であったか。 ●一人一人の児童を見て話すことができたか。 ●わかりやすい説明をすることができたか。 ●全体の流れがスムーズで、まとまっていたか。 ●温かい表情、笑顔で授業を進めることができたか。

COLUMN

小学校の学級活動における食に関する指導

食に関する指導と関連している教科等には、社会科、理科、生活科、体育科などの教科のほか、道徳、総合的な学習の時間、特別活動がある。特別活動には、学級活動、児童会活動、クラブ活動、学校行事があり、学級活動の内容の１つとして**「食育の観点を踏まえた学校給食と望ましい食習慣の形成」**が含まれている。この内容については、身近な事例を通して自分の食生活を見直し、自己の課題に気づき、具体的な目標を立てて取り組むなどの活動が中心となる。そして、給食の時間は学級活動の授業時数には充てないが、給食を生きた教材として指導する。また、学級活動の時間でも取り上げ、その指導の特質を踏まえて計画的に指導する必要がある。学級活動の目標は、「学級活動を通して、望ましい人間関係を形成し、集団の一員として学級や学校におけるよりよい生活づくりに参画し、諸問題を解決しようとする自主的、実践的な態度や健全な生活態度を育てる」ことであり、学級活動の時間を利用して授業（食に関する指導）を行う場合は、次のような点に留意する。

1．学校給食の時間を自分の食に関する問題を見つめる生きた教材として、また、自己決定したことを実践する場として活用する。
2．知識・理解の指導に偏らないようにし、児童自らがその原因や解決方法を見つけ、自分なりの方法を決めて少しでも改善していこうと努力する態度を育てていく。
3．学級活動のうち「食育の観点を踏まえた学校給食と望ましい食習慣の形成」に充てる時間は限られているため、学校給食の時間をはじめ、家庭科や体育の時間、総合的な学習の時間などとも連携を図るようにする。
4．事後指導においては、自己決定したことの努力状況を実践カードに記録させたり発表させたりするなどして、実践の定着化、継続化が図れるようにするとともに、友達の頑張りを共感的にとらえられるようにする。

次に、学級活動における食に関する指導の題材例を示す。

＜1、2年＞　●楽しい給食がはじまるよ！
　　　　　　●おやつの食べ方
＜3、4年＞　●元気な体に必要な食事
　　　　　　●よくかんで食べよう
＜5、6年＞　●食べ物の栄養
　　　　　　●朝ごはんの大切さを知ろう
　　　　　　●栄養バランスのよい食事をしよう。

なお、これからの題材例では、文部科学省小学生用食育教材「たのしい食事つながる食育」を資料として活用できる。
https://www.mext.go.jp/a-menu/shotou/eiyou/syokuseikatsu.htm

実習

事業所における生活習慣病予防のための栄養教育

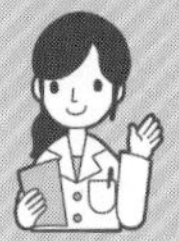

目的

- 事業所の社員食堂での生活習慣病予防対策として、ポピュレーションアプローチおよびハイリスクアプローチの栄養教育を実践することができる。

はじめに

成人期・壮年期は、生活環境が多種多様であるが、仕事中心の生活である。20歳代は、保護者から独立し、生活の基盤を確立する時期であり、就労・結婚·出産などといった生活の転機も多く、環境の変化とともに生活が多少不規則になりやすい。身体的には比較的健康な状態で深刻な症状が現れることは少ないが、朝食の欠食が多い。また、体力を過信した行動をとるなど生活改善や健康に対しての意識が他のステージと比較して低い。

30歳代、40歳代は、年齢を重ねるにしたがい活躍が期待され、社会や家庭においても大きな責任を担う時期である。就労形態によっては長時間労働、夜間勤務も考えられ、過労や生活リズムの乱れ、運動不足が目立つ。食生活においては、不規則な食事摂取、飲酒、外食などが生じ、生活習慣病の発症につながりやすく、リスク要因が大きい。

生活習慣病の発症および進展の予防教育は、個々に対応することが望まれる。しかし、労働者として活動時間の多くを職場で過ごしていることから、個々への働きかけは非常に困難である。職場を活用した健康教育は、生活時間を有効に利用した教育である。

従業員の健康問題は、職場の配置や作業状況といった職場環境などの影響も受けることから、学習者の健康問題と職場環境や職場の健康課題と関連づけて考えることが重要である。

本実習では、事業所における生活習慣病予防のために、ポピュレーションアプローチでの栄養教育とハイリスク集団を抽出した栄養教育の２つの方法で行う。

学習者の特性

Ａ事業所は、生活習慣病予防対策として、血圧、血糖などの検査値に異常があった者に対して管理登録を行い、事業所内の健康管理センターにおいて個別の保健指導を行っている。しかし近年、男性の肥満者が増加し、登録者の増加が危惧されてきた。そこで、生活習慣病予防対策としてTHP（トータル・ヘルスプロモーション・プラン）スタッフを中心に健康づくりが進められ、管理栄養士は、主食、主菜、副菜がそろった食事が推進できる「イベント・キャンペーン」と、社員食堂で学ぶ「生活習慣病予防教室」を実施することになった。THP委員会は、健康の自己管理ができる社員を増やしたいと考えている。

Ａ事業所全体の健康診断の結果と肥満者の割合などは、次の通りである。

企業の規模 電気機械器具を製造する事業所、従業員300名

年齢・性別 平均年齢38歳、男女比８：２

健康診断結果 **肥満者の割合**：「男性」28.5%（30歳代後半から増加）、「女性」17.2%、**高血圧傾向者の割合**:「男性」16.0%（50歳代から多い）、「女性」3.5%、**高血糖者の割合**：「男性」6.0%、「女性」1.5%

自覚症状 「疲労感」15.0%、「食欲不振」10.0%、「思い当たる症状はない」75.0%

食生活状況 **食堂の利用状況**：社員食堂は、朝食、昼食、夕食の三食を定食・カフェテリアの折衷形式で提供し、この食堂で2回以上食べる者が半数を占める。**食事調査結果**：「主食、主菜、副菜がそろった食事をする（定食）」45.0%、野菜の摂取量：「毎食野菜を食べる」30.0%、飲酒回数：「3日以上／週」35.0%、食意識：「バランスを考えて食事をしている」40.0%、「塩分のとり過ぎに注意している」30.1%

その他の生活状況

自己体重を認識している人の割合：「男性」50.0%、「女性」70.2%、**喫煙者の割合**：「男性」53.1%、「女性」4.0%、**通勤実態**：「車の利用」75.0%、「歩き・電車など」25.0%、**運動習慣の有無**：「ある」15.3%、「時々する」27.0%、「ほとんどない」57.7%、**勤務体制の状態**：「交代勤務」25.0%

A事業所の肥満者（BMI 25以上）の割合

	2005年	2011年	2012年	2013年	目標
男性(%)	26.6	25.7	26.7	28.5	25.0以下
女性(%)	19.0	17.5	18.5	17.2	15.0以下

実習16－1

A事業所の社員食堂で行う生活習慣病予防のイベント・キャンペーンを企画し、そこで活用する教材を作成しよう。

【グループワーク】

実習手順

STEP1▶1組3～4人のグループをつくって生活習慣病の予防対策について話し合い、A事業所が企業としてどのような取り組みを実施することができるかをまとめる。

STEP2▶ポピュレーションアプローチとして、A事業所の従業員の食生活を改善するためのイベント・キャンペーンを企画する。

STEP3▶企画したイベント・キャンペーンで用いる教材を作成する。

実習16－1のポイント

1．企業としての生活習慣病予防対策の検討

企業としてどのような生活習慣病予防対策ができるのかを考える（ワーク16－1）。その際には、次の点に留意する。

- 生活習慣病の発症メカニズムについて理解し、具体的な予防対策を考える。

ワーク16－1 企業が取り組める生活習慣病の予防対策

主な取り組み内容	部署および担当者
1．健康づくりに関する情報を伝えよう	
●卓上メモの設置（社員食堂）	管理栄養士
●健康づくりを進めるポスターやカレンダーを掲示する（社員食堂）	健康管理室
●健康づくりコラム、検査結果の見方などの発行（社内報や社内メール）	健康管理室、産業医ほか
2．身体活動を促そう	
●歩き方講習会の開催	外部講師、運動指導担当者
●休憩時間や仕事開始前を活用してラジオ体操などの実施	健康管理室
●職場内を活用（階段の昇り降り、職場で0円ジム）	健康管理室
●休日にイベントの開催（バドミントン大会、ウォーキングラリーなど）	運動指導担当者
3．栄養改善・食生活改善を促そう	
●主食、主菜、副菜がそろった定食の充実	管理栄養士
●自動販売機に牛乳・野菜ジュースの設置	健康管理室
●ヘルシーメニュー、サラダバイキングの提供	管理栄養士
4．メンタルサポート・ストレスを上手に対処できるようにしよう	
●ストレスチェックの実施	心理相談担当員
●リラックス効果のある音楽などを流す	健康管理室
5．その他（健康・運動・栄養チェック）	
●職場で話し合う	健康づくりリーダー

- 従業員の健康を保持・増進するための対策として、健康診断の実施とその結果に基づく運動指導、メンタルヘルスケア、栄養教育、保健指導などがある。
- 常時50人以上の労働者を使用する事業所においては、衛生委員会または安全衛生委員会などが、健康保持増進計画を決定し、計画を実施するための体制づくりを行っている。THPスタッフ（産業医、運動指導担当者、産業保健指導担当者、心理相談担当者、産業栄養指導担当者など）はその運営に携わる。
- THPスタッフの種類と専門性からそれぞれの役割を理解し、生活習慣病予防対策としてどのような活動が実施できるかを考える。
- 企業での取り組みは、仕事の休憩時間、昼休み、終業時など限られた時間、場所で実施する。

2．生活習慣病のためのイベント・キャンペーンの企画

A事業所の社員食堂で実施する生活習慣病予防のためのイベント・キャンペーンを企画する（ワーク16－2）。その際には、次の点に留意する。

- 社員食堂は、ポピュレーションアプローチとして従業員の健康づくりを支援する場である。
- 健康づくりには、メタボリックシンドロームのような疾患を既にもっている人などへのハイリスクアプローチばかりではなく、健康状態に問題がない者が将来ハイリスクにならないためのポピュレーションアプローチも大切である。
- 栄養教育には食環境づくりが重要である。食環境づくりには、メニューの栄養価、塩分表示など「情報へのアクセス」の面からの環境づくりと、栄養バランスのとれたヘルシーメニュー（主食、主菜、副菜がそろったものでエネルギー量を抑えた食事、低脂肪食など）、野菜たっぷり

ワーク16－2　A事業所の社員食堂で実施する「イベント・キャンペーン」の企画

イベント名	主食、主菜、副菜がそろっていますか？
目的	社員食堂を活用したポピュレーションアプローチとして、生活習慣病を予防するための栄養・食生活改善を目的とした情報提供を行い、望ましい食事を選択できるように習慣化され、自己管理できるように促す。
学習者	社員食堂を利用する従業員
募集方法	本イベントの詳細な開催内容を社員食堂の掲示板にポスターを貼って告知する。レジで精算後、設営したコーナーに誘導する。
期間･時期･頻度･時間	１回／年、９月中の毎週水曜日、昼食時
場所	社員食堂
スタッフ	管理栄養士２名
目標と評価	【学習目標】主食、主菜、副菜がそろった食事を理解する。 評価指標：リーフレット配布数。コーナーに誘導した従業員の個別評価の内容。
	【行動目標】主食、主菜、副菜がそろった食事を摂取する。 評価指標：コーナーに誘導した従業員の個別評価の内容。
	【環境目標】主食、主菜、副菜がそろった食事のメニューと栄養価を紹介する機会を増やす。 評価指標：毎週社員食堂に行き、教材の設置状況（設置数、内容の更新）を確認する。
	【結果目標】主食、主菜、副菜がそろった食事を摂取する従業員が継続的に増加する（習慣になる）。 評価指標：毎年イベントを開催し、従業員の個別評価結果の経年変化を分析する。
イベントの内容	・管理栄養士は、従業員が選択した食事内容を個別に評価し、望ましい選択であるかを評価する。 ・従業員が主食、主菜、副菜の３つを適切に選択したか否かの評価とアドバイスをする。その折、リーフレットを配布する。 ・PR方法：卓上メモ（栄養一言メモ）、ポスター

メニューなど食事そのものを健康に配慮したメニューとして提供するなど「食物へのアクセス」の面からの環境づくりがある。今回のイベントでは、毎食、主食、主菜、副菜がそろった食事をすることの重要性を情報提供したり、食生活の改善が継続できるように、食堂では主食、主菜、副菜がそろった食事形態を充実させることが大切である。

3．イベント・キャンペーンで用いる教材の作成

- 今回のイベント・キャンペーンでは、掲示物（卓上メモやポスターなど）や印刷物（リーフレットなど）を作成する。
- イベント・キャンペーン用の教材は、学習者である従業員が興味・関心をもつテーマを設定し、具体的で読みやすく見てすぐにわかるように文字、図、表、写真、イラストなどの大きさとレイアウトに配慮する。
- ポスターの場合は、貼る場所、見る人の距離などを考慮して文字サイズやデザインなどを決める。
- 卓上メモの場合は、A５判で「栄養一言メモ」を設置する。週替わりで内容を更新させ、ポスターなど他の掲示物と関連づける。
- リーフレットの場合は、食習慣を簡単に自己評価できる内容も組み入れるとよい。

実習16－2

生活習慣病予防の教室に参加する学習者（ハイリスク集団）を決定しよう。

【グループワーク】

実習手順

STEP1▶A事業所の健診結果、肥満者の割合と経過などから課題を抽出する。

STEP2▶従業員の中から栄養教育を受講する学習者（ハイリスク集団）を決定する。

実習16－2のポイント

1．課題の抽出

A事業所の従業員の健康診断の結果、自覚症状、食生活状況などの各項目に課題を記入し、関連するリスク（疾患・症状）に○を書き入れる（ワーク16－3）。

- A事業所ではなぜ生活習慣病が危惧されているのか、その課題を健康診断の結果や肥満者の割合の経年変化などから考察する。
- 課題の中から、生活習慣病の発症に最も深くかかわるリスク（疾患・症状）を抽出し、重要性（緊急性・必要性）、改善可能性（変わりやすさ）を検討する。

ワーク16－3　A事業所の従業員の課題

項目	課題	リスク（疾患・症状）		
		肥満	高血圧	糖尿病
健康診断の結果	BMIが25 kg/m²以上の割合：男性28.5%（30歳代後半から増加） 高値血圧（130-139/80-89 mmHg）以上の割合：男性16.0%（50歳代から多い） 空腹時血糖が100 mg/dL以上の割合：男性 6.0%	○	○ ○	○ ○ ○
自覚症状	疲労感：15.0% 食欲不振：10.0%	－ －	－ －	－ －
食生活状況	「１日の食事の中で野菜をたくさん食べるのは２食以下」70.0% 「塩分のとり過ぎに注意している」30.1%　など	○	○ ○	○
その他の生活状況	自己体重を知っている人：男性50.0% 運動習慣がほとんどない：57.7% 喫煙：53.1%	○ ○	○ ○ ○	○ ○

2．優先課題の特定、学習者の決定および目標値の設定

●学習者（ハイリスク集団）を決定するためには、客観的なデータ（BMI 25以上の者、年齢40歳以上の男性など）で表現すると、学習者は自分が「対象である」ことが理解しやすい。
●ワーク16－３からＡ事業所の生活習慣病を予防するための優先課題を特定し、学習者を決定する（ワーク16－４）。
●優先課題を特定する際には、国民健康・栄養調査結果の報告書を参考にして、成人期の食生活に関連する主な問題点を把握し、どのような成人に生活習慣の改善が必要なのかを検討することも大切である。
●同じ成人期でも性別や年代によって食生活の捉え方や意識などが異なることを考慮して、学習者を決定する。

ワーク16－４ 生活習慣病の発症を予防するための学習者(ハイリスク集団)の決定

性別	男性
年齢	40歳以上
集団の特徴	高血圧
目標値	高値血圧（130-139/80-89 mmHg）以上の割合を16.0%から10.0%未満に減らす。

実習16－３

実習16－２で決定した学習者への栄養教育の目標を設定し、栄養教育計画（全体計画、プログラム案、学習指導案）を作成しよう。

【グループワーク】

実習手順

STEP❶▶結果(アウトカム)目標、行動目標、学習目標、環境目標を設定し、全体計画を作成する。

STEP❷▶STEP１で作成した全体計画に基づいて、プログラム案を作成する。講義、体験学習、グループワークを組み合わせたプログラム案とし、実施期間・回数・時間、学習形態などはグループで検討する。

STEP❸▶STEP２で作成したプログラム案の中から、１回分を選び、学習指導案を作成する。

実習16－３のポイント

1．生活習慣病予防のための栄養教育の全体計画およびプログラム案の作成

Ａ事業所の特定集団に生活習慣病予防の栄養教育を実施し、評価するための全体計画とプログラム案を作成する（ワーク16－５、16－６）。

●特定集団（ハイリスク集団）の緊急性、実行性などを考慮して結果（アウトカム）目標を決定する。また、結果目標を達成させるための行動目標（生活の中で行う行動）と、その行動目標を達成するための学習目標〔特定集団が行動変容するために必要な学習（知識・態度・技術）〕、環境目標（いつ、どこで、どのような環境をつくればよいか）を設定する。
●「事業者が行うTHPの健康づくり」を視野に入れて計画する。また、THPスタッフの役割を理解し、計画内容に応じた人材を配置する。
●計画の期間は、年間、月間、週間などがあるが、事業所における生活習慣病予防対策の場合、最低でも６か月間継続して教育することが望まれる。
●経過評価では参加人数の推移、参加者の理解度などから評価し、１年間のように長期間の場合は中間で一度評価をすることが望ましい。影響評価では行動記録（達成度）、体重変化などの記録を用いて評価する。結果評価では体重やウエストの測定結果、血液生化学検査の結果などを用いるとよい。
●体験学習・演習は、食生活の改善に向けた方策として自己管理能力が身につきやすい。
●参加者が最後まで継続してプログラムに参加するように、励ましのメールや行動達成度を調査するためのメールなどを送るとよい。

ワーク16－５　全体計画「腹囲のサイズダウンに挑戦」（生活習慣病予防のための栄養教育）

テーマ		腹囲のサイズダウンに挑戦―社員食堂で学ぶ生活習慣病予防―
ねらい		Ａ事業所の健康診断の結果から肥満、高血圧、高血糖がみられ、生活習慣病の予備群が増加している。この時点で食生活や生活習慣を見直し、生活習慣病の発症を未然に防ぐ保健指導が重要である。
学習者		•Ａ事業所の40歳代男性で、この１年間に３kg以上増加したBMI 25以上の従業員40名。 •全従業員の実態はワーク16－３を参照。 •行動変容ステージ：無関心期～関心期 •服薬者はいない。
場所		社員食堂
スタッフ		産業医、保健師、管理栄養士、健康運動指導士
期間･頻度･時間		８回／６か月間、昼食の時間に30～60分／回
目標	学習目標	•バランスのよい食事について理解する。 •食事バランスガイドのチェックシートの記入方法を学ぶ。 •野菜350 g/日のとり方を学ぶ。 •薄味でもおいしく食べられる方法を学ぶ。
	行動目標	•毎日野菜をしっかり食べる。 •毎食副菜を１～２品食べる（１品70 g程度を１日で５品）。 •主食、主菜、副菜の整ったバランスのよい食事を実践できる。 •味つけは薄味にする。
	環境目標	•食堂でヘルシーメニューを提供する。 •血圧計を設置し、いつでも従業員が自分で測定できるようにしておく。 •従業員を対象とした生活習慣病予防をテーマとしたセミナーを継続的に企画して実施する。
	結果目標	•肥満（BMI 25以上）の男性の割合を28.5%から25.0%に減らす。 •高値血圧（130-139/80-89 mmHg）以上の割合を16.0%から10.0%未満に減らす。 •生活習慣病予防のための望ましい食習慣を確立する。
評価	企画評価	•栄養課題や個人要因・環境要因の評価は適正だったか。 •優先課題の決定と目標の設定は適正だったか。 •教育内容、教材（食生活改善ポイントリーフレット、食事内容チェックシートなど）は適正だったか。 •評価計画の設定は適正だったか。
	経過評価	•企画（計画）通りに教育を実施することはできたか。 •学習者の習得状況や参加態度はどうだったか、自己効力感は高まっているか（学習目標の達成度を測る影響評価として重ねて扱ってもよい）。 評価指標：学習者に対するアンケート調査。
	影響評価	•行動目標、学習目標、環境目標の達成状況はどうか（行動変容、食環境の改善はみられたか）。 ⇨食事バランスガイドのチェックシートで食事内容を確認する。 ⇨食生活改善項目の達成状況、意欲の変化、体重の変化。 評価指標：食生活改善についてのアンケート調査、身体計測値。
	結果評価	•結果目標は達成されたか。 ⇨BMI 25以上の割合を25.0%。高値血圧（130-139/80-89 mmHg）以上の割合を10.0%未満。望ましい食習慣の確立。 評価指標：身体計測値、検査値、食習慣に関するアンケート調査結果から評価する。

２．学習指導案の作成

●学習指導案は、全体計画、プログラム案に基づいて１回ごとの教育について立案する（ワーク16－７）。

●参加した学習者のコンプライアンスが十分に高まり、これから学習する意欲を喚起させるように初回時に動機づけを行う。１回目の動機づけには、十分に時間をかけることもある。

●参加者のサポートには一方的な知識の押し売りではなく、学習者を主体にした体験学習やグループ学習などを取り入れ、行動目標につながる場を設ける。体験学習は技術が身につき、グループ学習はグループダイナミクスが生じる。

ワーク16－6　プログラム案「腹囲のサイズダウンに挑戦」（生活習慣病予防のための栄養教育）

回数	時間	学習形態	テーマ	担当
第１回	50分	講義 測定	オリエンテーション 健康づくりへの挑戦 生活習慣病と肥満（体重・腹囲測定）	管理栄養士、産業医、保健師ほか
第２回	50分	講義 体験学習 グループワーク	賢く食べて健康に① 栄養のバランス大丈夫！	管理栄養士
第３回	―	社内メール	体重測定を続けていますか？ （食事バランスガイドのチェックシートを活用）	管理栄養士
第４回	30分	講義 体験学習	賢く食べて健康に② 油を使用した料理をいつも食べていませんか？	管理栄養士
第５回	30分	講義	賢く食べて健康に③ お酒は飲みすぎていませんか？	管理栄養士
第６回	50分	講義 グループワーク	目標は達成できましたか？ （体重・腹囲測定）	管理栄養士、保健師ほか
第７回	―	社内メール	取り組み例「私の健康法」の紹介	管理栄養士
第８回	60分	食事会	取り組み表彰「５年後も10年後も元気な笑顔」 ○年度後半に開催する「無理なく取り組める運動講座」の案内	管理栄養士、産業医、保健師、健康運動指導士ほか

ワーク16－7　学習指導案「第２回　賢く食べて健康に①―栄養のバランス大丈夫！―」

本時のテーマ：賢く食べて健康に①―栄養のバランス大丈夫！―

本時のねらい：学習者が食生活の問題点を知り、バランスのよい食事に改善する目標を立てて実行できるようにする。

学習目標：
- バランスのよい食事について理解する。
- 食事バランスガイドのチェックシートの記入方法を学ぶ。
- 野菜350 g/日のとり方を学ぶ。
- 薄味でもおいしく食べられる方法を学ぶ。

展開：

過程	内容	ポイント	教材
導入 10分	●あいさつ ●第１回「健康づくりへの挑戦」の復習 ●生活習慣病発症の原因、運動や食事との関連性についての説明	●前回の復習 ●過体重が及ぼす生活習慣病発症リスクについて理解する。 ●運動や食事などが重要であることを確認する。 ●バランスよく食べることが生活習慣病全般の予防であることを認識させる。	●リーフレット（食生活改善のポイント・体重とウエストの記録表）
展開 35分	●食事記録からバランスのよい食事についての実践の促し ●SV数が表示された「野菜をたっぷりヘルシーメニュー」の試食 ●改善に向けた意識づけ ●具体的な行動目標の設定	【演習】 ●食事バランスガイドを用いて記録した１日の食事内容を確認する（野菜６SV以上）。 【講義・体験学習】 ●食堂で提供している「野菜をたっぷりヘルシーメニュー」の食事を試食する。 ●食事バランスガイドを用いてSV数を確認する。 ●試食の感想を聞く。薄味でもおいしく食べられる工夫について気づいたところをまとめておく。 【グループワーク】 ●自分の問題点に気づき、解決するための方法についてブレインストーミングを行う。 ●改善方法などを標語で発表してもらう。 ●学習者が実行できる目標を決定する。	●食事記録票 ●食事バランスガイドを使った食事内容のチェックシート ●実物（「野菜をたっぷりヘルシーメニュー」の提供、食堂のメニューカードのSV数の表示） ●標語記入用紙 ●個別目標記入用紙
まとめ ５分	●バランスのよい食事についての確認 ●次回の参加	●食事バランスガイドのチェックシートで確認する。 ●生活習慣病を予防する食生活改善のポイントとその効果から、次回の講座を予告する。	●食事バランスガイドのチェックシート

- 食生活の改善には、食堂や休憩室などの環境整備も重要である。ワーク16－7の学習指導案のように、事業所でメニュー表にSV数（栄養価、塩分表示なども含む）を表示すれば、日々の食生活に密着し、家庭での行動変容につながり、実行度が高くなる。
- 個人の目標達成に向けた行動記録や達成状況が評価できる指標を設定し、セルフモニタニングできるような内容を教材に取り入れる。

表16－1　目標達成のために作成した学習指導案で用いる教材（例）

講義	● リーフレット ● 実物（食堂で提供しているメニュー）
体験学習・演習	● 食事バランスガイドを使ったチェックシート ● 料理、レシピ ● 食事記録票　など
グループワーク	● 標語記入用紙 ● 目標記録用紙

実習16－4

作成した学習指導案で用いる教材を作成しよう。

【グループワーク】

実習手順

STEP1 ▶各自で学習指導案の目標に沿った教材を検討する。

STEP2 ▶グループごとに学習指導案の目標に沿った教材を作成する。ただし、学習指導案の内容により複数の教材が必要な場合は、内容のポイントを絞って、その教育に必要な教材のみを作成する。

実習16－4のポイント

教材の選択と作成

- 学習指導案の目標に沿った教材を作成するためには、学習者（特に壮年期）の身体的特徴や、理解力、知識などを考慮することが必要である。
- 教材（例）には、表16－1のようなものがある。チェックシートは、学習者が事業所の従業員であることから、日常業務に負担がかからないように配慮する。

実習16－5

作成した栄養教育計画の内容を発表し、評価してみよう。

【グループワーク】

実習手順

STEP1 ▶役割分担を行う。教育者（管理栄養士）役３人、学習者役10人、観察者３人を１グループとする。

STEP2 ▶タイムスケジュールを決める。発表時間は30分（プログラム案・学習指導案の説明５分、授業20分、評価５分）とする。授業は、作成した学習指導案の内容のうち、教材を作成したポイントの箇所の内容について行う。

STEP3 ▶教育者役は、発表の準備（リハーサル）を行い、役割、時間配分などについて最終確認する。

STEP4 ▶教育者役は、発表を行う。

STEP5 ▶発表後は、学習者・観察者の立場で、教育内容や話し方などについて評価し合う（ディスカッション）。教育者役自身も自己評価を行う。他者評価と自己評価を比較検討し、改善点がある場合は、学習指導案・教材などを改善する。

実習16－5のポイント

1．教育内容、教材の発表および評価の留意点

- 壮年期の栄養教育は、生活習慣病の発症を予防するための内容が中心となる。特に肥満は、糖

尿病、脂質異常症、高血圧症などの生活習慣病の起因でもあることから、肥満予防や早期に減量対策に取り組むための栄養教育が重要である。

- 栄養教育を行う際には、事前にリハーサルを行ってから本番に備える。リハーサルでは、学習者が成人期であることを意識して行う。また、計画通りに進むとは限らないので、学習者の反応には十分注意し、臨機応変に軌道修正しながら進めるようにする。
- 教育者役は、栄養教育の全体計画とプログラム案の概略について簡潔に説明し、発表する学習指導案のテーマ、目的、目標、場の設定、学習過程の概略（発表する内容の位置づけなど）、評価などについてわかりやすく伝える。
- 評価者（学習者・観察者）は、それぞれの立場で発表した教育内容および発表態度の評価を行う。教育内容については、学習者が成人期であることを念頭に置き、目標達成に向けた、無理なく楽しみながら実施できる内容であるか、評価項目は設定されているかなどを評価する。

2．報告書（経過記録）を用いたフィードバック

- 栄養教育計画は見直しを重ねることによって、安定した教育効果が期待でき、標準化することができる。そのため、計画段階から評価計画を立て、具体的な目標設定と、それに沿った評価を行い、フィードバックすることが重要である。
- 報告書（経過記録）を書くことによって、実施した計画の内容を記録に残し、改善点などを検討する材料になるとともに、教育の内容や成果を第三者に伝えることができる。

COLUMN

企業におけるポピュレーションアプローチの事例

ポピュレーションアプローチとは、多くの人々が少しずつリスクを軽減することで、集団全体が多大な恩恵をもたらすことに注目し、集団全体をよい方向にシフトさせることである。ハイリスクアプローチとは、疾患を発生しやすい高いリスクをもった人を絞り込んで対処していく方法である。生活習慣の改善にはハイリスクアプローチだけでなく、ポピュレーションアプローチも重要になる。例えば、勤労者全体に野菜の摂取を推奨するために、事業所の社員食堂では卓上メモやPOP等を使用して野菜１サービング（SV）の情報提供と、副菜１SVの小鉢やノンオイルドレッシングなどを設置した食物提供による食環境づくりが行われている。栄養教育では、このような食環境づくりによるポピュレーションアプローと、疾病を発生しやすい高いリスクをもった人を対象にした個別・集団教育によるハイリスクアプローチの両方を適切に組み合わせたヘルスプロモーションや生活習慣病予防のプログラムを立案できる視点が必要である。

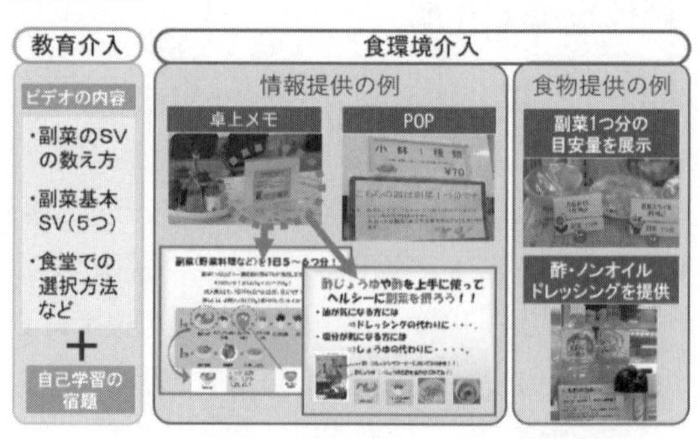

介入プログラムの一例

実習

地域における高齢者の介護予防のための栄養教育

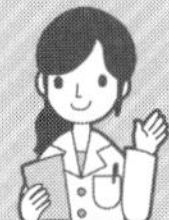

目的

- 高齢者の介護予防を理解し、地域に居住する比較的健常な高齢者を対象とした介護予防のための栄養教育（低栄養予防）を実践することができる。

はじめに

高齢期は、加齢・老化による身体機能の低下や、社会的および精神的側面に変化が生じ、活動能力、活動量などの個人差が大きいことが特徴である。また、慢性疾患や症状を複数抱える高齢者も多く、老年症候群などの合併症を併発しやすい。さらに、生体リズムの加齢変化に伴い、不眠や生活時間の崩れを招きやすい時期でもある。

食生活に関しては、独居や家族関係の変化、子ども数の減少に伴い、食事が単調になりがちで、多様な食品を摂取することが困難になってくる。また、親しい友人や配偶者の死別により、外出や外食の機会が減少し、食事づくりが億劫になる。食事への楽しみや関心が薄く、孤食、欠食、偏食が生じるなど食事のバランスが崩れやすく、低栄養につながる可能性があり、注意が必要である。その一方で、中年期の肥満が反映された高齢者の過体重者も増加しており、低栄養との二極化が問題となっている。このように、高齢者の中でも個々人によって健康状態に大きな差異がみられ、そのアプローチの仕方も個別対応が求められる。そのため、健康状態に即した介護予防・介護支援活動が必要となる。

健康日本21（第二次）における高齢者の健康づくりの戦略では、健康上望ましい個人の行動変容によって、身体、心理、社会的機能の維持・増加が図られ、低栄養、うつなどの老年症候群が予防され、最終的に要介護状態の予防または先送りが達成されるとしている。健康寿命の延伸に向けたこれからの取り組みの方向性としては、介護予防（フレイル対策（口腔、運動、栄養等）を含む）と生活習慣病等の疾病予防・重症化予防を一体的に実施する枠組みの構築が望まれている。

そこで本実習では、地域に居住する高齢者に対して、低栄養予防・改善を目的とした介護予防のための栄養教育を行う。

学習者の特性

対象は、A市に居住する介護保険の要支援・要介護の認定を受けていない65歳以上の高齢者である。A市の保健センターでは、いくつかのテーマで介護予防教室を開催しており、その1つとして、一人暮らしや虚弱傾向にある（最近元気がない、食欲がないと感じる）高齢者を対象とした「いきいき栄養教室」がある。教室開始の概ね1か月前に発行される広報紙などで参加者（定員20名）を募集し、参加希望者には申込時に質問票に回答してもらっている。事前質問票の結果は、次の通りである。

属性・身体状況　**性別**：「男」5名、「女」15名、**平均年齢**：68歳（65～83歳）、**同居家族**：「あり」10名、「独居」10名、**治療中の疾患**：「あり」15名、**主観的健康感**：「あまりよくない」7名、BMI：「20以下」16名（うち18.5未満14名）、「21以上」4名（25以上なし）、**体重減少**：「半年間に2～3kg以

上」14名、**残存歯数**：「９本以下」５名、「義歯の使用なし」14名

食生活状況・食意識 **食事回数**：「１日２回以下」３名、「１日３回」17名、**朝食欠食者**：なし（「朝食に主食・主菜・副菜のそろった食事をほぼ毎日とる」14名）、**肉・魚の摂取頻度**：「毎日１回」５名、「週４～６回」３名、「週２～３回」10名、「週１回」２名、**野菜（果物を含む）の摂取頻度**：「毎日２回」７名、「毎日１回」11名、「週４～６回」２名、**間食の頻度**：「毎日２回以上」６名、「毎日１回」６名、「週５日以下」５名、「とらない」３名、**食事量が減少してきた**：「主食量の減少あり」８名、「副食量の減少」８名、**その他**：「半年前に比べて固いものが食べられなくなった」６名、「お茶や汁物でむせることがある」６名、「口の渇きが気になる」６名、「噛みにくいものがある」５名、「自分の食事状況に問題があると感じている」３名、「栄養バランスが悪いほうだと思う」２名、「食事からの栄養があまりとれていないと思う」１名

その他の生活状況 **睡眠**：「夜間早朝に目が覚める（週３回以上）」５名、「熟眠感がない（週３回以上）」５名、「睡眠の質が悪いと思う」５名、**運動習慣**：「週１回以下」８名、**外出頻度**：「週２～３日」８名、「週１回以下」２名、「昨年に比べて外出回数が減少した」７名、**買い物に行く頻度**：「週２回以下」10名、「食事の買い物に自分で行く」18名、「食事の準備を自分で行う」17名

実習17ー１

栄養教育のためのアセスメントを行い、目標を設定しよう。

【グループワーク】

実習手順

STEP１▶高齢者の介護予防のための集団栄養教育の意義を理解する。

STEP２▶事前の質問票の結果から、健康上の課題を整理する。

STEP３▶STEP２の結果から優先課題を特定し、栄養教育の目標を設定する。

実習17ー１のポイント

１．高齢者の介護予防のための集団栄養教育の意義

- 高齢者は、住み慣れた地域において主体的に生活を営み、その人らしい生活を維持していくことを望んでおり、それを支える取り組みが介護予防である。介護予防のための栄養教育は、低栄養状態の予防や改善を通して、高齢者がいつまでも「食」を楽しみ、自立したQOLの高い生活を送ることを目標として行われる。
- 高齢者の低栄養予防・改善での課題は多岐にわたり、各自治体において、栄養改善教室など様々な対策が講じられている。一般介護予防事業においては、高齢者が要介護状態になることの予防として介護予防普及啓発に関する多様な取り組みを行っている。軽度の低栄養リスク者への対応もこの中に含まれる。
- 栄養改善（低栄養予防・改善）の他には、運動器の機能向上（転倒予防）、口腔機能の向上、閉じこもり予防、認知症やうつ予防なども介護予防の重点項目とされている。これらは、すべて生活機能を維持するための項目であり、相互にかかわりが深い。そのため、栄養と口腔、栄養と運動といったように、複合的に組み合わせたプログラムを実施する場合も多い。最近では、フレイル予防として、栄養（食・口腔機能）・運動・社会参加を三位一体とした複合型プログラムも実施されつつある。介護予防における方針や取り組みはインターネット上で公開されているので、閲覧して介護予防の食支援の仕組みや取り組みを理解しておくとよい。

2．健康上の問題点の整理

●地域在住の高齢者を対象とした集団栄養教育を実施する場合、参加する高齢者の身体状況などは、教室開催時まで把握できないことが多い。そこで、学習者の特性（ライフステージの特徴、生活スタイル、理解度など）をふまえ、あらかじめ得られる情報を入手・整理してアセスメントを行う（表17－１）。

●介護予防としての栄養教育は、軽度の低栄養リスク者もしくは、低栄養につながる生活習慣の高齢者に対して行う必要がある(ワーク17－１)。そのため、今回のように広報紙などで広く呼びかけながら、栄養教育のテーマによって属性が近い学習者（低栄養の恐れのある独居や虚弱傾向にある高齢者)に限定することは、共通のニーズをもつ学習者の募集方法として効果的である。また、事前に質問票への回答を求めることは、

表17－１　アセスメントとして得られる情報の整理

主観的情報		前回教室までの報告書、関連する会議の記録
客観的情報	１次データ	健康診査時や教室開催時に回収する問診票や質問紙
	２次データ	健康診査データ、国や都道府県、市区町村などで行っている栄養・生活習慣に関する調査データ
ニーズアセスメント	住民ニーズ	住民へのニーズ調査結果、議会、食育推進会議、パブリックコメントなど
	行政ニーズ	食育推進計画の目標値達成、介護保険計画の目標、医療費・介護費用削減など

ワーク17－１　低栄養リスク者の健康問題の整理

	属性・身体状況	食生活状況・食意識	生活状況
低栄養リスク要因	●BMI 20以下（16名） ●体重減少あり（14名）	●食事量減少あり（８名） ●食事回数１日２回以下（３名）	
低栄養リスクにつながる要因	●残歯９本以下（５名） ●咀嚼力の低下（６名） ●むせ・口腔乾燥（６名） ●独居（10名） ●主観的健康感不良（７名）	●肉･魚の摂取頻度が週３回以下(12名) ●野菜（果物を含む）の摂取が毎日１回以下（13名） ●間食を毎日摂取（12名） ●食事状況や栄養バランスに問題がないと思っている（17名以上）	●買い物の頻度が週２回以下(10名) ●外出頻度が週３回以下(10名) ●外出回数の減少（７名） ●不眠傾向（５名） ●運動習慣週１回以下(８名)

ワーク17－２　アセスメント結果に基づいた対象集団の栄養教育の目標設定

【学習目標】行動目標に必要な知識、態度、スキルなど
●（知識の習得）　低栄養予防のための適切な食事や、口腔ケアの方法がわかる者の割合を増やす。 ●（態度の変容）　肉・魚などたんぱく質食品をしっかり食べようと思う者の割合を増やす。 ●（スキルの向上）低栄養予防のための簡単な調理ができるようになる。
【行動目標】結果目標を達成させるために必要な生活習慣の目標（実行の有無の評価）
●肉・魚などたんぱく質食品を毎日摂取できる。 ●口腔ケアを実践できる。 ●１日30分以上の散歩または運動ができる。
【環境目標】個人、集団の行動目標を達成するために、いつ、どこで、どのような環境をつくるか
●食材の宅配・配食サービスを紹介する。 ●定期開催の介護予防教室、ささえ愛事業への参加を促す。自主グループの立ち上げを支援する。
【結果（アウトカム）目標】学習内容を反映させた最終結果としての望ましい栄養素等の摂取状況
●低栄養予防のための適切な食事や口腔ケアが習慣となる。

学習者のニーズや実態を把握する手段として有効である。質問票の作成にあたっては、集団の健康・栄養問題を明らかにするだけでなく、健康・栄養問題の背景にある学習者の行動や態度、環境の特徴を明らかにし、かつ栄養教育の目標設定や計画作成に活用できそうな項目をある程度予測し、アセスメント項目に含めることが望ましい。その結果、有効と期待される栄養教育の方法、内容が明確になり、計画を作成しやすくなる。

3．優先課題の特定と目標の設定

- STEP２の結果、これらの項目間の関係をふまえ、栄養教育により行動変容をめざす課題として、その重要性や改善可能性が高い課題を抽出し、今回の栄養教育目標を設定する（ワーク17－２）。
- 目標は、最終的な結果（アウトカム）目標、行動目標、学習目標、環境目標を設定する。目標は、最終的に達成したいもの、すなわち、結果目標から考えると設定しやすい。目標をいつまでにどの程度、変化することをめざすかの数値目標があるとよい。

実習17－２

低栄養予防のための栄養教育計画（全体計画、プログラム案、学習指導案）を作成しよう。

【グループワーク】

実習手順

STEP１▶地域住民を対象とした栄養教育計画において考慮すべき点をふまえ、低栄養予防のための全体計画を作成する。

STEP２▶STEP１で作成した全体計画に基づいて、プログラム案を作成する。講義、調理実習、グループワークを組み合わせたプログラム案とし、実施期間・回数・時間、学習形態などはグループで検討する。

STEP３▶STEP２で作成したプログラム案の中から、１回分の栄養教育内容を選び、学習指導案を作成する。

実習17－２のポイント

１．低栄養予防のための栄養教育の全体計画の作成

低栄養予防のための栄養教育プログラムの全体計画を作成する（ワーク17－３）。その際には、次の点に留意する。

- 全体計画は、設定した行動目標を達成するための学習目標や環境目標を実施目標として実施内容を決める。実施内容を決める際には、実施時期・期間・頻度・時間、栄養教育の対象となる学習者と人数（定員）、募集（参加）方法などを考慮する。栄養教育にかかわるすべての関係者・組織が、その内容・方法・評価方法について理解し協力することは、予算確保のためにも必要である。
- 地域住民を対象とした介護予防教室のような場合、希望者による自由参加であるため、市町村の広報や各自治会での回覧や掲示などで参加者を募集する方法を検討する。広報記事やチラシには、教室のテーマ（題目）、内容とスケジュール、参加費用の有無、問い合わせ先や申し込み方法とその期限などを明確に記載する。テーマは、高齢者が参加したくなるような楽しいネーミングにするとよい。
- 全体計画の作成時には評価計画を立てておく。シリーズで計画されている場合には、参加者の内容の理解度や参加人数の推移、行動目標の達成度や体重変化の記録（セルフモニタリング）などを用いて、目標の達成状況を検討する。

２．プログラム案の作成

ワーク17－３で作成した全体計画に基づいて、低栄養予防のための栄養教育のプログラム案を作

ワーク17－3　全体計画「いきいき栄養教室」（低栄養予防のための栄養教育）

テーマ		いきいき栄養教室―おいしく食べてげんきに暮らそう！―
ねらい		低栄養予防の重要性を認識し、低栄養を予防・改善のための行動目標が実践できる。
学習者		●65歳以上の地域在住高齢者20名。 ●介護予防教室に自ら申し込んできたことから行動変容の意欲はみられる。しかし、食事や栄養状況に問題を感じている人はほとんどいない。 ●行動変容ステージ：無関心期～関心期
場所		A市保健センター（研修室、調理実習室）
スタッフ		医師、保健師、管理栄養士、歯科衛生士、健康運動指導士、食生活改善推進員
期間・頻度・時間		6回／3か月間（9～11月）、30～150分／回
目標	学習目標	●低栄養がもたらす影響を理解する。 ●体を構成するたんぱく質は、どのような食材を毎日どのくらい食べればよいかを知る。 ●食欲がない時の対処について具体例で学ぶ。
	行動目標	●肉・魚などたんぱく質食品を毎日摂取できる。 ●口腔ケアを実践できる。 ●1日30分以上の散歩または運動ができる。
	環境目標	●バランスのよい献立レシピを配付する。 ●調理が実践できるよう買い物は家族が支援したり、宅配システムなど地域のサポートを活用する。
	結果目標	●低栄養予防のための適切な食事や口腔ケアが習慣となる。 ●体重（BMI 20.1以上）を維持する。
評価	企画評価	●栄養課題や個人要因・環境要因の評価は適正だったか。 ●優先課題の決定と目標の設定は適正だったか。 ●教育内容、教材は適正だったか 評価指標：アンケート調査による評価。 ●評価計画の設定は適正だったか。
	経過評価	●企画（計画）通りに教育を実施することはできたか。 ●学習者の習得状況や参加態度はどうだったか、自己効力感は高まっているか（学習目標の達成度を測る影響評価として重ねて扱ってもよい）。 評価指標：参加人数（継続参加人数）・参加率、アンケート調査による学習者の理解度・満足度などの評価。
	影響評価	●行動目標、学習目標、環境目標の達成状況はどうか（行動変容、食環境の改善はみられたか）。 評価指標：体重の変化を記録する。
	結果評価	●結果目標は達成されたか。 ⇨栄養状態および健康状態の改善、QOLの向上がみられたか。 評価指標：半年後に郵送質問紙による追跡調査を行う。 肉や魚などの良質のたんぱく質食品を毎日摂取する者の増加。 体重（BMI 20.1以上）維持者の増加。

成する（ワーク17－4）。その際には、次の点に留意する。

●介護予防のための栄養教育計画は、高齢者が食べることや会場の場への参加意欲を高め、低栄養状態を予防・改善する自己管理能力の習得と、食べることを通じた仲間づくりを支援する内容とする。そのため、プログラム案における各回のテーマとその順序にも配慮する。

●共に学習する仲間の存在は、最後まで継続してプログラムに参加するための原動力となるため、グループワークを盛り込んだ構成は効果的である。グループワークを通して、食への意欲や食の楽しみが増し、学習者相互の情報交換および交流の機会となるような内容を企画する（表17－2）。アイスブレイクの手法（ice break：固い氷を打ち壊すように、簡単なゲームなどで参加者の緊張をほぐすための手法）を用いた他己紹介などは、プログラムスタート時の仲間づくりとして行われている。

- 高齢者にとって食事は、楽しみや生きがいにつながるものである。そのため、QOLに配慮し、無理なく実践できる教育内容とする。調理実習・試食などの方法は、楽しみながら調理技術や料理方法が身につき、自立した生活の維持に役立つ。
- 高齢者は個人差が大きく、やせや低栄養リスクのレベルも異なるため、集団の栄養教育であっても個人の問題への対応が必要である。あらかじめ申込時に教室初回に健康診査の結果を持参するように依頼しておき、その結果と事前質問紙調査結果をあわせて評価し、ハイリスク者には随時、個別相談を行うなどの方法で実施する。

表17－2　集団栄養教育のプログラム案のテーマと内容

• 講義

いきいき食生活	介護予防のための食生活とは、食生活チェックからはじめよう、食生活改善マイプランづくり

• グループワーク

市販食品の便利な利用法	缶詰や冷凍食品などを利用した料理を紹介
地域資源の紹介	地域の配食サービス、宅配サービス等の紹介
私の食事健康法	食生活や食事について気をつけていることや工夫の意見交換
私の好きな料理の紹介	自分のお気に入り料理自慢、わが家の自慢の行事食
食事会等の紹介	地区社協等で開催されるインフォーマルな会合での食事会の紹介
低価格な料理の紹介	300円でできるエネルギー、たんぱく質が豊富に含まれる料理の紹介
短時間でできる料理の紹介	20分でできる主菜（メインディッシュ）の紹介
食べ物を題材に考えよう	好きな食べ物、旬の食べ物の話し合い、食べ物写真・俳句づくり、食べ物絵手紙

• 実習

簡単おかず	調理未経験者を対象に、簡単にたんぱく質が多くとれるおかずを調理する。
簡単おやつ	• 電子レンジですぐできる簡単でエネルギー、たんぱく質が豊富に含まれるおやつを調理する • 電子レンジですぐできる簡単な1品、約80 kcalのおやつを調理する
調理するのがおっくうな日の簡単調理	• 買った惣菜にひと手間（1つの鍋）だけでできるエネルギー、たんぱく質が豊富に含まれる食事の紹介 • 冷蔵庫にある常備品でできる料理の紹介
口腔・嚥下にやさしい食事	口腔や嚥下に問題がある場合の食事づくり（口腔機能向上プログラムと連携）
簡単レシピづくり	介護予防のための簡単料理レシピの作成方法および紹介
賢い食品の選び方、上手な買い物のしかた	買い物実習、バーチャルバイキング、買い物リストの作成
配達・配食サービス	配達・配食サービスの選び方、申し込みについての実習
おいしい食事は安全・安心から	手洗いチェッカーによる衛生チェック、食品の保存・保管方法の実習
やる気をおこすために	やる気や行動変容意欲の向上のための講話･演習と組み合わせる（笑いヨガ、モチベーションの向上など）
配食でバランスチェック	配食を普通の食器に移し替えて、試食をするとともに、適正量を確認する
調理や買い物をする体力をつける	運動器機能向上プログラムと連携し、調理や買い物ができる体力づくりのための簡単な運動を紹介する

• 情報の提供

食事内容	手軽な間食、半処理済野菜の情報提供、食品表示等
食事の準備状況	買い物マップ、簡単にできる献立やレシピ、配達・配食サービス
口腔・嚥下	摂食嚥下機能に配慮したレシピ、口腔体操の方法
継続支援に向けて	自主活動グループ、支援者講座へのお誘い、市区町村等が実施する高齢者向け健康づくり事業の紹介
便利グッズのいろいろ	瓶の蓋をあける、袋を開封するなどやりにくい作業を助ける方法
身近な道具の活用法	膝や腰が痛い、体力が衰えた時に料理をするための身近な道具の活用方法と簡単な運動の紹介
特別な配慮の必要性	食事療法、栄養成分表示・アレルギー表示などの見方、医療機関紹介

出所）厚生労働省「介護予防マニュアル第4版」2022年　p.51
https://www.mhlw.go.jp/content/12300000/000931684.pdf

ワーク17－4　プログラム案「いきいき栄養教室」（低栄養予防のための栄養教育）

回数・時期	時間	学習形態	テーマ	内容	担当
第１回 （９月上旬）	90分	講義 グループワーク	オリエンテーション 動機づけ 仲間づくり	●カリキュラムの説明 ●スタッフ紹介 ●アイスブレイク（他己紹介）	医師、保健師、管理栄養士、歯科衛生士
第２回 （９月中旬）	90分	演習 講義 実習	毎日の食生活を振り返ろう お口の健康（おいしく食べるために）	●食生活、身体活動チェック ●口腔のチェックとケア方法	管理栄養士、保健師、歯科衛生士
第３回 （９月下旬）	90分	講義 演習 グループワーク	低栄養予防の食生活	●低栄養について ●低栄養予防のポイント ●目標設定	管理栄養士
第４回 （10月中旬）	150分	（調理）実習	栄養満点、簡単料理！	●肉・魚を使用した簡単調理 ●調理実習と試食、意見交換	管理栄養士
第５回 （11月上旬）	90分	実習 グループワーク	適度な運動で食欲アップ！ 介護予防継続教室に参加しよう！	●簡単にできる運動プログラム ●定期開催の介護予防教室の紹介 ●教室終了後のグループ活動についての提案と話し合い	健康運動指導士、管理栄養士、保健師
第６回 （11月下旬）	90分	グループワーク	買い物上手になろう！	●買い物マップを用いた近隣食環境の情報交換 ●情報提供（地域の食サービス） ●終了式、事後アンケート	管理栄養士、保健師、食生活推進員
随時	30分	対面指導	個別相談	●低栄養ハイリスク者への個別指導（目標の見直し）	管理栄養士、保健師

３．学習指導案の作成

低栄養予防のための学習指導案を作成する（ワーク17－５）。その際には、次の点に留意する。

- 全体計画、プログラム案に基づき、効果が得られるように１回ごとに学習指導案を立案する。ただし、学習者の集中力や体力を考慮した内容、時間配分とする。
- 高齢者の食習慣は長い生活歴の中で形成されてきたもので、行動変容は容易ではない。そのため、今までの食習慣や価値観を尊重しつつ、根気よく繰り返し指導を行うことが必要である。一人暮らしや食欲のない高齢者では、食べることが低栄養の予防・改善につながるため、食べる楽しみをもってもらうような内容や方法とする。グループで行う調理実習と試食は、自分たちでつくったものを仲間と食べる喜びをもつ効果的な方法である。

実習17－３

学習指導案で用いる教材を作成しよう。

【グループワーク】

実習手順

STEP**1**▶各自で学習指導案の目標に沿った教材を検討する。

STEP**2**▶グループごとに学習指導案の目標に沿った教材を作成する。ただし、学習指導案の内容により複数の教材が必要な場合は、内容のポイントを絞って、その教育に必要な教材のみを作成する。

実習17－３のポイント

教材の選択と作成

学習指導案の目標に沿った教材を作成する（表17－３、ワーク17－６）。その際には、次の点に留意する。

ワーク17－5　学習指導案「第３回　低栄養予防の食生活」

本時のテーマ：低栄養予防の食生活

本時のねらい：良質なたんぱく質を含むバランスのよい食事をしっかりとることが、低栄養予防につながることを理解し、低栄養予防のための食生活の目標を立て、実行できるようにする。

学習目標：
- 低栄養がもたらす影響を理解する。
- 体を構成するたんぱく質は、どのような食材を毎日どのくらい食べればよいかを知る。
- 食欲がない時の対処について具体例で学ぶ。

展開：

過程	内容	ポイント	教材
導入 10分	●あいさつ ●第２回「お口の健康」の復習 ●第３回の趣旨・目的	●前回の復習、実践の確認。 おいしく食べるためには口腔をきれいに保つことが重要である。	
展開 70分 （15分）	「やせてきたら要注意」 ●低栄養状態をきたす原因について ●BMIによる体格チェック	【講義】 ●低栄養状態をきたす原因について説明する。 低栄養が自覚しにくく進行することを認識させる。 【演習】 ●BMI早見表を用いてBMIを確認させる。 食事量が適正かどうかは体重の変化で確認できることを伝える。	●低栄養に関する資料（リーフレット） ●BMI早見表
（40分）	「低栄養を予防するための食生活」 ●バランスのよい食事についての実践の促し ●良質なたんぱく質を含む食品の摂取について ●食欲のない時の工夫	【講義】 ●主食、主菜、副菜をそろえてバランスよく食べることが低栄養予防の食事の基本であることを認識させる。 ●良質のたんぱく質は体力や免疫力の維持に役立つことを伝える。 １日に必要なたんぱく質食品などの例を示す。 ●食欲がない時の工夫点を説明する。 好きなものを食べる。具だくさんの麺、丼など少しずつ多くの食品がとれる料理を食べる。果物、ヨーグルトなどおやつで補う。何回かに分けて食べる。	●食事バランスガイド ●フードモデル ●食欲のない時の工夫に関する資料（リーフレット）
（15分）	「見直そう、食生活」 （食生活チェックの結果から） ●自分の食生活の問題点への気づき ●具体的な行動目標の設定 ●改善に向けた意識づけ	【演習】 ●第２回に行った食生活チェックの結果と講義内容から自分の食生活の問題点への気づきを促す。 ●学習者が実行できる目標設定を促す。 【グループワーク】 ●改善のための方法などを発表し合う。	●食生活チェック表 ●目標記録用紙 ●セルフモニタリングシート
まとめ 10分	●低栄養予防のための食生活についての確認 ●アンケート調査 ●次回の講習についての説明	●学習内容を振り返る。 ●事後アンケート調査の実施。 ●次回の講習の予告。	●アンケート調査票

●学習指導案の目標に沿った教材を作成するためには、学習者の身体的特徴や、理解力、知識などを考慮することが必要である。リーフレットなどの印刷物の場合は、通常より少し字を大きくしたり、図や表、イラストなどを活用する、ポイントを絞ってわかりやすくするなどの工夫をする。Microsoft PowerPointなどのプレゼンテーションソフトで作成したスライドを使用する場合は、一画面の情報量（詰め込みすぎない）、画面送りのスピードや室内の明るさなどにも注意する（画面送りが早いとついていけない、室内が暗いと手元の資料が見にくい）。

●食べる楽しみを重視する高齢者の場合、調理実習を行い、生きた教材（料理）を活用することは効果的である。調理したり試食した料理のレシピは、自宅でも活用でき、家族などへの普及が期待できる。

- グループワークでは、食に興味や楽しみを抱くようなゲーム性のある教材を用いることで、食への意欲や食の楽しみが増すとともに、仲間との交流が深まる。

表17－3　目標達成のために作成した学習指導案で用いる教材（例）

講義	●リーフレット ●スライド（静止画、動画）
調理実習	●料理 ●レシピ ●レシピを題材にした資料
グループワーク	●食に興味や楽しみを抱くようなゲーム性のある教材（料理カードゲーム、すごろくなど）

ワーク17－6　教材の例（リーフレット）

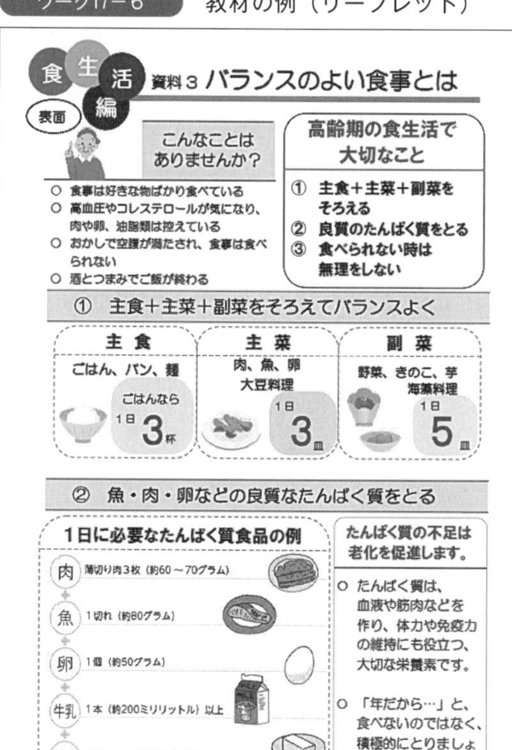

出所）あいち介護予防支援センター「愛知県版栄養改善プログラム」p.24
http://www.ahv.pref.aichi.jp/kaigo/pdf/eiyou.pdf

実習17－4

作成した栄養教育計画の内容を発表し、評価してみよう。

【グループワーク】

実習手順

STEP1▶役割分担を行う。教育者（管理栄養士）役3人、学習者役10人、観察者3人を1グループとする。

STEP2▶タイムスケジュールを決める。発表時間は30分（プログラム案・学習指導案の説明5分、授業20分、評価5分）とする。授業は、作成した学習指導案の内容のうち、教材を作成したポイントの箇所の内容について行う。

STEP3▶教育者役は、発表の準備(リハーサル)を行い、役割、時間配分などについて最終確認する。

STEP4▶教育者役は、発表を行う。

STEP5▶発表後は、学習者・観察者の立場で、教育内容や話し方などについて評価し合う（ディスカッション)。教育者役自身も自己評価を行う。他者評価と自己評価を比較検討し、改善点がある場合は、学習指導案·教材などを改善する。

実習17－4のポイント

1．教育内容、教材の発表および評価の留意点

- 栄養教育を行う際には、事前にリハーサルを行ってから本番に備える。リハーサルでは、学習者が高齢者であることを意識して行う。高齢者への栄養教育では、聞き手を楽しく飽きさせないように工夫すること、適当な間をとることなどの配慮が必要である。また、計画通りに進むとは限らないので、学習者の反応には十分注意し、臨機応変に軌道修正しながら進めるようにする。
- 教育者役は、栄養教育の全体計画とプログラム案の概略について簡潔に説明し、発表する学習指導案のテーマ、目的、目標、場の設定、学習

過程の概略（発表する内容の位置づけなど）、評価などについてわかりやすく伝える。

- 評価者（学習者・観察者）は、それぞれの立場で発表した教育内容および発表態度の評価を行う。教育内容については、学習者が高齢者であることを念頭に置き、目標達成に向けた、無理なく楽しみながら実施できる内容であるか、評価項目は設定されているかなどを評価する。

2．報告書（経過記録）を用いたフィードバック

- 栄養教育計画は見直しを重ねることによって、安定した教育効果が期待できる計画として標準化することができる。そのため、計画段階から評価計画を立て、具体的な目標設定と、それに沿った評価を行い、フィードバックすることが重要である。
- 報告書（経過記録）を書くことによって、実施した計画の内容を記録に残し、改善点などを検討する材料になるとともに、教育の内容や成果を第三者に伝えることができる。地域住民を対象とする栄養教育では、多職種が教育にかかわるので、共通の認識をもって計画の検討を行う手段となる。

COLUMN

高齢者の低栄養とフレイル、サルコペニア

フレイル（Frailty）とは、老化に伴う種々の機能低下（予備能力の低下）を基盤とし、様々な健康障害に対する脆弱性が増加している状態で、臨床的な症状は呈していないものの多数臓器の機能低下に起因することも多い。いわゆる「高齢による衰弱（虚弱）」の状態がこれにあたり、要介護状態に至る前段階として位置づけられる。後期高齢者の要介護状態に至る原因は疾病よりも「高齢による衰弱」を要因とする割合が高くなるため、介護予防対策としてフレイル予防が重要視されている。Friedらの定義によると、①体重減少、②主観的疲労感、③日常生活活動量の減少、④身体能力（歩行速度）の減弱、⑤筋力（握力）の低下の５項目のうち３項目が当てはまればフレイル、１～２項目が当てはまる場合はフレイル前段階とされている。

フレイルの原因の一つに、サルコペニアが存在する。サルコペニアは、加齢に伴う筋肉量や筋力低下をさし、高齢者の歩行、移動など日常生活の様々な身体機能に関連する。サルコペニアはその原因により、加齢以外の明らかな要因がない原発性サルコペニア、身体活動の低下や栄養摂取の低下、疾患が関与している二次性サルコペニアに分類されるが、高齢者においては、その原因が複数かつ多岐にわたっている場合が多い。低栄養はサルコペニアにつながり、活力低下、筋力低下・身体機能低下を誘導し、活動度、消費エネルギー量の減少、食欲低下をもたらし、さらに栄養不良状態を促進させるというフレイル・サイクルが構築される。

フレイルには、身体的フレイルのみならず、精神心理的、社会的フレイルなどの多面的な問題が存在する。オーラルフレイルは、口腔機能の軽微な低下や食の偏りなどを含み、身体的フレイルの一つであり、サルコペニアのリスク因子でもある。そのため、歯科分野では、8020と合わせてオーラルフレイル予防として、口腔機能の維持向上の啓発を積極的に展開している。

18 高血圧症患者のための栄養教育

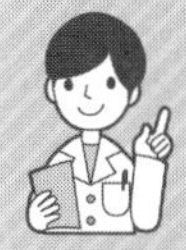

目的

- 高血圧症の診断基準と患者の身体状況、臨床検査および生活習慣の特性から栄養アセスメントを行い、栄養管理目標を設定することができる。
- プリシードモデルを活用して、行動目標を設定することができる。
- 行動変容ステージモデルのステージを判定し、支援プロセスを設定することができる。
- 栄養教育計画を作成し、実施、評価することができる。

はじめに

日本高血圧学会によれば、高血圧症は、収縮期血圧140 mmHg以上、拡張期血圧90 mmHg以上と定義されている。厚生労働省「令和元年国民健康・栄養調査」によれば、20歳以上で収縮期血圧が140 mmHg以上の割合は、男性29.9%、女性24.9%で、男性の３人に１人、女性の４人に１人は高血圧であった。また、高血圧症の患者数は、厚生労働省「令和２年患者調査の概況」によれば、約598.9万人と推計されている。高血圧は、脳血管疾患や虚血性心疾患など循環器疾患の危険因子となり、将来的に循環器疾患の発症や死亡率を減少させることにつながる。また、健康日本21（第二次）では、40～89歳の収縮期血圧の平均値を４mmHg低下させることにより、脳血管疾患死亡率を男性8.9%、女性5.8%、虚血性心疾患死亡率を男性5.4%、女性7.2%、それぞれ低下させる試算をしていることから、血圧を下げる治療はとても重要となる。その治療法には、食事療法（減塩、野菜・果物の摂取、禁酒、減量）、運動療法、薬物療法があるが、高血圧症を発症する人の９割は原因不明の本態性高血圧で、生活習慣が大きく影響していると言われていることから、高血圧症治療は、生活習慣を改善する食事療法、運動療法が重要である。収縮期血圧を４mmHg下げる生活習慣の改善方法として、栄養・食生活より食塩摂取量の減少と野菜・果物摂取量の増加および肥満者の割合の減少で2.3 mmHg、飲酒習慣の男性で適量節酒により0.12 mmHg、身体活動・運動習慣の割合の増加で1.5 mmHg、降圧剤服用率10%の増加で0.17 mmHgの収縮期血圧を低下するとしている。

薬物療法は、生活習慣を見直しても改善がみられない、高血圧、心血管病の危険因子のリスクが高い場合に降圧薬治療を考慮することになる。

高血圧症の治療は、第１に生活習慣の改善が重要であるが、自覚症状がないため未治療者の割合は高く、若年者の８～９割、患者の約半数は管理不十分と推定される。

そこで本実習では、高血圧治療のガイドラインを理解して、対象集団の検査値と生活習慣の特性からリスクを判定し、改善点の提案、食行動モデルを活用した栄養教育計画の作成およびロールプレイを通して、高血圧症患者のコンプライアンスを上げ、栄養管理目標に到達するための栄養教育を行う。

学習者（患者）の特性

学習者は、A会社に勤務する集団である。会社の特定健康診査で高血圧症と診断された。

背景 対象集団は、特定健康診査を受け、高血圧と診断されたA会社の事務職である。この集団は数年前からBMIが25以上あり、血圧も高かったが、自覚症状がないことから放置していた。特定健康診査および質問票の結果を次に示す。

性別・年齢 「男性」10名、40～59歳

A．脳心血管病の危険因子

身体状況

項目	単位	基準値	検査値
BMI	kg/m^2	18.5以上25未満	25以上
腹囲	cm	85未満	85以上
体脂肪率	%	18～22	25以上

臨床検査

項目	単位	基準値	検査値
血圧	mmHg	高値血圧 130～139／80～89	140～159／90～99
空腹時血糖	mg/dL	110未満	100未満
HbA1c(NGSP)	%	6.5以下	5.2～6.5未満
TG	mg/dL	150未満	140～150未満
HDL-C	mg/dL	40以上	40～65未満
LDL-C	mg/dL	140未満	130～140未満
γ-GTP	IU/L	12～65	30～51未満
Cr	mg/dL	0.7～1.1	0.5～0.7未満
BUN	mg/dL	7～19	12～16未満
eGFR	mL/分/1.73m^2	90以上	93以上
尿糖	—	（－）	（－）
尿蛋白	—	（－）	（－）

B．臓器障害／脳心血管病 特になし

C．生活習慣の特性 **自覚症状**：食欲：「食欲不振はない」10名、疲労感：「疲れを感じる」８名、**食生活**：食生活と高血圧に関する関心：「ない」７名、「改善したいと意欲はあるが行動には移行していない」３名、食品の購入、料理：「ほとんどしたことがない」８名、家庭の味つけ：「薄味は意識していない」10名、**生活習慣**：体重：「適正体重を知らない」７名、「定期的に測定はしない」８名、帰宅時間：「21時以降が多い」８名、**生活環境**：家族構成：「２世帯（夫婦と子ども）」10名、家族の健康意識：「高血圧症と減塩・体重に関する話はしない」８名、住居環境：「通勤は電車で１日60分程度」10名、**食物摂取状況**：朝食：「ご飯と味噌汁」（50歳代）、「パンとコーヒーのみ」（40歳代）、昼食：「社員食堂を利用する」「ラーメン、うどん、カツ丼、カレーライスなどの単品物」10名、夕食：「お酒とつまみを食事の前に食べる」７名、「ほとんどが肉料理、魚料理は１回／週」９名、「夕食後、スナック菓子を食べる」７名、加工食品など摂取頻度：「ちくわ、ハム、チーズ類はつまみとして毎日」8名、**飲酒**：「夕食に缶ビール（350 mL）１本は飲む」７名、「焼酎１杯は飲む」３名、**喫煙**：なし、**運動習慣**：「運動の習慣はないが、通勤で30分以上歩いている」10名

対象集団とその家族に共通する食事傾向 **夕食の時間**：21時以降、**嗜好**：濃い味つけを好み、料理にソース、醤油をかける、**食べる速度**：早食い、**満腹度**：夕食は満腹になるまで食べる、**主菜**：肉類、揚げ物に偏る傾向、**副菜**：100 g/日程度は食べる、**果物**：ほとんど食べない、**牛乳・乳製品**：ほとんど飲まない

実習18－１

対象集団の実態を把握し、問題点を抽出して、高血圧症治療のための目標を設定しよう。

【グループワーク】

実習手順

STEP**1**▶高血圧治療の管理目標は、表18－１、表18－２、図18－１より設定する。

STEP**2**▶栄養管理目標は、健診結果「C．生活習

慣の特性」から高血圧治療の生活習慣の修正項目（高血圧治療のためのガイドライン）別に問題となる行動を整理し、最も有効な修正項目で設定する。

STEP3▶高血圧治療の行動目標は、STEP２で整理した生活習慣の特性から問題となる行動をプリシードモデルの準備要因、強化要因、実現要因に分類し設定する。

STEP4▶行動変容ステージモデルのステージは、「C．生活習慣の特性」およびワーク18－４から判定し、行動変容ステージに合った働きかけ（支援プロセス）を設定する。

実習18－１のポイント

１．高血圧治療の管理目標の設定

血圧値と脳心血管病リスク要因から高血圧治療の管理目標を設定する（ワーク18－１）。その際には、次の点に留意する。

- リスク層の判定は、表18－１を参照して決定する。
- 血圧分類は、健診結果の血圧値より決定する。
- 高血圧治療の管理目標は、脳心血管病リスク層の判定より、表18－２、図18－１を参照して決定する。

表18－１　診察室血圧に基づいた脳心血管病リスク層別化

血圧分類 / リスク層	高値血圧 130-139/80-89 mmHg	Ⅰ度高血圧 140-159/90-99 mmHg	Ⅱ度高血圧 160-179/100-109 mmHg	Ⅲ度高血圧 ≧180/≧110 mmHg
リスク第一層 予後影響因子がない	低リスク	低リスク	中等リスク	高リスク
リスク第二層 年齢（65歳以上）、男性、脂質異常症、喫煙のいずれかがある	中等リスク	中等リスク	高リスク	高リスク
リスク第三層 脳心血管病既往、非弁膜症性心房細動、糖尿病、蛋白尿のあるCKDのいずれか、または、リスク第二層の危険因子が３つ以上ある	高リスク	高リスク	高リスク	高リスク

JALSスコアと久山スコアより得られる絶対リスクを参考に、予後影響因子の組合せによる脳心血管病リスク層別化を行った。
層別化で用いられている予後影響因子は、血圧、年齢（65歳以上）、男性、脂質異常症、喫煙、脳心血管病（脳出血、脳梗塞、心筋梗塞）の既往、非弁膜症性心房細動、糖尿病、蛋白尿のあるCKDである。

出所）日本高血圧学会高血圧治療ガイドライン作成委員会編『高血圧治療ガイドライン2019』日本高血圧学会　2019年　p.50

表18－２　降圧目標

	診察室血圧（mmHg）	家庭血圧（mmHg）
75歳未満の成人*1 脳血管障害患者 （両側頸動脈狭窄や脳主幹動脈閉塞なし） 冠動脈疾患患者 CKD患者（蛋白尿陽性）*2 糖尿病患者 抗血栓薬服用中	＜130/80	＜125/75
75歳以上の高齢者*3 脳血管障害患者 （両側頸動脈狭窄や脳主幹動脈閉塞あり、または未評価） CKD患者（蛋白尿陰性）*2	＜140/90	＜135/85

＊１　未治療で診察室血圧130-139/80-89 mmHgの場合は、低・中等リスク患者では生活習慣の修正を開始または強化し、高リスク患者ではおおむね１ヵ月以上の生活習慣修正にて降圧しなければ、降圧薬治療の開始を含めて、最終的に130/80 mmHg未満を目指す。すでに降圧薬治療中で130-139/80-89 mmHgの場合は、低・中等リスク患者では生活習慣の修正を強化し、高リスク患者では降圧薬治療の強化を含めて、最終的に130/80 mmHg未満を目指す。
＊２　随時尿で0.15 g/gCr以上を蛋白尿陽性とする。
＊３　併存疾患などによって一般に降圧目標が130/80 mmHg未満とされる場合、75歳以上でも忍容性があれば個別に判断して130/80 mmHg未満を目指す。
降圧目標を達成する過程ならびに達成後も過降圧の危険性に注意する。過降圧は、到達血圧のレベルだけでなく、降圧幅や降圧速度、個人の病態によっても異なるので個別に判断する。

出所）日本高血圧学会高血圧治療ガイドライン作成委員会編『高血圧治療ガイドライン2019』日本高血圧学会　2019年　p.53

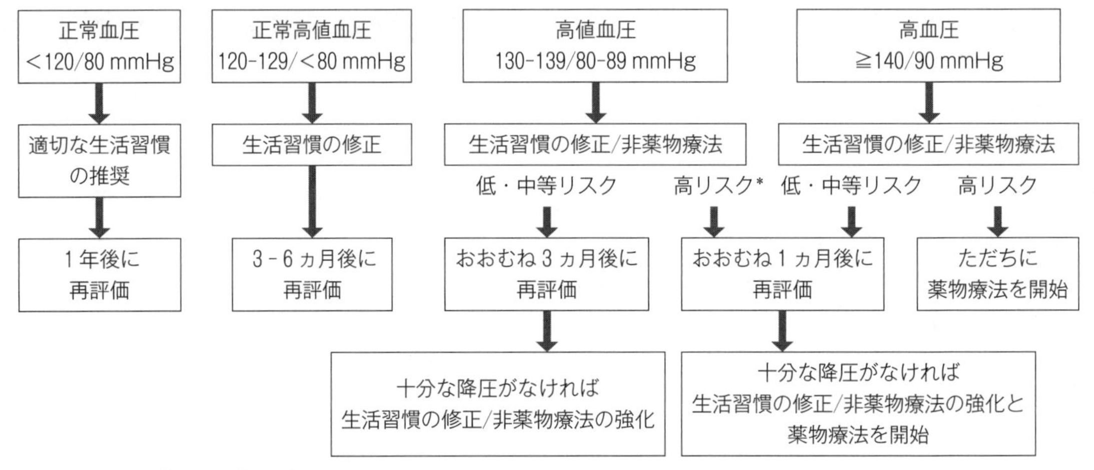

図18－1　初診時の目標設定

注）＊高値血圧レベルでは、後期高齢者（75歳以上）、両側頸動脈狭窄や脳主幹動脈閉塞がある、または未評価の脳血管障害、蛋白尿のないCKD、非弁膜症性心房細動の場合は、高リスクであっても中等リスクと同様に対応する。その後の経過で症例ごとに薬物療法の必要性を検討する。

出所）日本高血圧学会高血圧治療ガイドライン作成委員会編『高血圧治療ガイドライン2019』日本高血圧学会　2019年　p.51

ワーク18－1　高血圧治療の管理目標の設定

リスク層の判定	リスク第二層
血圧分類	Ⅰ度高血圧
脳心血管リスクの判定	中等リスク
高血圧治療の管理目標	1か月の教育で高値血圧130-139/80-89 mmHg

2．栄養管理目標の設定

生活習慣の特性から問題となる行動を検討し、栄養管理目標を設定する（ワーク18－2、18－3）。

❶食塩は、濃い味つけ、塩分含有量の多い食品・外食に関する食行動より抽出する。

❷食塩以外の栄養素は、野菜・果物・魚・肉類の食行動より抽出する。

❸減量は、BMI≧25で体重管理の意識と食行動より抽出する。

❹運動は、運動習慣（1日30分／週3回）の有無より抽出する。

❺節酒は、エタノール量が男性30 mg/日以上で飲酒の意識と食行動より抽出する。

❻喫煙は、喫煙習慣の有無より抽出する。

❼食と健康の意識は、❶から❻以外の生活習慣の特性を抽出する。

❽抽出した問題となる行動の修正項目より、高血圧治療の管理目標に最も有効な項目を栄養管理目標として設定する。

3．高血圧治療の行動目標の設定

生活習慣の問題行動から高血圧治療の行動目標を検討する（ワーク18－4）。その際には、次の点に留意する。

●高血圧治療の栄養管理目標を達成するための手法として、グリーン（L. W. Green）が提唱したプリシード・プロシードモデルを活用する（p.14参照）。プリシードでは、行動を準備要因、強化要因、実現要因に分けることにより、有効な健康教育ができるとしている。準備要因は、食の知識・意識・態度、健康への価値観などで、行動を始める際の動機づけとなる。強化要因は、目標とする行動を継続するために必要な家庭環境や周囲の人々の行動や態度である。実現要因は、高血圧治療の動機を行動に結びつける時に必要な行動スキルである。

ワーク18－2　生活習慣の特性と問題行動

高血圧治療の生活習慣の修正項目		問題となる行動
食塩	6g/日未満	●濃い味つけを好む ●昼食に丼物が多い ●ちくわ、ハム類の加工食品が多い ●料理にソース、醤油をかける ●スナック菓子が多い
食塩以外の栄養素	●野菜・果物の積極的な摂取 ●コレステロールや飽和脂肪酸の摂取を控える ●多価不飽和脂肪酸、低脂肪乳製品の積極的摂取	●肉類が多い ●揚げ物料理が多い ●野菜が少ない ●果物を食べていない ●牛乳・乳製品はほとんど飲まない ●魚類の摂取が少ない
減量	BMI（体重［kg］÷身長［m］^{2}）25未満	●減量の必要はない ●体重測定はあまりしていない ●適正体重を知らない
運動	脳心血管病のない高血圧患者が対象で、有酸素運動を中心に定期的に（毎日30分以上を目標に）運動を行う	●運動習慣はない
節酒	エタノールで男性20～30 mL/日以下、 女性10～20 mL/日以下に制限	●特に問題はない
禁煙	（受動喫煙の防止も含む）	なし
食と健康の意識	●食べる速度 ●夕食の時間 ●間食 ●腹８分 ●高血圧と食事との関連 ●高血圧の合併症	●早食い ●夕食の時間が遅い ●夕食後に菓子を食べる ●満腹になるまで食べる ●高血圧と食事の関連性に関心はない ●家庭で食と健康について話さない ●家庭の味つけは、減塩を意識していない

出所）日本高血圧学会高血圧治療ガイドライン作成委員会編『高血圧治療ガイドライン2019』日本高血圧学会　2019年　p.64を一部改変

ワーク18－3　高血圧治療の栄養管理目標の設定

項目	目標値
食塩摂取量（g/日）	６未満
BMI（kg/m^2）	25未満

●ワーク18－２で抽出した生活習慣の問題行動の準備要因は、血圧を上昇させる「食の知識・意識・態度」について、強化要因は、家庭での料理の味つけ、野菜類の摂取量、体重管理など「家庭における環境づくり」について、実現要因は、血圧を上昇させる食品やメニューの選び方など食行動スキル、日常の健康行動について分類し、問題となる行動を整理する。

●高血圧治療の行動目標は、抽出した準備要因、強化要因、実現要因別に改善行動を提案する。

４．対象集団の行動変容ステージと支援プロセスの検討

●行動変容ステージモデルは、ワーク18－４の行動目標を実践に導く手法として活用する。行動変容ステージと支援プロセスは、第Ⅰ部の「図４　行動変容ステージと働きかけ」(p.12参照）および「表１　行動変容プロセス」(p.13参照）を参照し、ワーク18－４より読み取って設定する（ワーク18－５）。

ワーク18－4　行動の問題点と行動目標の検討

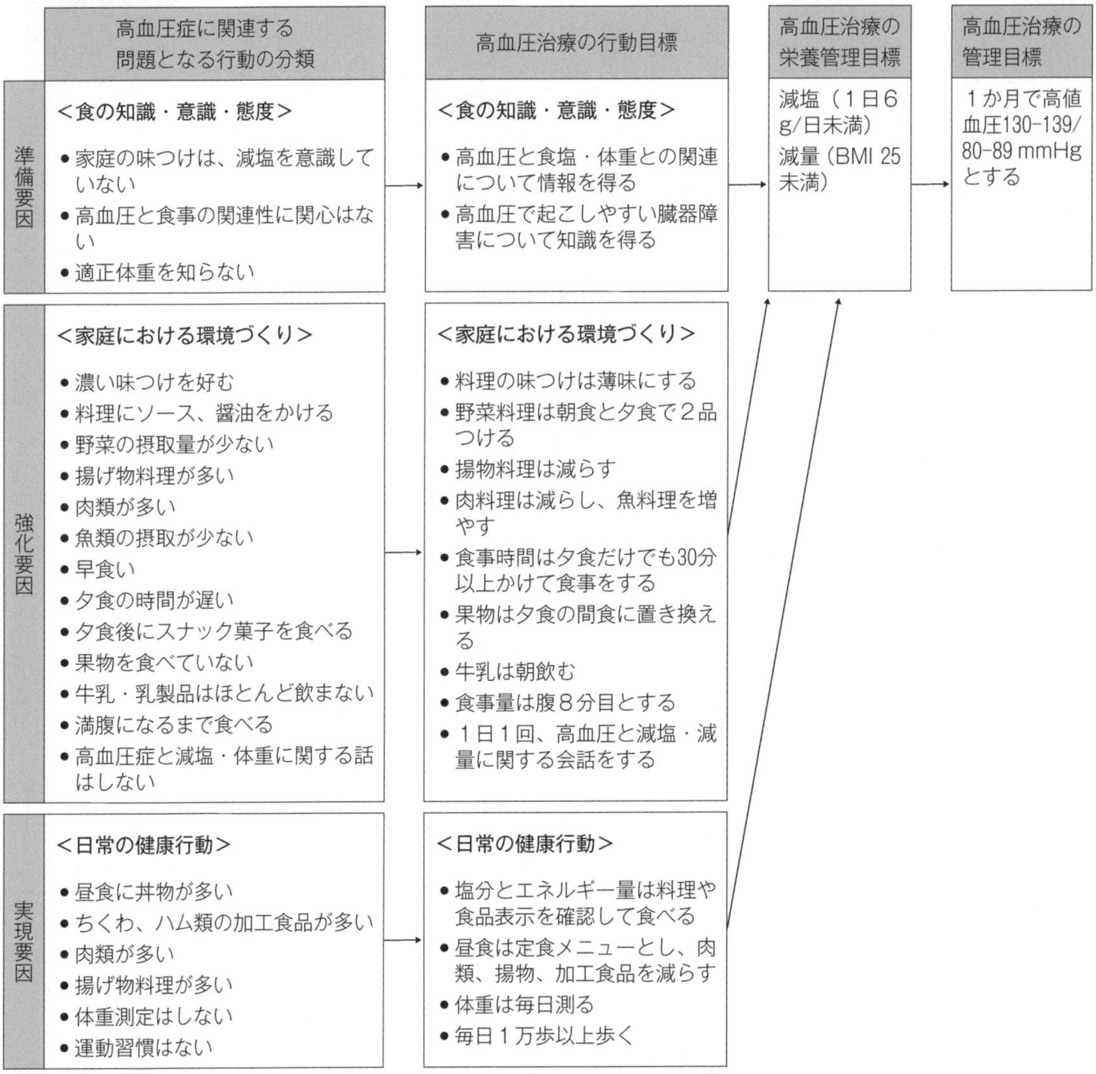

	高血圧症に関連する問題となる行動の分類	高血圧治療の行動目標	高血圧治療の栄養管理目標	高血圧治療の管理目標
準備要因	<食の知識・意識・態度> ●家庭の味つけは、減塩を意識していない ●高血圧と食事の関連性に関心はない ●適正体重を知らない	<食の知識・意識・態度> ●高血圧と食塩・体重との関連について情報を得る ●高血圧で起こしやすい臓器障害について知識を得る	減塩（1日6g/日未満） 減量（BMI 25未満）	1か月で高値血圧130-139/80-89 mmHgとする
強化要因	<家庭における環境づくり> ●濃い味つけを好む ●料理にソース、醤油をかける ●野菜の摂取量が少ない ●揚げ物料理が多い ●肉類が多い ●魚類の摂取が少ない ●早食い ●夕食の時間が遅い ●夕食後にスナック菓子を食べる ●果物を食べていない ●牛乳・乳製品はほとんど飲まない ●満腹になるまで食べる ●高血圧症と減塩・体重に関する話はしない	<家庭における環境づくり> ●料理の味つけは薄味にする ●野菜料理は朝食と夕食で２品つける ●揚物料理は減らす ●肉料理は減らし、魚料理を増やす ●食事時間は夕食だけでも30分以上かけて食事をする ●果物は夕食の間食に置き換える ●牛乳は朝飲む ●食事量は腹８分目とする ●１日１回、高血圧と減塩・減量に関する会話をする		
実現要因	<日常の健康行動> ●昼食に丼物が多い ●ちくわ、ハム類の加工食品が多い ●肉類が多い ●揚げ物料理が多い ●体重測定はしない ●運動習慣はない	<日常の健康行動> ●塩分とエネルギー量は料理や食品表示を確認して食べる ●昼食は定食メニューとし、肉類、揚物、加工食品を減らす ●体重は毎日測る ●毎日１万歩以上歩く		

ワーク18－5　対象集団の行動変容ステージと支援プロセス

行動変容ステージ	無関心期～関心期
支援プロセス	意識の高揚、環境の再評価、自己の再評価

実習18－2

高血圧治療のための栄養教育計画（全体計画、プログラム案、学習指導案）を作成しよう。

【グループワーク】

実習手順

STEP❶ ▶全体計画は、高血圧治療の栄養管理計画書であり、対象人数、高血圧治療の管理目標、行動変容ステージモデルのステージと支援プロセス、栄養管理目標、栄養教育のねらい、栄養教育目標（行動目標）、単元数・時期・期間で構成する。

STEP❷ ▶プログラム案は、単元、日程、時間、学習形態、栄養教育目標、内容、担当者、教材、場所を設定する。

STEP❸ ▶学習指導案は、プログラム案の単元ごとに作成する。過程は、導入（動機づけ）、展開、まとめ、評価で構成し、過程ごとに時間配分、教育内容とポイント、教材について計画する。

実習18－2のポイント

1．高血圧症治療のための栄養教育の全体計画の作成

高血圧症治療のための栄養教育の全体計画を作成する際には、次の点に留意する（ワーク18－6）。

- 栄養教育のねらいは、栄養管理目標を達成するために、ワーク18－4の行動目標より、食の知識・意識・態度は何を習得すればよいか、家庭ではどのように食環境を整えればよいか、日常の健康行動ではどんなスキルを習得すればよいかについて設定する。
- 栄養教育目標は、ワーク18－4より、高血圧治療に最も効果があると考える食行動を選んで設定する。実習では、栄養教育目標の1つに「食塩を減らす食行動ができる」を設定する。
- 栄養教育の単元数は、1か月1回を目安とし、高血圧治療の管理目標の期間と教育目標（行動目標）の項目数に合わせて設定する。
- 時期は、健診結果より1か月以内に開始することが望ましい。また、期間は高血圧治療の管理目標をもとに設定する。

2．プログラム案の作成

ワーク18－6で作成した全体計画に基づいて、プログラム案を作成する際には、次の点に留意する（ワーク18－7）。

- プログラム案は、全体計画の栄養教育目標を達成する計画を系統立てて組み立てるものである。プログラム案は、栄養教育の単元数などの時間的序列（シークエンス）と、日程・教育時間（When）、学習形態・教材（How）、栄養教育目標（What）とその内容（Why）、担当者（Who）、実施場所（Where）、対象集団（Whom）、予算（Budget）の6W1H1Bの内容的分野（スコープ）で構成する。
- 日程は、対象集団は会社員であることを考慮して、仕事の負担にならないように設定する。
- 時間は、講義内容、学習形態に合わせて決定する。講義型は30～60分、参加型は90分を目安に設定する。
- 学習形態は、栄養教育目標に対応した形態で設定する。高血圧症治療の栄養知識や情報の習得は講義型、高血圧と食行動の問題点への気づきなどには参加型、行動への動機づけと態度、スキルの習得、家庭の食環境への働きかけなどは両型の混合型を用いると効果的である。
- 栄養教育目標は、ワーク18－6の項目を系統立てて設定する。
- 内容は栄養教育目標を具体的にしたもので、初回の教育は、対象集団と担当者間の緊張をとるアイスブレイク、栄養管理目標、栄養教育の進め方、高血圧治療の栄養に関する知識について講義・講演などを中心に実施する。2回目以降は、行動目標を達成する食行動が自主的に問題解決できる参加型の内容とする。最終回では、全単元の栄養教育目標を振り返り、改善された成果の発表、修了証書の授与など減塩行動が継続できる内容を設定する。
- 担当者は、教育内容に適応した人材を配置する。健診結果の説明、高血圧症のリスクに関する知識などは医師、塩分制限、栄養管理などは管理栄養士、運動習慣やエクササイズなどは健康運動指導士が担当する。

3．学習指導案の作成

例として、ワーク18－7のプログラム案「塩分を減らす食行動ができる」の単元について学習指導案を作成する際の留意点を次に述べる（ワーク18－8）。

- 導入では、高血圧治療への意欲を喚起させ、減塩行動への動機づけをする。
  - 前回の授業内容を確認する。
  - 今回の栄養教育目標を伝える。
  - 食品中の塩分含有量の知識と減塩への食行動を確認（Per-test）する（ワーク18－10）。
- 展開では、対象集団の問題の食行動に焦点をあて、減塩行動への変容を目的に実施する。

ワーク18－6 高血圧症治療のための栄養教育の全体計画

対象人数	10名
高血圧治療の管理目標	1か月以内で高値血圧130-139/80-89 mmHg
行動変容ステージ	無関心期～関心期
支援プロセス	意識の高揚、環境の再評価、自己の再評価
栄養管理目標	減塩（1日6g/日未満） 減量（BMI 25未満）
栄養教育のねらい	栄養教育により、塩分過剰と体重過多を自己評価でき、高血圧症の発症原因を明確にして、家庭の減塩への食環境を整え、減塩スキルを習得する。それにより、1日の塩分摂取量を6g未満に減らす行動ができ、BMI 25未満に減量することで、血圧管理目標である1か月以内に血圧値を140/90 mmHg未満にすることができる
栄養教育目標と評価	【実施目標】学習者が積極的に栄養教育プログラムに参加し、知識、食行動に取り組む。 評価指標：参加数、参加率、学習状況の観察。
	【学習目標】高血圧症と塩分・肥満との関連性について知識を習得することができる。 評価指標：塩分量の多い加工品・外食メニューの順位。摂取エネルギー量と消費エネルギー量の把握。
	【行動目標】①塩分を減らす食行動ができる。②運動習慣を身につけることができる。 評価指標：①外食で低塩分メニューの選択力の調査。②1日3メッツの運動調査。
	【環境目標】①家庭の味つけが薄味になる。②休日も活動的になる。 評価指標：①家庭の味噌汁の0.8%塩分濃度調査。②休日の外出回数・時間調査。
	【結果目標】①1日の塩分量6g未満。②BMI 25 kg/m^2。 評価指標：①食事調査、血圧測定、血圧のコントロール（高値血圧130-139/80-89 mmHg）。②体重測定。
場所	社内保健センター
単元数・期間・時期	3回/ 2か月間（5～6月）

ワーク18－7 高血圧症治療のための栄養教育のプログラム案

単元	日時	学習形態	栄養教育目標	内容	担当者	教材
1	5/11(土) 10：00～ 11：00 (60分)	講義型	高血圧症と塩分・肥満との関連性について知識を習得することができる	• 診断結果を理解することができる • 塩分と肥満が高血圧のリスクとなるメカニズムを理解することができる • 高血圧が脳心血管へ及ぼす合併症について理解することができる	医師、管理栄養士	• 診断結果 • 水分とナトリウムを調整している腎臓の働きを表したパネル • 高血圧と血管疾患の写真
2	5/25(土) 10：00～ 11：30 (90分)	参加型	塩分を減らす食行動ができる	• 加工食品と外食で塩分量の少ない食品、メニューを選択することができる • 0.8%塩分濃度に慣れる食行動へ動機づけができる	管理栄養士	• 塩分含有量がわかるフードモデル • 食品の塩分含有量のクイズカード • 0.8%、1.2%、2%の塩分濃度のラーメン
3	6/22(土) 10：00～ 11：30 (90分)	混合型	栄養バランスのとれた食行動ができる	• 食事バランスガイドの活用法 • DASH食の理解と活用	管理栄養士	• 食事バランスガイド • DASH食のモデル

ワーク18－8 「塩分を減らす食行動ができる」の単元の学習指導案

過程	内容	教育のポイント	教材
導入（10分）	●前回の内容の復習 ●今回の学習内容の説明 ●知識の確認テスト	●前回の学習内容の確認 ●6g/日未満の塩分 ●加工食品と外食の塩分量 ●食品の塩分含有量の違い	●生活習慣のチェック表 ●確認テスト（Pre-test）（ワーク18-10）
展開（20分）	●加工食品と外食の塩分量を知る	●加工食品、外食の塩分含有量の少ないものをあげる	●加工食品、外食フードモデル ●食品の塩分含有量のクイズカード
（20分）	●外食の塩分濃度を知る	●ラーメンスープの塩分濃度の飲み比べ	●ラーメンスープ（2%塩分濃度と1.2%、0.8%塩分濃度）
（20分）	●減塩行動へのアプローチ	●準備要因：どんな知識が必要か ●強化要因：どんな家庭の食環境がよいか ●実現要因：どんな食行動スキルが必要か	●各自の行動目標カードを作成する（ワーク18-4）
まとめ（10分）	●各自の問題点は何か ●適正な食行動は何か ●次回の予告	●各自、減塩の行動目標を決定する ●今回の教育目標の確認 ●次回「栄養バランスのとれた食行動をしよう」	
評価（10分）	●本時の理解度チェック	●加工食品の塩分が多いことに気づくことができたか ●過剰な塩分摂取をしていたことに気づくことができたか ●外食で塩分の少ないメニューを選択することができたか ●各自、減塩の行動目標が設定できる	●確認テスト（Post-test）（ワーク18-10）

- 加工食品、外食の塩分含有量を視覚的に把握する。
- 適正な塩分濃度を官能検査で体験する。
- 問題行動の原因を把握し、行動目標を設定する。学習者はワーク18－4を使い、自己の行動を記入する。

●まとめでは、塩分過剰の問題点、減塩知識と減塩行動について確認する。

- 問題行動を再度把握する。
- 減塩行動の実施を宣言する。

●次回の予告は、高血圧症の治療にとって、重要な要因であることを伝える。

●評価では、教育目標の到達度を確認する。

- 教育による知識、食行動の変化を確認（Post-test）する。
- 学習者から不明な点、理解できなかったことについて質問を受ける。

実習18－3

作成した学習指導案で使用する教材と評価票を作成しよう。

【グループワーク】

実習手順

STEP 1 ▶ワーク18－8（学習指導案）で授業展開する栄養教育内容の理解を深め、実践意欲を喚起することができる効果的な教材を作成する。

STEP 2 ▶集団を対象とした栄養教育を展開しているが、授業内容の理解度を学習者一人一人が確認できる評価票を作成する。ワーク18－7（プログラム案）で設定した栄養教育目標に対して、実施した授業によって高血圧治療の「知識」と「食行動への態度」に変化がみられたか評価できる項目を検討する。

STEP 3 ▶教育者役による自己評価票を作成する。ワーク18－8（学習指導案）の授業を「授業環境」「教育方法」「言語スキル」「非言語スキル」別に評価できる項目を検討する。

STEP4▶観察者が授業を評価するための評価票を作成する。教育者役がワーク18－8（学習指導案）の授業を「教育内容」と「教育方法」別に評価できる項目を検討する。

実習18－3のポイント

1．栄養教育の教材の作成

- 教材の種類は、認知・知覚的な視点からみると言語・視覚・聴覚・視聴覚・触覚（実物）教材があり、教材の特性からみると印刷物、スライド、ビデオ、新聞、コンピューターなどがある（これらの特徴と活用時の注意および教育効果については講義テキストの「栄養教育の方法」で確認する）。人は視覚から知識や記憶の情報を85%得ている、また、視覚は聴覚の30倍の情報を伝達すると言われていることから、実習では視覚に訴える教材を検討する。
- 対象集団の特性から年齢、性別、職業、知識レベルを把握し、教材の特性を検討する。
- 授業展開から、知識伝達型か参加型のどちらの教材が栄養教育目標を効果的に達成できるか検討する。

ここでは、ワーク18－8（学習指導案）の「塩分を減らす食行動ができる」の栄養教育目標を支援する「加工食品と外食の食品カード」を作成して、クイズ形式の参加型教材を作成する（ワーク18－9）。

ワーク18－9　減塩を支援するための教材（例）―加工食品と外食に含まれる塩分を知ろう―

塩分の多い順に並べてみよう。

●加工食品

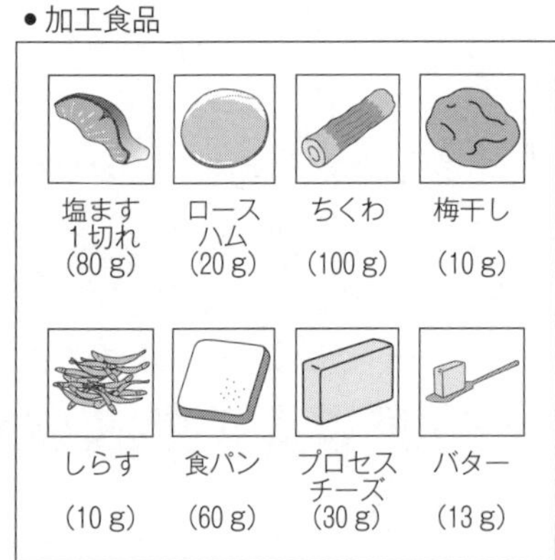

塩分の多い順

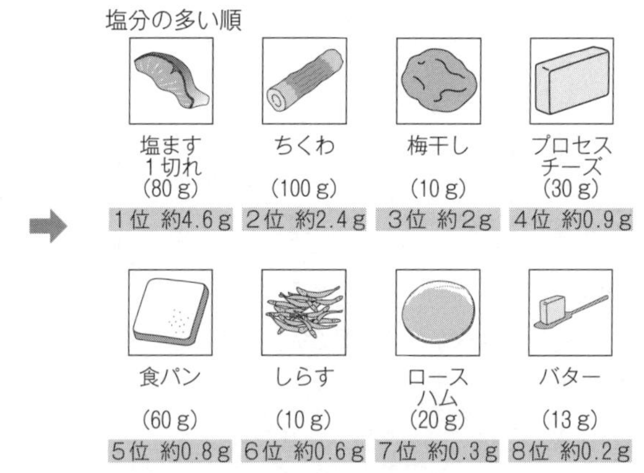

●外食

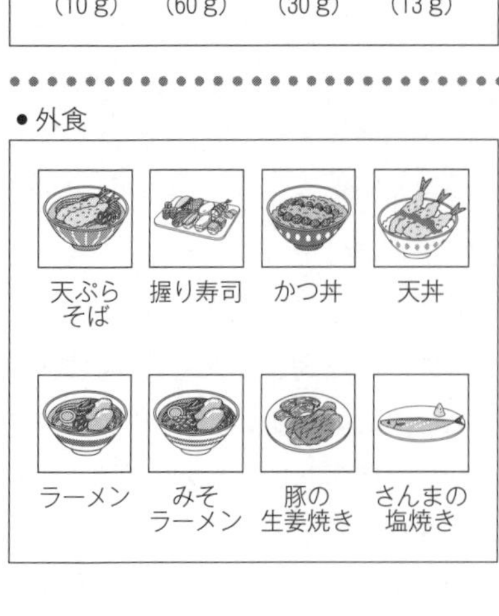

塩分の多い順

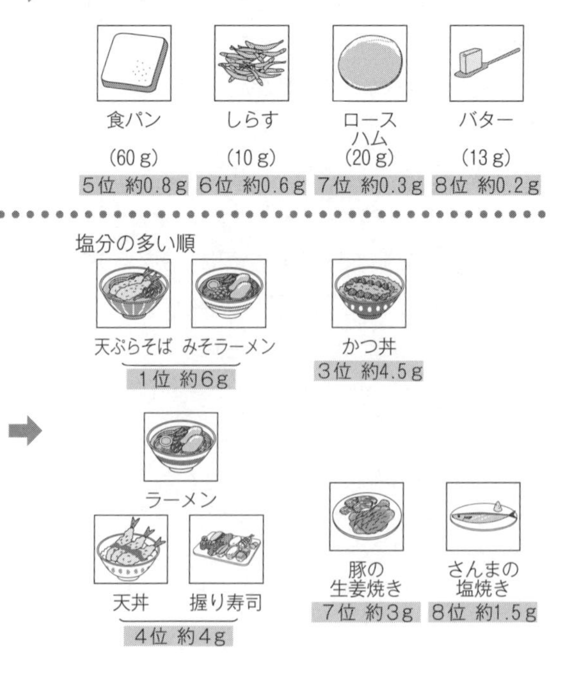

2．学習者への教育効果を確認するための Pre/Post-testの作成

学習者への教育効果を確認するPre/Post-testは、次の項目について検討する（ワーク18−10）。

- 評価票の構成は、「知識」と「食行動への態度」に区分し、教育前後（Pre-test、Post-test）の項目で点数化しておくと、理解度を明確に把握できる。

ワーク18−10　学習者への教育効果を確認するためのPre/Post-test

区分	チェック項目	Pre-test*	Post-test*
知識	1日の適正な塩分摂取量を知っている	1・2・3	1・2・3
	加工食品には塩分が多いことを知っている	1・2・3	1・2・3
	外食には塩分が多いことを知っている	1・2・3	1・2・3
	減塩にどんな食品を選んだらいいのか知っている	1・2・3	1・2・3
	減塩にはどのような料理を選んだらいいのか知っている	1・2・3	1・2・3
	高血圧が引き起こす病気を知っている	1・2・3	1・2・3
食行動への態度	自分は薄味の食事をしている	1・2・3	1・2・3
	加工食品は控えている	1・2・3	1・2・3
	外食は塩分に気をつけてメニューを選択している	1・2・3	1・2・3
	外食のスープ類は残している	1・2・3	1・2・3
	かけ醤油・ソースは控えている	1・2・3	1・2・3
	減塩食に取り組んでいる	1・2・3	1・2・3

注）＊「1：いいえ」「2：どちらともいえない」「3：はい」

ワーク18−11　教育者による授業の自己評価票

区分	チェック項目	評価*	問題点と解決案
授業環境	塩分濃度の違いを確認する官能検査の場所として適していた	1・2・3	
	参加型の学習形態として、座席の配置などは学習しやすいものであった	1・2・3	
	2回目の栄養教育であるが、学習者は全員出席していた	1・2・3	
	講座時間は土曜日、午前開始でよかった	1・2・3	
教育方法	教育目標の「塩分を減らす食行動ができる」に適した教育内容であった	1・2・3	
	ラーメンスープを使った官能検査の方法はよかった	1・2・3	
	官能検査の時間は十分にとれた	1・2・3	
	減塩へのアプローチは学習者に適していた	1・2・3	
	目標カードの作成が遅れている学習者へ適切な支援ができた	1・2・3	
	教育内容は、高血圧と塩分との関連性について根拠を示して伝えた	1・2・3	
言語スキル	話すスピードは、40〜59歳に適していた	1・2・3	
	官能検査時の指示は適切にできた	1・2・3	
	質問に対して、要点をまとめて伝えられた	1・2・3	
非言語スキル	40〜59歳に適した対応ができた	1・2・3	
	官能検査に適した服装で対応できた	1・2・3	
	熱意をもって授業に取り組めた	1・2・3	

注）＊「1：できない（そう思わない）」「2：どちらともいえない」「3：できた（そう思う）」

- 「知識」と「食行動への態度」の項目は、ワーク18－8の「内容」と「ポイント」を中心に検討する。

【知識】
- 高血圧と食行動の関連性を理解しているか。
- 高血圧と病気との関連性について知っているか。
- 1日の塩分摂取量を知っているか。

【食行動への態度】
- 薄味の食事をしているか。
- 家庭の味つけは薄味にしているか。
- 外食は控えているか。

3．教育者役による授業の自己評価票の作成

- 教育者の評価は、次の項目について検討する（ワーク18－11）。

【授業環境】
- 対象集団が教育を受けやすい環境になっているか。
- 授業内容に適した設備であるか。
- 日時の設定は適切か。

【教育方法】
- 確認テスト（Pre/Post-test）は、学習者の減塩知識、減塩行動を把握することができたか。
- 使用した教材から食品中の塩分量、外食の塩分量、塩分濃度を理解することができたか。
- 行動変容ステージと支援プロセスは、対象集団に対応していたか。
- プリシードモデルは、減塩行動へのアプローチとなったか。

【言語スキル】
- 質問に対して根拠を示して応答ができたか。

ワーク18－12　観察者によるの授業の評価票

区分	チェック項目	評価*	よい点	問題点と解決案
教育内容	減塩行動に結びつく教育内容であった	1・2・3	①濃度の異なるラーメンスープを飲むことによって、濃い味つけを好んでいることを全員が自覚することができた。 ②加工食品・外食に塩分が多いことが全員わかった。 ③行動変容ステージを上げるプロセスとして、塩分過剰の気づき、自己の再評価は適切であった。	①塩分濃度0.8%のラーメンスープを日常摂取しようとする学習者はいなかったことから、段階的に減塩を促すことが必要である。 ②昼食を丼物から定食にして毎日食べることを提案したが、学習者の意見を聞きながら提案することが重要である。 ③行動目標は用紙に記入するだけであったが、全員の前で宣言してもらうと、実行力はアップするのではないか。 ④家庭での調理担当者も参加してもらえると、家庭での減塩ができる。
	加工食品・外食の塩分含有量は減塩行動に結びついた	1・2・3		
	教材に使ったラーメンスープは、減塩行動への支援となった	1・2・3		
	プリシードモデルは食塩摂取過剰に気づき、減塩行動への支援となった	1・2・3		
	導入・展開・まとめ、評価は対象集団の行動変容ステージ、支援プロセスに適していた	1・2・3		
教育方法	官能検査時にグループダイナミクス効果への働きかけがみられた	1・2・3	①言葉遣い、声の大きさ、話すスピードはよかった。 ②役割分担に偏りもなく、スムーズに授業は展開されていた。	①対象集団の学習状況をみながら、積極的に声かけを増やし、グループダイナミクス効果を高める。 ②社内での栄養教育であることから、土曜日より平日の勤務終了後のほうが参加しやすいという意見が多いので、日程を調整する。
	40～59歳の会社員への教育方法として適していた	1・2・3		
	対象集団への支援は平等に行われた	1・2・3		
	教育者間の連携はとれていた	1・2・3		

注）＊「1：そうではない」「2：ややそうである」「3：そうである」

- 言葉の使い方は適切であったか。
- 要点を絞って話はできたか。

【非言語スキル】
- 対象集団に適した服装、仕草であったか。
- 表情は、学習者に違和感を与えなかったか。
- 対象集団の高血圧症を治療しようとする熱意はみられたか。

4．観察者による授業の評価票の作成

●観察者が行う評価は、定量的に評価できるように、次のチェック項目について検討する（ワーク18－12）。

【教育内容】
- 教育目標の要点を適確に伝えることができたか。
- 高血圧症治療と減塩食品と減塩行動について理解できたか。
- 減塩行動の実践につながる教材であったか。
- 導入、展開、まとめ、評価の内容は、減塩行動を促す内容になっていたか。
- プリシードモデルは、減塩行動の支援となったか。
- 行動変容ステージを上げる支援プロセスであったか。

【教育方法】
- 対象集団への支援は適切であったか。
- 学習者間でのグループダイナミクスは促されたか。
- 教育者の連携はとれていたか。
- 授業の流れは、スムーズであったか。

実習18－4

学習指導案を実施して評価しよう。

【グループワーク】

実習手順

STEP1▶授業展開前の準備として役割分担を行う。教育者（管理栄養士）役3人、学習者（対象集団）役10人、観察者3人を1グループとする。実施前に教育者役は、ワーク18－8（学習指導案）をもとに練習（リハーサル）を行う。対象集団役は健診結果を把握する。観察者は学習指導案の内容と授業の流れ、教育者の役割分担、対象集団の生活習慣の特性を把握して本番に臨む。

STEP2▶教育者役は、ワーク18－8を実施する。

STEP3▶教育者役は授業内容の評価をワーク18－11、観察者はワーク18－12を実施し、その後、教育者役、観察者、対象集団役の3者で問題点および解決案について検討する。

実習18－4のポイント

1．高血圧症治療のための栄養教育の準備

●教育者の役割分担は、講義を主に担当する「講義担当」、教材を活用して学習者の行動スキルの支援を主に担当する「行動スキル担当」、受講中の対象集団の学習状態を把握する「学習支援担当」に分かれて練習を行い、問題点を改善して本番に臨む。

●学習者は、健診結果より、臨床検査と生活習慣の特性を個別に決めて本番に臨む。

●観察者は、健診結果、ワーク18－3、18－4、18－8、18－11、18－12を確認する。

2．高血圧症治療のための栄養教育の実施

●教育者の役割
- 講義担当者は、主に導入、展開、まとめ、評価を行う。導入では、高血圧と食行動に気づくことができるように、日常の食行動について質問をしながら進める。まとめでは、減塩行動の例を提案しながら、対象集団の一人一人が行動目標を実践できるように支援する。授業評価は、ワーク18－11で実施する。
- 行動スキル担当者は、対象集団が教材を使って段取りよく行動がとれるように、声かけをしながら進め、高血圧治療に必要なスキルの

習得を支援する。
  - 学習支援担当者は、講義担当者、行動スキル担当者の声の大きさ、話すスピード、学習者の理解度を確認し、問題が発生したら講義担当者、行動スキル担当者と連携して問題を解決する。
- 対象集団の役割
  - 講義担当者、行動スキル担当者、学習支援担当者の授業は、高血圧治療のための知識、行動スキル、行動変容に働きかける授業であるかを意識して受講する。
  - 授業内容の理解度をワーク18－10で評価し、Post-testで評価が低い項目については、教育内容と方法に問題がないかを整理する。
- 観察者の役割
  - 対象集団に適した高血圧治療のための栄養教育目標が設定されているかについて、ワーク18－12をもとに観察する。
  - 教育者による授業の自己評価票（ワーク18－11）より、授業環境、教育スキル、言語スキルについて観察する。

3．高血圧症治療のための栄養教育の評価

- 教育者３人は、ワーク18－10、18－11の評価より高血圧治療の食行動に結びつく栄養教育ができたか、問題点を抽出して改善案を検討する。
- 観察者３人は、ワーク18－12の評価、よかった点、問題点および解決案をまとめる。
- 教育者は、学習者と観察者の３者間で授業の改善案について検討する。

COLUMN

女性の高血圧

女性特有の高血圧に妊娠高血圧症候群があり、発症頻度は全妊婦の７～10％を占めている。発症原因は、妊娠負荷に対する恒常性の維持機構が破綻し、適応不全を起こした状態であり、血管内皮障害、血管攣縮(れんしゅく)、凝固異常、血小板・好中球の活性化などによる末梢循環不全と考えられている。2018（平成30）年日本妊娠高血圧学会と日本産科婦人科学会は、「妊娠高血圧症候群」の定義として、妊娠時に高血圧を認めた場合としている。病型は４種類あり、高血圧、蛋白尿の症候により「妊娠高血圧」「妊娠高血圧腎症」「加重型妊娠高血圧腎症」「高血圧合併妊娠」に区分される。蛋白尿の症候が重症化すると尿中の蛋白量が増加し、母体は低蛋白血症となり胎児へ移行する栄養が減少し、胎児は子宮内胎児発育遅延を起こす。また、高血圧症状が進行すると痙攣発作からショック状態となり、胎児と母体は重篤な状態を引き起こす。

妊娠高血圧症候群の栄養管理について、日本産科婦人科学会は、①適正なエネルギー摂取量は非妊娠時BMI 24以下の妊婦は30 kcal×理想体重（kg）＋200 kcal/日、非妊娠時BMI 24以上の妊婦は30 kcal×理想体重（kg）/日とし、妊娠期の体重増加は、BMI 18未満は10～12 kg増、BMI 18以上24未満は７～10 kg増、BMI 24以上は５～７kg増、②塩分摂取量は７～８g/日程度、③水分摂取量は循環血漿量の減少を認めるため、口渇を感じない程度の摂取、④蛋白質摂取量は理想体重×1.0 g/日が望ましいとしている。

妊娠高血圧症候群は予防できる疾患である。非妊娠期から肥満にならないように、適正な食事と適度な運動による適正な体重管理を行うことが大切である。

実習 19 脂質異常症患者のための栄養教育

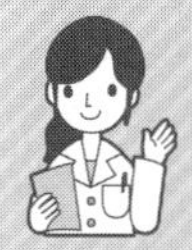

目的

- 脂質異常症の診断基準と患者の身体状況、臨床検査および生活習慣の特性から栄養アセスメントを行い、脂質管理目標値を設定することができる。
- 脂質管理目標値を達成する栄養教育計画を作成することができる。
- 行動変容ステージモデル、セルフコントロールを活用した栄養教育を実施し、評価することができる。

はじめに

平成20年から令和元年の厚生労働省「国民健康・栄養調査」によれば、ここ10年間の日本人の食物摂取状況は、肉類が35%増加し、反対に穀類が８%、魚介類が20%減少しており、野菜類の増加はみられないことから、肉類に偏った食行動をしていることがわかる。このような食行動は、血清脂質中のLDLコレステロール（LDL-C）、トリグリセリド（TG）値を上昇させ、その状態が長期間続くと血管壁にプラークを形成し、血管内細胞に障害を与え、動脈硬化症を発症し、冠動脈疾患、脳血管疾患を誘発する危険性を高くする。また、HDLコレステロール（HDL-C）は、これらの疾患を抑制すると考えられている。日本動脈硬化学会では、これらの疾患を予防するための脂質異常症治療ガイドを作成して、脂質異常症のスクリーニングを目的とした診断基準を設けている。診断は、血清脂質中のLDLコレステロール（LDL-C）140 mg/dL以上を高LDL-C血症、HDLコレステロール（HDL-C）40 mg/dL未満を低HDL-C血症、トリグリセリド（TG）150 mg/dL以上を高TG血症としている。「令和元年国民健康・栄養調査」によると、血清nonHDL-C値（総コレステロール－HDL-C）の平均値は、男性141.9 mg/dL、女性145.9 mg/dL、血清総コレステロール値が240 mg/dL以上の割合は男性12.9%、女性22.4%で、ここ10年間をみると微増傾向にある。

脂質異常症の治療法には、食事療法、運動療法、薬物療法が用いられるが、この疾患は食事を含めた生活習慣の改善が血清脂質値に大きく関与していることから、食事療法を基本に実施することが重要である。また、脂質異常症の患者は肥満の割合が高いことから、エネルギー摂取量と身体活動量を考慮して標準体重を維持する。高LDL-C血症は、食事中の脂肪エネルギー比率を20～25%、飽和脂肪酸を4.5%以上７%未満、多価不飽和脂肪酸のｎ-３系とｎ-６系は４対１の割合で摂取するとよい。高TGは、脂肪の摂取制限は高LDL-C血症に留意し、加えてアルコールの摂取を25 g/日以下、炭水化物エネルギー比率を50～60%、食物繊維の摂取量を１日20 g以上摂取することが重要となる。したがって、肉の脂身、乳脂肪、卵黄、穀類およびアルコールの摂取を抑え、魚介類、大豆製品、野菜、果物、海藻類を増やす食事管理が必要である。

そこで本実習では、社内健診で脂質異常症と診断された50歳から59歳、男性20名を対象とした症例をもとに、日本動脈硬化学会「動脈硬化性疾患予防のための脂質異常症治療ガイド2018年版」を理解し、対象集団の検査値と生活習慣の特性からリスクを判定し、適正な食行動をセルフコントロールできる栄養教育を行う。

学習者（患者）の特性

学習者はB会社の健康診断を7月に受けて、脂質異常症と診断された集団である。健康診断の結果と生活習慣の特性は、次の通りである。

背景 体重は1年間で3kg以上増加していて、脂質異常症と診断され、食行動の問題点については把握しており、1年前にも栄養教育を受けているが改善行動が継続できない集団である。

性別・年齢 「男性」20名、50～59歳

A．冠動脈疾患（一次予防） LDL-C値以外の主要危険因子：冠動脈疾患の家族歴はない。

B．検査結果

	項目	単位	基準値	検査値	ワーク19－1：評価*
身体状況	身長	cm	—	168～175	—
	BMI	kg/m^2	18.5以上25未満	23～25未満	＝
	腹囲	cm	85未満	85～100	↑
	体脂肪率	%	18～22	25～30	↑
臨床検査	血圧	mmHg	130未満/80未満	150未満/90未満	↑
	空腹時血糖	mg/dL	100以下	100以下	＝
	HbA1c(NGSP)	%	6.5以下	5.5～6.0	＝
	LDL-C	mg/dL	140未満	140～170未満	↑
	HDL-C	mg/dL	40以上	40～45	＝
	TG	mg/dL	150未満	150未満	＝
	TC	mg/dL	220未満	220～230未満	↑
	γ-GTP	IU/L	12～65	65～85	＝
	AST	IU/L	10～40	20～38	＝
	ALT	IU/L	6～40	25～35	＝
	CK	IU/L	10～100	70～85	＝
	BUN	mg/dL	8.0～20.0	14.0～17.1	＝
	Cr	mg/dL	0.7～1.3	0.9～1.1	＝

注）＊「高値：↑」「低値：↓」「基準域：＝」

C．脂質異常症の分類 高LDL-C血症

D．生活習慣の特性 **自覚症状**：「特になし」20名、**食生活**：食生活と脂質異常症についての関心：「関心はある」全員、「肉、油脂料理は減らしているが継続できない」14名、「継続中」6名、家庭の味：「脂濃い味つけからさっぱり味に変更している」4名、「脂濃い味つけ」16名、**生活習慣・環境**：体重測定：「週1回くらい」10名、「月1回」10名、身体活動レベル：「デスクワーク」20名、帰宅時間：「20時頃」20名、家族構成：「2世帯（夫婦と成人した子ども）」12名、「夫婦のみ」8名、家族の健康意識：「脂濃いものは体に悪い話は時々するようになった」20名、住居環境：「通勤は電車で1日60分程度」20名、**食物摂取状況**：朝食：「ご飯と味噌汁、他1品」8名、「パン、コーヒー、ハムエッグ」12名、昼食：「コンビニ弁当」10名、「社員食堂で丼物（ラーメン、チャーハン、カレーライス）が多い」10名、夕食：「晩酌を夕食の前にする」20名、外食（居酒屋へ行く回数）：「週1～2回くらい」10名、「以前より減らし月2回くらい」10名、**飲酒・喫煙**：飲酒：「夕食に焼酎（アルコールとして25 g以上）または缶ビール（500 mL）

２本以上は毎日飲む」20名、喫煙：「あり」３名、「なし」17名、**運動習慣**：「運動の習慣はないが、通勤で30分以上は毎日歩く」20名

対象集団とその家族に共通する食事傾向 **エネルギー摂取量**：特に制限しておらず、出された料理はすべて食べる、**主食**：ご飯、パン類が中心、**副菜**：野菜は食べることが少ない、**主菜**：肉類は毎日、魚類・豆類は納豆または豆腐を週１～２回食べる、**コレステロールの多い食品**：酒のつまみとしてレバー、するめ、いか、えび、たらこ、ししゃもなどを食べることが多い、**油脂料理の頻度**：１日２回以上（毎食１品以上）、以前より減っている、**夕食の時間**：ほとんど20時以降、**嗜好**：脂っぽいもの、濃い味つけを好む、**食べる速度**：早食い（夕食はお酒を飲みながら１時間くらい）

実習19－１

対象集団の問題点を抽出し、脂質異常症治療への脂質管理目標値と行動目標を設定しよう。

【グループワーク】

実習手順

STEP**1**▶検査結果の評価と脂質異常症の分類は、検査項目の基準値と比較して判定する（対象集団の診断結果）。

STEP**2**▶脂質管理目標値は、図19－１、表19－１を用いて冠動脈疾患、動脈硬化疾患の危険因子などより決定する。

STEP**3**▶行動目標は、食事療法の基本となるエネルギー摂取量、脂質の選択などを確認し、問題となる行動、改善につながっている行動を「D．生活習慣の特性」から抽出する。

STEP**4**▶行動変容ステージと支援プロセスは、「D．生活習慣の特性」、STEP ３の結果から読み取って設定する。

実習19－１のポイント

１．検査結果の評価と脂質異常症の分類

- 対象集団の検査結果を評価する。評価は、学習者の特性の「B．検査結果」にある「評価」欄に、基準値より高値は「↑」、低値は「↓」、基準域は「＝」で記入する（ワーク19－１）。
- 「C．脂質異常症の分類」は、「B．検査結果」で異常値を示したコレステロール（LDL-C、HDL-C、TG）で判定する。

２．脂質管理目標値の決定

次の方法で、脂質管理目標を設定する（ワーク19－２）。

❶「脂質管理目標値の設定チャート」（図19－１）より、冠動脈疾患の既往有無を判定する。「あり」の場合は「二次予防」となり、「リスク区分別脂質管理目標値」（表19－１）より決定する。

❷「なし」の場合は提示されている疾患の有無を判定する。「あり」の場合は「高リスク」となり、「リスク区分別脂質管理目標値」より決定する。

❸「なし」の場合は久山町研究スコア（図19－２）より、ポイントをカウントして、「リスク区分別脂質管理目標値」（表19－１）より管理区分を決定する。

ワーク19－２ **脂質管理目標の設定**

項目	目標値
LDL-C（mg/dL）	140未満
HDL-C（mg/dL）	40以上（適正範囲）
TG（mg/dL）	150未満（適正範囲）

3．行動目標の設定

脂質異常症の原因となっている「問題行動」と「改善につながっている行動」より、脂質管理目標値を達成するための「行動目標」を次の方法で検討する（ワーク19－３）。

❶脂質管理目標値を達成する行動目標の設定は、対象集団の身長の検査値からBMI 22を使って標準体重を計算し、次に食事療法の基本にある「a．適正量・比率および食品」のうち、「エネルギー摂取量」（対象集団の平均エネルギー摂取量）を算出して①に記入し、「炭水化物の選択」としてGI値の低い穀類を②に記入する。

❷「b．問題となる行動」と「c．改善につながっている行動」は、学習者（患者）の特性の「D．生活習慣の特性」より抽出する。

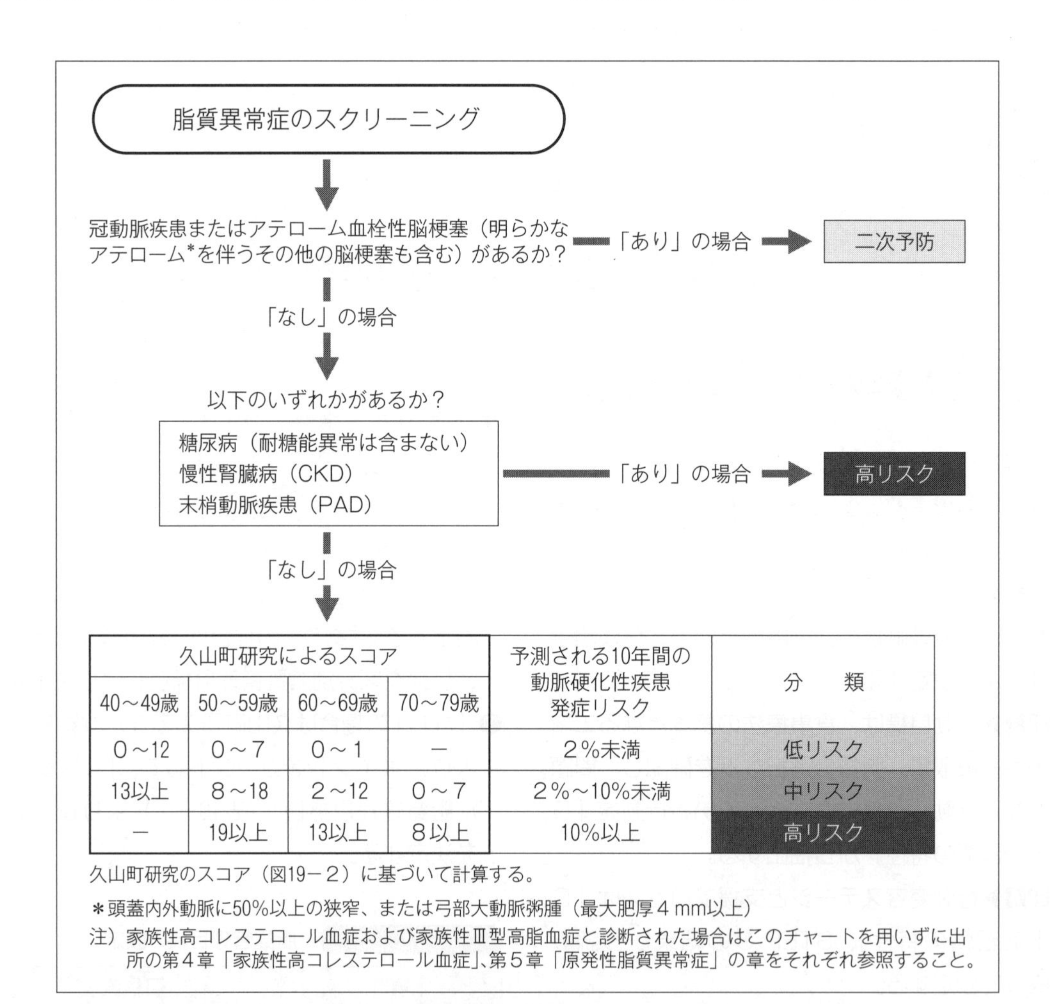

久山町研究によるスコア				予測される10年間の動脈硬化性疾患発症リスク	分　類
40～49歳	50～59歳	60～69歳	70～79歳		
０～12	０～７	０～１	－	２%未満	低リスク
13以上	８～18	２～12	０～７	２%～10%未満	中リスク
－	19以上	13以上	８以上	10%以上	高リスク

久山町研究のスコア（図19－２）に基づいて計算する。

＊頭蓋内外動脈に50%以上の狭窄、または弓部大動脈粥腫（最大肥厚４mm以上）

注）家族性高コレステロール血症および家族性Ⅲ型高脂血症と診断された場合はこのチャートを用いずに出所の第４章「家族性高コレステロール血症」、第５章「原発性脂質異常症」の章をそれぞれ参照すること。

図19－１　動脈硬化性疾患予防からみた脂質管理目標値設定のためのフローチャート

出所）日本動脈硬化学会編・発行「動脈硬化性疾患予防ガイドライン2022年版」p.69

①性別	ポイント
女性	0
男性	7

②収縮期血圧	ポイント
＜120 mmHg	0
120～129 mmHg	1
130～139 mmHg	2
140～159 mmHg	3
160 mmHg～	4

③糖代謝異常（糖尿病は含まない）	ポイント
なし	0
あり	1

④血清LDL-C	ポイント
＜120 mg/dL	0
120～139 mg/dL	1
140～159 mg/dL	2
160 mg/dL～	3

⑤血清HDL-C	ポイント
60 mg/dL～	0
40～59 mg/dL	1
＜40 mg/dL	2

⑥喫煙	ポイント
なし	0
あり	2

注１：過去喫煙者は⑥喫煙はなしとする。

①～⑥のポイント合計	点

右表のポイント合計より年齢階級別の絶対リスクを推計する。

ポイント合計	40～49歳	50～59歳	60～69歳	70～79歳
0	＜1.0%	＜1.0%	1.7%	3.4%
1	＜1.0%	＜1.0%	1.9%	3.9%
2	＜1.0%	＜1.0%	2.2%	4.5%
3	＜1.0%	1.1%	2.6%	5.2%
4	＜1.0%	1.3%	3.0%	6.0%
5	＜1.0%	1.4%	3.4%	6.9%
6	＜1.0%	1.7%	3.9%	7.9%
7	＜1.0%	1.9%	4.5%	9.1%
8	1.1%	2.2%	5.2%	10.4%
9	1.3%	2.6%	6.0%	11.9%
10	1.4%	3.0%	6.9%	13.6%
11	1.7%	3.4%	7.9%	15.5%
12	1.9%	3.9%	9.1%	17.7%
13	2.2%	4.5%	10.4%	20.2%
14	2.6%	5.2%	11.9%	22.9%
15	3.0%	6.0%	13.6%	25.9%
16	3.4%	6.9%	15.5%	29.3%
17	3.9%	7.9%	17.7%	33.0%
18	4.5%	9.1%	20.2%	37.0%
19	5.2%	10.4%	22.9%	41.1%

図19－２　久山町スコアによる動脈硬化性疾患発症予測モデル

出所）日本動脈硬化学会編・発行「動脈硬化性疾患予防ガイドライン2022年版」p.69

表19－１　リスク区分別脂質管理目標値

治療方針の原則	管理区分	脂質管理目標値（mg/dL）			
		LDL-C	Non HDL-C	TG	HDL-C
一次予防 まず生活習慣の改善を行った後薬物療法の適用を考慮する	低リスク	＜160	＜190	＜150（空腹時）*3 ＜175（随時）	≧40
	中リスク	＜140	＜170		
	高リスク	＜120 ＜100*1	＜150 ＜130*1		
二次予防 生活習慣の是正とともに薬物治療を考慮する	冠動脈疾患またはアテローム血栓性脳梗塞（明らかなアテローム*4を伴うその他の脳梗塞を含む）の既往	＜100 ＜70*2	＜130 ＜100*2		

注）＊１　糖尿病において、PAD、細小血管症（網膜症、腎症、神経障害）合併時、または喫煙ありの場合に考慮する（出所の第３章5.2参照）。

＊２　「急性冠症候群」、「家族性高コレステロール血症」、「糖尿病」、「冠動脈疾患とアテローム血栓性脳梗塞（明らかなアテロームを伴うその他の脳梗塞を含む）」の４病態のいずれかを合併する場合に考慮する。

＊３　10時間以上の絶食を「空腹時」とする。ただし水やお茶などカロリーのない水分の摂取は可とする。それ以外の条件を「随時」とする。

＊４　頭蓋内外動脈の50%以上の狭窄、または弓部大動脈粥腫（最大肥厚４mm以上）

- 一次予防における管理目標達成の手段は非薬物療法が基本であるが、いずれの管理区分においても LDL-C が 180 mg/dL 以上の場合は薬物治療を考慮する。家族性高コレステロール血症の可能性も念頭に置いておく（出所の第４章参照）。
- まず LDL-C の管理目標値を達成し、次に non-HDL-C の達成を目指す。LDL-C の管理目標を達成しても non-HDL-C が高い場合は高 TG 血症を伴うことが多く、その管理が重要となる。低 HDL-C については基本的には生活習慣の改善で対処すべきである。
- これらの値はあくまでも到達努力目標値であり、一次予防（低・中リスク）においては LDL-C 低下率20～30%も目標値としてなり得る。
- 高齢者については出所の第７章を参照。

出所）日本動脈硬化学会編・発行「動脈硬化性疾患予防ガイドライン2022年版」p.71

ワーク19－3　**脂質管理目標値を達成するための行動目標設定シート**

食事療法の基本*1			b．問題となる行動	c．改善につながっている行動	d．行動目標
項目		a．適正量、比率、食品			
エネルギー摂取量（kcal） 生活活動量：軽い25～30、普通30～35、重い35～kcal/kg体重（現状より1日、250 kcal程度減らす）		① 62.1(kg)×25～30(kcal) ＝1,550～1,860 kcal 67.4(kg)×25～30(kcal) ＝1,690～2,020 kcal	●体重が1年間で3kg増加し、腹囲が高値であることから過剰エネルギー摂取である	●体重測定は、週1回はしている	【適正な総エネルギー量】 ●1日250 kcal減らすことからスタートする（現体重より2kg/月減量）
エネルギー配分	脂肪エネルギー比率（%）	20～25	●肉・揚げ物料理が多いことから、脂質に偏った食事をしている ●肉類の摂取が多いことから、飽和脂肪酸過剰と思われる ●生魚の摂取は少なく、いか、エビ、ししゃも、たらこなどのコレステロール含有量の多い食品を摂取している	●肉・脂料理は減らそうとしているが、なかなか継続できない ●夕食は肉料理、揚げ物料理の回数が減っている	【適正な脂質摂取量】 ●脂質摂取量を減らす ●コレステロールの少ない食品を選択する
	炭水化物エネルギー比率（%）	50～60			
脂質の選択	飽和脂肪酸エネルギー比率(%)	4.5以上7未満			
	n-6系脂肪酸（g/日）*2	11			
	n-3系脂肪酸（g/日）*2	2.6			
炭水化物の選択	GI値の低い穀類	② 玄米、そば、パスタ、中華そば、春雨、玄米フレーク、オールブラウン	●白飯、パン食であることから、GI値の低い穀類を意識した食行動はしていないと思われる		【GI値の低い穀類】 ●1日1食は低GI食にする
大豆・大豆製品、野菜類、果物の摂取量	食物繊維（g/日）	21以上	●朝食はパン、コーヒー、ハムエッグ、昼食はコンビニ弁当、丼物、夕食は外食が多いことから食物繊維は不足していると思われる		【植物性食品の摂取量】 ●大豆・大豆製品、野菜類、果物の摂取量を増やす
	大豆・大豆製品（g/日）	十分に摂取			
	野菜(淡色·緑黄色野菜、海藻、きのこ、こんにゃく)（g/日）*3	350			
	果物（g/日）	糖質含有量の少ないもの			
食塩摂取量（1日）		6g未満	●コンビニ弁当、丼物の食事が多いことから摂取過剰と思われる		【減塩】 ●外食を減らし、外食時は定食を選ぶ
アルコール摂取量（1日）		25 g以下に抑える	●毎日、焼酎、ビールを飲む習慣があることから、摂取過剰である	●居酒屋へ行く回数は週1～2回程度に減った ●晩酌の量も減らしている	【適正なアルコール摂取量】 ●アルコール摂取を減らす

注）＊1　日本動脈硬化学会編・発行「動脈硬化疾患予防のための脂質異常症診療ガイド2018年版」p.50を一部改変
＊2　「日本人の食事摂取基準（2020年版）」で示された目標量
＊3　「健康日本21（第二次）」で示された目標量

- 「エネルギー摂取量」は、身体状況より抽出する。
- 「エネルギー配分」「脂質の選択」は、肉類、魚介類、調理法より抽出する。
- 「炭水化物の選択」は、主食の種類より抽出する。
- 「大豆・大豆製品、野菜類、果物の摂取量」と「食塩摂取量」は、食事構成、外食状況より抽出する。
- 「アルコール摂取量」は、飲酒習慣、飲酒量より抽出する。
- 「運動」は、日常の身体活動量より抽出する。

❸「d．行動目標」は、「c．改善につながっている行動」をさらに継続できるように、適正エネルギー摂取量、適正脂質摂取量、GI値の低い穀類、植物性食品の摂取、減塩、適正なアルコール摂取量、有酸素運動と関連させて検討する。

4．行動変容ステージと支援プロセスの検討

次の方法で、行動変容ステージと支援プロセスを検討する（ワーク19－４）。

- 行動変容ステージは、健診結果、ワーク19－３より検討する。
- 支援プロセスは、行動変容ステージを上げるために効果的とされる支援プロセスを第Ｉ部「表１　行動変容プロセス」（p.13参照）より検討する。

ワーク19－４　対象集団の行動変容ステージと支援プロセス

行動変容ステージ	準備期～実行期
支援プロセス	自己の解放（行動契約）

実習19－２

脂質管理目標値を達成するための栄養教育計画（全体計画、プログラム案、学習指導案）を作成しよう。

【グループワーク】

実習手順

STEP❶▶全体計画は、脂質管理目標値を達成するための栄養管理計画書を高血圧治療と同様の手順で作成する。先に設定されている脂質管理目標値、行動目標、行動変容ステージを記入した後、栄養教育のねらい、栄養教育目標を設定する。

STEP❷▶プログラム案は、「d．行動目標」（ワーク19－３）を継続行動できるように、系統立てて構成する。

STEP❸▶実習の学習指導案は、STEP２で作成したプログラム案の中から単元を１つ選んで作成する。

実習19－２のポイント

1．脂質管理のための栄養教育の全体計画の作成

脂質管理のための栄養教育の全体計画を作成する際には、次の点に留意する（ワーク19－５）。

- 栄養教育のねらいは、脂質管理目標値を達成するために、行動変容ステージを考慮し、「d．行動目標」（ワーク19－３）が実践できるように設定する。
- 栄養教育目標は、「d．行動目標」（ワーク19－３）のうち、脂質管理目標値の達成に有効と考えられる項目から設定する。
- 単元数と実施時期・期間は、３か月を目安に設定する。

ワーク19－5　脂質管理のための栄養教育の全体計画

対象人数	20名
脂質管理目標値	LDL-C：140 mg/dL未満
行動変容ステージ	準備期～実行期
支援プロセス	自己の解放（行動契約）
栄養教育のねらい	栄養教育により、脂質異常症の発症原因となっているエネルギー摂取量の適正化、脂質の摂取量の減少とコレステロール摂取量を減少させ、脂質管理目標値の達成を目的とした食行動が継続できる。
栄養教育目標と評価	【実施目標】学習者全員が栄養教育プログラムに最後まで取り組む。 評価指標：セルフモニタリングチェック表の行動記録による状況把握。
	【学習目標】身体活動量と適正なエネルギー摂取量および栄養摂取量の知識を習得する。 評価指標：セルフコントロールシート、セルフモニタリングチェック表の記録による状況把握。
	【行動目標】①適正な脂質摂取ができる。②運動習慣を身につけることができる。 評価指標：①質問紙による食事調査。②運動実施のセルフモニタリングによる確認。
	【環境目標】①家庭の食事で植物性食品の使用量が増える。②家庭で健康に関する会話が増える。 評価指標：①家庭のメニュー調査。②家族への質問紙調査。
	【結果目標】LDL-C：140 mg/dL未満、HDL-C：40 mg/dL以上、TG：150 mg/dL未満。 評価指標：血液生化学検査（血清脂質など）。
場所	健康支援室
単元数・期間・時期	4回／3か月間（9～11月）

2．プログラム案の作成

ワーク19－5で作成した全体計画に基づいて、プログラム案を作成する際には、次の点に留意する（ワーク19－6）。

- プログラム案の構成要素は、実習18と同様とする（p.219参照）。
- 学習形態は、対象集団の行動変容ステージと支援プロセスを考慮して、継続行動のスキルが習得できる方法を設定する。
- 栄養教育目標は、全体計画（ワーク19－5）の栄養教育目標を1つの単元として設定する。内容は、ワーク19－3の「b．問題となる行動」「c．改善につながっている行動」から設定する。

3．学習指導案の作成

例として、プログラム案（ワーク19－6）のうち、「脂肪を減らす食行動を宣言しよう」の単元について学習指導案を作成する際の留意点を次に述べる（ワーク19－7）。

- 学習者は20名と多いが、学習指導案は、できる限り個人の生活習慣の特性に配慮して設定する。
- その単元の栄養教育目標を達成するための「内容」と「ポイント」を記入する。1年前に栄養教育を受けているが改善はみられなかった対象集団であることから、どこに問題があるかに気づくための支援として、バズセッション、ブレインストーミングなどの討議法を設定する。なお、「ポイント」には、それを通して対象集団に何を意識・理解・確認してもらうのかを明確にして記入する。
- 教材は、ワーク19－3の「c．改善につながっている行動」を継続するためにセルフコントロール表や、継続行動を支援するセルフチェック表の活用を検討する。
- 導入は、10分程度の時間を使い、脂質管理目標値の設定チャート（図19－1、図19－2、表19－1）を用いて、個人が食生活の問題点に気づき、その問題点を改善しようとするモチベーションを上げる手法を検討する。また、対象集団は1年前にも栄養教育を受けていることから、

ワーク19－6　脂質管理のための栄養教育のプログラム案

単元	日時	学習形態	栄養教育目標	内容	担当者	教材
1	9／7（土） 10：00～ 11：30 （90分）	混合型 （講義型＋参加型）	脂肪を減らす食行動を宣言しよう	【適正な脂質摂取量】 ●連帯感をもつ ●脂質管理目標値を設定する ●脂質管理目標値を達成するための動目標を宣言する ●継続行動を支援する	管理栄養士	●脂質管理目標値の設定チャート ●セルフコントロールシート ●セルフモニタリングチェック表 ●行動目標設定シート
2	9/28（土） 10：00～ 11：30 （90分）	参加型	適正なエネルギー量で体重を減少しよう	【適正な総エネルギー量】 ●自己の目標体重を決定する ●体重測定を継続する（朝・夜２回） ●昼食はコンビニ弁当、丼物から、お弁当、定食、低カロリーの食事をすることを宣言できる。 ●適正なアルコールを摂取する	管理栄養士	●体重チェック表 ●昼食チェック表
3	10/19（土） 10：00～ 12：00 （120分）	参加型	主食・主菜・副菜のそろった食事をつくろう	【植物性食品の摂取量】 ●大豆・大豆製品、野菜類、果物の摂取目安量がわかる ●脂質異常症治療の基本となる調理実習を行う	管理栄養士	●脂質異常症治療の食品群別摂取量の目安量表 ●献立レシピ ●食材・調味料など
4	11/19（土） 10：00～ 11：30 （90分）	参加型	生活活動量をアップしよう	【生活活動量のアップ有酸素運動】 ●運動チェック表を作成する ●日常の運動量を把握し、生活活動量をアップするための実践を行う 【行動のチェック】 【修了証書】	管理栄養士 健康運動指導士	●運動チェック表のフレーム ●メッツ記録表 ●日常の生活活動表

ワーク19－7　「脂肪を減らす食行動を宣言しよう」の単元の学習指導案

過程	内容	教育のポイント	教材
導入 10分	●自己の食行動の問題点の発見 ●再チャレンジへの喚起 ●連帯感をもつ	●脂質管理目標値はリスク別に判定されることを理解する ●食事改善への意思を確認する ●５名１グループとなり、あいさつをして連帯意識を高める	●脂質管理目標値の設定チャート（図19－1、図19－2、表19－1）
展開 （20分）	●自己の食行動の問題点を改善する行動目標の設定	●５名１グループでバズセッションにより次の食行動の実態を把握する ①肉・揚げ物料理の種類 ②酒のつまみの種類 ③居酒屋へ行く回数	●行動目標設定シート（ワーク19－3）
（20分）	●脂質管理目標値を達成するための行動宣言	●脂質異常症治療への行動宣言をする ●低脂肪食の継続を提案する ●つまづいた時の対処法を提案する	●セルフコントロールシート（ワーク19－8）
（20分）	●自己管理目標の設定	●継続する食行動をセルフモニタリングチェック表に記入する	●セルフモニタリングチェック表（ワーク19－9）
まとめ 10分	●脂質管理目標値を達成するための行動の確認 ●次回の予告	●各自のLDL-Cを管理するための食行動への宣言を確認する ●次回の「適正なエネルギー量で体重を減少しよう」は、脂質異常症にとても重要であることを伝えることができる	
評価 10分	●栄養教育内容についての確認	●自己の問題行動、行動目標の宣言、セルフチェックなどについて評価する	●理解度評価票（ワーク19－10）

ワーク19－8　セルフコントロールシート

1．食事改善への意思確認	あなたの考え、思いを記入してください
①脂質の摂取量を減らすことで、脂質異常症の症状はどうなると思いますか →	動脈硬化症、冠動脈疾患へのリスクは下がる
②家族は脂質の多い食事をどう思っていますか →	脂濃いものは体に悪いと思っている
③脂肪を減らす行動は簡単にできると思いますか →	夕食の肉料理、揚げ物料理の回数は減らせると思う

↓

2．自分の脂質・コレステロールの摂取状況を確認してみましょう。	3．適正な脂質・コレステロールの行動目標を宣言する	4．継続するにはどうするか（行動技法の活用）	5．つまずいた時の対処法
昼食は、コンビニ弁当か丼物で、主菜は、肉料理か揚げ物料理を食べている →	昼食は、定食で魚料理を中心にする	●セルフモニタリングチェック表をつける ●決めた期間継続できたら自分にご褒美をする ●家族の協力を得て、料理をつくってもらう ●器を決めて、決まった量の野菜が食べられるようにする	＜行動へのアプローチ＞ ●昼食で魚が食べられない日の夕食は、魚料理にしてもらう ●夕食だけでも野菜料理を食べるように声かけをしてもらう ＜心理面へのアプローチ＞ ●できなかった時は、立ち直ることだけを考える ●なぜつまずいたかを冷静に見つめる ●再び開始する
晩酌のつまみは、コレステロールの多いレバー、いか、ししゃもを食べる →	つまみは、大豆製品か、野菜類にする →		
夕食は、肉料理か揚げ物料理を食べている →	夕食は、魚料理の回数を増やす（4回／週以上）		
	三食、野菜料理を食べる		

ワーク19－9　セルフモニタリングチェック表

a．行動目標	b．行動技法	c．行動記録＊1					d．合計＊2	e．家族による支援
		1日（月）	2日（火）	3日（水）	日（　）	31日（水）		
1．昼食は、定食で魚料理を中心にする	いろいろな料理法で魚を味わおう	○	△	×		○	30	昼食で魚が食べられない日の夕食は魚料理にしてもらう
2．つまみは、大豆製品か、野菜類にする	時々はまぐろのさしみを食べよう	○	△	○		○	51	目標が達成できたら、ご褒美にまぐろの刺身をつけてもらう
3．毎食、野菜料理を食べる	野菜は適量盛りつけられる食器を決めて食べよう	○	△	△		○	45	夕食だけでも野菜料理を食べるように声かけをしてもらう

注）＊1　行動記録：「○＝2点：できた」「△＝1点：どちらともいえない」「×＝0点：できなかった」
　　＊2　合　　計：「50点以上：ご褒美をもらいましょう」「50点未満：支援してもらいましょう」

再チャレンジを喚起させる工夫をする。

● 展開は、所要時間の3分の2程度を使い、問題解決に向けてより深く食行動の問題点を把握し、改善行動へ導く支援を検討する。その内容は、次の通りである。
  - 行動目標設定シート（ワーク19－3）を用いて、自己の問題行動を改善する行動目標を設定することができるように支援する。
  - セルフコントロールシート（ワーク19－8）を用いて、日常の食行動の問題を具体的に抽出し、課題解決に向けて問題行動を整理することができ、適正に行動へのアプローチと心理面へのアプローチができるように、学習者への促し方を検討する。

- セルフモニタリングチェック表（ワーク19－9）を用いて、改善への食行動目標を設定することができ、継続できるように支援する。
- まとめは、本時の栄養教育目標について振り返り、脂質管理目標値の達成に向けて、宣言した行動目標の確認と、次回の栄養教育にも興味をもってもらえるような予告のしかたを検討する。
- 評価は、「学習内容の理解度評価票」（ワーク19－10）を用いて集団の理解度を各項目で調査し、評価の低い項目についての改善、追加、削除を検討する。

実習19－3

作成した学習指導案で使用する教材と評価票を作成しよう。

【グループワーク】

実習手順

STEP1▶行動の継続支援を目的とした教材として、セルフコントロールシートとセルフモニタリングチェック表を作成する。

STEP2▶「学習内容の理解度」と「教育の展開過程」の評価票を作成する。学習内容の理解度の評価は、対象集団が評価できる項目で作成し、教育の展開過程の評価は、教育者、観察者、対象集団の三者が評価できる項目で作成する。

実習19－3のポイント

1．セルフコントロールシートとセルフモニタリングチェック表の作成

- 教材は、栄養教育目標の達成を支援するものである。種類には、教育者が教えるために必要な教育教材と学習者が学ぶ際に活用する学習教材がある。また、学習形態、掲示方法の違いにより、印刷物（リーフレット、パンフレット、記録・記入表）、掲示・展示（図表、ポスター）、実物（食品・料理）、模型（フードモデル）などがある。それぞれの特徴を活かし、栄養教育目標の支援となるものを選択する。
- セルフコントロールシートは、ワーク19－8の「1.」から「5.」の項目で構成する。セルフコントロールシートは、学習者が用いるシートであるが、対象集団の立場に立って「D．生活習慣の特性」をもとにシートを完成する。
  - 「1.」の食事改善への意思確認は、行動意思理論（計画的行動理論）（p.13参照）を活用して「脂質を減らす行動により脂質異常症はどうなるか」（行動への態度）、「まわりからの期待に対する気持ち」（主観的規範）、「行動の難しさに対する気持ち」（行動コントロール感）によって確認できる質問を設定する。
  - 「2.」は、適正な脂質・コレステロールの摂取状況を抽出する。
  - 「3.」は、適正な脂質・コレステロールの行動目標を宣言する。
  - 「4.」は、宣言した行動目標を続ける支援法を提案する。
  - 「5.」は、つまずいた時の対処法を行動へのアプローチと心理面へのアプローチから提案する。
- セルフモニタリングチェック表は、「a．行動目標」「b．行動技法」（食べ方の工夫）、「c．行動記録」「d．合計」「e．家族による支援」で構成している。
- 「a．行動目標」は、ワーク19－8の「3.」で宣言した行動目標に対して、継続行動へのセルフモニタリングチェック表を作成する（ワーク19－9）。
  - 「b．行動技法」（食べ方の工夫）は、ワーク19－8の「5.」のつまずいた時の対処法を提案する。
  - 「e．家族による支援」は、「d．合計」が50点以上はご褒美、50点未満は継続への提案をする。

ワーク19－10　学習内容の理解度評価票

評価のポイント	評価＊
●脂質管理目標値を理解することができましたか	1 （　　人）・2（　　人）・3（　　人）
●自己の問題行動に気づくことができましたか	1 （　　人）・2（　　人）・3（　　人）
●改善する意思の確認は、行動変容への支援となりましたか	1 （　　人）・2（　　人）・3（　　人）
●行動目標を設定することができましたか	1 （　　人）・2（　　人）・3（　　人）
●行動目標を宣言することができましたか	1 （　　人）・2（　　人）・3（　　人）
●つまずいた時の支援を提案できましたか	1 （　　人）・2（　　人）・3（　　人）
●セルフコントロールシートへの記入は時間内にできましたか	1 （　　人）・2（　　人）・3（　　人）
●セルフモニタリングチェック表を完成することができましたか	1 （　　人）・2（　　人）・3（　　人）
●今日から実行しようという意欲は高まりましたか	1 （　　人）・2（　　人）・3（　　人）
●栄養教育目標の「脂肪を減らす食行動を宣言しよう」は達成できそうですか	1 （　　人）・2（　　人）・3（　　人）

注）＊「1：できない・ならない」「2：ややできた・ややなった」「3：できた・なった」

ワーク19－11　教育の展開過程の評価票

教育の展開過程	評価のポイント	評価*	問題点と解決案
導入	グループダイナミクスは、5人1組となってあいさつをしたことで高めることができたか	1 ・ 2 ・ 3	
	脂質異常症は動脈硬化症、冠動脈疾患予防として脂質管理目標値が設定されていることを理解できたか	1 ・ 2 ・ 3	
	行動意思理論（計画的行動理論）（ワーク19－8）は、再チャレンジへの意欲を高めることができたか	1 ・ 2 ・ 3	
	導入の各教育内容の時間配分は適切であったか	1 ・ 2 ・ 3	
展開	バズセッションは、高脂肪食の問題行動に気づき、改善への行動目標を設定する討議法として適していたか	1 ・ 2 ・ 3	
	行動目標設定シート（ワーク19－3）は、行動目標を設定する支援となったか	1 ・ 2 ・ 3	
	セルフコントロールシート（ワーク19－8）は、低脂肪食への行動変容支援となったか	1 ・ 2 ・ 3	
	セルフモニタリングチェック表（ワーク19－9）は、行動の継続支援として適していたか	1 ・ 2 ・ 3	
	展開の各教育内容の時間配分は適切であったか	1 ・ 2 ・ 3	
まとめ	脂質管理目標値を達成する行動宣言は、実行できそうな設定となったか	1 ・ 2 ・ 3	
	セルフモニタリングチェック表への記入を促すことができたか	1 ・ 2 ・ 3	
	次回の予告は、脂質異常症の治療に必要であることが対象集団に伝わったか	1 ・ 2 ・ 3	
	まとめの時間配分は適切であったか	1 ・ 2 ・ 3	

注）＊「1：低」「2：中」「3：高」

2．評価票の評価項目の検討

●対象集団の理解度評価項目について、実習では個人票を使って授業を展開しており、教育者は机間巡回して学習者の理解度、栄養教育目標の達成度を把握しやすい環境なので、次の評価ポイントをもとにして、対象集団に一斉に聴き取る項目を検討する（ワーク19－10）。
- 学習指導案の導入、展開、まとめの教育内容について評価する。
- 表への記入時間は適当であったかを評価する。
- 栄養教育目標の達成度を評価する。

●教育の展開過程の評価項目は、導入、展開、まとめに区分して、次の評価ポイントで検討する（ワーク19－11）。

【導入の評価ポイント】
- 再び栄養教育を受けていることへの配慮はできたか。
- 脂質管理目標値は、合併症予防の観点から設定されていることを理解できたか。
- 行動の継続への意欲を喚起できたか。

【展開の評価ポイント】
- 食行動の問題に気づく教育はできたか。
- 討議法は対象集団に適していたか。
- 低脂肪食の行動への支援法は学習者に適していたか。
- 教材は行動変容を促す支援となったか。

【まとめの評価ポイント】
- 脂質管理目標値を達成するための行動の意欲はみられたか。
- 意欲の低い対象集団への支援は行われたか。

実習19－4

学習指導案を実施して評価するとともに、栄養教育計画を評価しよう。

【グループワーク】

実習手順

STEP1▶授業展開前の準備として役割分担を行う。教育者（管理栄養士）役３人、学習者（対象集団）役20人、観察者３人を１グループとする。実施前に教育者役は練習（リハーサル）を行うなど、実習18－４（p.225参照）と同様に各役割に必要な準備をして本番に臨む。

STEP2▶教育者役は、講義担当者と学習支援担当者に分かれ、学習指導案（ワーク19－７）を実施する。

STEP3▶授業展開の評価は、授業終了後、学習指導案の教育の展開過程の評価票（ワーク19－11）を用いて教育者、学習者、観察者でそれぞれ実施する。栄養教育計画の評価は、教育者が栄養教育マネジメントサイクル評価票（ワーク19－12）で評価する。

実習19－４のポイント

1．脂質異常症患者のための栄養教育の準備

●教育者の準備
- 授業を主に展開する講義担当者１人、授業の進み方をコントロールする学習支援担当者１人を決める。
- 対象集団は20人と多いので、全員が教育目標を達成するにはどのような配慮が必要なのかについて最終確認を行い、問題点があれば改善して本番に臨む。
- ワーク19－７の教育のポイントと、ワーク19－10、19－11の評価のポイントを確認する。

●対象集団の準備
- 対象集団20人は、対象集団の特性の「D．生活習慣の特性」より家庭の味つけの違い（さっ

ぱり味、脂濃い味)、外食(昼食、居酒屋利用)の食行動および行動変容ステージ別に役割を決めて授業に参加する。
- 対象集団は、脂質異常症の再教育者であることから、脂質異常症の食事治療の基本について知識をもって参加する。

●観察者の準備
- 対象集団の健康診断の結果を把握する。
- ワーク19－3、19－5、19－6、19－7、19－10を確認する。

2．脂質異常症患者のための栄養教育の実施

●教育者の役割

【講義担当者】
- 導入は、5人1組となり、連帯感をもって改善に臨むことによって、対象集団のモチベーションを上げる。
- 展開は、脂質異常症の治療のポイントとなる内容について対象集団の進捗状況を確認しながら進める。
- 学習支援者と連携して、学習が遅れている学習者を支援する。

【学習支援担当者】
- 対象集団の講義内容の理解状況は机間巡回して確認する。
- 理解度が低い内容については、講義担当者に再度、説明するように伝える。
- セルフコントロールシートやセルフモニタリングチェック表などの記入が遅れている学習者を支援する。

●対象集団の役割
- 分類された食行動の特性と行動変容ステージを意識して、脂質異常症の患者を演じる。
- 講義内容が理解できなければ、講義担当者に質問する。
- 不明な点は、机間巡回している学習支援担当者に質問する。

●観察者の役割
- ワーク19－10の評価のポイントについて観察する。
- 教育者は、学習者と双方向の授業を展開しているかについて観察する。
- 机間巡回し、対象集団への支援の状況について観察する。
- 理解できない学習者や教材への記入などが遅れている学習者への支援状況を観察する。

3．脂質異常症患者のための栄養教育の評価

●教育者、観察者、対象集団は、それぞれ学習者の理解度評価票(ワーク19－10)を使って評価する。その後、教育者、観察者、対象集団ごとに評価をまとめ、それぞれの立場から意見交換をする。

●実習19－2で立案した栄養教育計画は、栄養教育マネジメントサイクルの各段階で企画評価、経過評価、影響評価、結果評価、経済評価の観点から評価し、次の栄養教育への改善方法を見出す資料とする(p.19、図1－2参照)。この実習では、以下の評価内容を参考に、評価のポイントを提案する(ワーク19－12)。
- 企画評価は、対象集団の栄養アセスメントは適正に把握できたか、改善行動に着目した栄養教育の全体計画、プログラム案、学習指導案であったかについて評価する。
- 経過評価は、計画通りに授業が展開されていたか、手順、学習支援、担当者の役割などから評価する。
- 影響評価は、プログラム実施途中で、栄養教育によって脂質管理目標値に影響を及ぼす行動の修正、行動の定着を行動目標別に評価する。
- 結果評価は、授業展開で習得した支援プロセス、行動技法をどれだけ習得できたかについて評価する。
- 経済評価は、栄養教育の有効性を経済的に評価する。栄養教育を実施するにあたり、必要な費用と得られた成果を金額に換算して算出する。

ワーク19－12　**栄養教育マネジメントサイクル評価票**

マネジメントサイクル		評価のポイント	評価*	問題点と解決案
企画評価	アセスメント	●脂質異常症の分類は正しかったか	1 ・ 2 ・ 3	
		●脂質管理目標値は適正であったか	1 ・ 2 ・ 3	
		●健康診断の結果と問題となる行動と改善につながる行動は適正に抽出できたか	1 ・ 2 ・ 3	
		●行動変容ステージは適正であったか	1 ・ 2 ・ 3	
		●支援プロセスは適正であったか	1 ・ 2 ・ 3	
		●行動目標は適正であったか	1 ・ 2 ・ 3	
	計画作成	●栄養教育のねらいは学習者の脂質異常症の改善に適応していたか	1 ・ 2 ・ 3	
		●栄養教育のプログラム案の栄養教育目標は、個人にも対応するものであったか	1 ・ 2 ・ 3	
		●栄養教育目標と内容は関連づけられていたか	1 ・ 2 ・ 3	
		●単元数は脂質管理目標値を達成する回数であったか	1 ・ 2 ・ 3	
		●９～11月の実施期間は適正であったか	1 ・ 2 ・ 3	
		●行動意思理論（計画的行動理論）は行動支援として適正であったか	1 ・ 2 ・ 3	
		●教育担当者は、教育内容と関連していたか	1 ・ 2 ・ 3	
		●学習教材、教育教材は栄養教育目標に適したものが活用されたか	1 ・ 2 ・ 3	
		●教育場所は、教育内容に適していたか	1 ・ 2 ・ 3	
		●学習指導案は、栄養教育目標を達成させる内容であったか	1 ・ 2 ・ 3	
経過評価	実施	●継続行動につまずいた時の支援はできたか	1 ・ 2 ・ 3	
		●宣言した行動は、無理なく実施しているか	1 ・ 2 ・ 3	
		●対象集団が宣言した行動をセルフモニタリングチェック表から評価できたか	1 ・ 2 ・ 3	
		●栄養教育計画の実施中に対象集団の行動のデータを収集し、解析したか	1 ・ 2 ・ 3	
		●栄養教育計画は、必要に応じて改善することができたか	1 ・ 2 ・ 3	
		●行動変容ステージ、行動スキル、知識・態度の変化から自己効力感は高められているか	1 ・ 2 ・ 3	
影響評価	評価	●脂質摂取量は減少しているか	1 ・ 2 ・ 3	
		●低コレステロール食品は選択できるようになったか	1 ・ 2 ・ 3	
		●体重は減少しているか	1 ・ 2 ・ 3	
		●アルコールの摂取量は減っているか	1 ・ 2 ・ 3	
		●大豆・大豆製品、野菜類、果物の摂取量は増加しているか	1 ・ 2 ・ 3	
		●油脂料理を食べる回数は減っているか	1 ・ 2 ・ 3	
		●生活活動量は増加しているか	1 ・ 2 ・ 3	
		●有酸素運動は増加しているか	1 ・ 2 ・ 3	
結果評価		●教育期間内に脂質管理目標値は達成できたか	1 ・ 2 ・ 3	
		●栄養教育計画で設定した栄養教育目標は達成できたか	1 ・ 2 ・ 3	
		●宣言した行動は継続しているか	1 ・ 2 ・ 3	
		●セルフモニタリングチェック表は記入できたか	1 ・ 2 ・ 3	
経済評価		●直接費用と間接費用から医療費の削減、労働生産の向上はみられたか	1 ・ 2 ・ 3	

注）＊「1：低」「2：中」「3：高」

COLUMN

女性の脂質異常症

女性の脂質異常症には、女性ホルモンのエストロゲンが脂質代謝に強く関与しており、LDL受容体活性の増強、アポ蛋白質AIの増加、リポ蛋白リパーゼの活性抑制などの生理作用があるが、閉経により50歳代以降、これらの生理作用は低下し、男性より血清TC、TGが増加し、HDL-Cは減少する。このことから、女性は男性より動脈硬化症の進行が加速する状態にある。人口動態統計によれば、女性の冠動脈疾患死亡率は50歳代で男性の５分の１である。閉経後の70歳代では男性の２分の１程度で、女性の動脈硬化症疾患リスクは男性より低いと考えられるが、閉経後の女性の動脈硬化発症リスクは閉経前に比べて高まるので、基本となる生活習慣がさらに重要となる。また、MEGAstudyは、日本人女性の高LDL-C血症患者へスタチン薬を使った薬物治療では、食事療法のみ群と食事療法とスタチン薬を併用した群を比較した結果、60歳以上の女性では、食事療法とスタチン薬を併用した群は、食事療法のみ群に比べて、冠動脈疾患は45%、冠動脈疾患と脳梗塞は50%、脳卒中は64%発症リスクが低下することを報告している。しかし、妊娠可能年齢の女性の脂質異常症に対する薬物療法には注意が必要で、胎児、乳児に対するスタチン薬の安全性は確認されておらず、催奇性の報告もあり、妊婦、授乳婦に対する投与は禁忌とされている。

以上より、脂質異常症の予防には、思春期以前からの体重管理、適正なエネルギーの摂取、食品の選択力を上げる食環境づくりと身体活動量を増やす運動環境づくりが非常に大切である。

参考文献

第Ⅰ部　基礎理論編

吉田亨『保健医療行動科学事典』メヂカルフレンド社　1996年　p.94
松本千明『健康行動理論』医歯薬出版　2005年
足立淑子編『ライフスタイル療法Ⅰ―生活習慣改善のための行動療法―　第３版』医歯薬出版　2006年
辻とみ子・堀田千津子編『新版ヘルス21　栄養教育・栄養指導論』医歯薬出版　2017年
日本栄養改善学会監修、武見ゆかり・赤松利恵編『栄養教育論　理論と実践』医歯薬出版　2013年
川田智恵子・村上淳編『栄養教育論　第２版』化学同人　2013年
丸山千寿子・足立淑子・武見ゆかり編『健康・栄養科学シリーズ　栄養教育論　改訂第３版』南江堂　2013年

第Ⅱ部　基礎実習編

実習１　栄養教育における栄養マネジメント　―自分の栄養状態を知ろう！―

辻とみ子・堀田千津子編『新版ヘルス21　栄養教育・栄養指導論』医歯薬出版　2017年
日本栄養改善学会監修、武見ゆかり・赤松利恵編『栄養教育論　理論と実践』医歯薬出版　2013年
厚生労働省・農林水産省『食事バランスガイド』第一出版　2006年
厚生労働省「健康日本21（第２次）の推進に関する資料」2014年
http://www.mhlw.go.jp/bunya/kenkou/dl/kenkounippon21_02.pdf
日本栄養士会監訳『国際標準化のための栄養ケアプロセス用語マニュアル』第一出版　2012年

実習２　食事調査の方法

ウォルター・ウィレット著、田中平三監訳『食事調査のすべて―栄養疫学―　第２版』第一出版　2003年
日本栄養改善学会監修、伊達ちぐさ・徳留裕子・吉池信男編『食事調査マニュアル―はじめの一歩から実践･応用まで―　改訂２版』南山堂　2008年
逸見幾代・佐藤香苗編著『マスター栄養教育論　第２版』建帛社　2013年

実習３　アンケート調査の進め方

内田治『すぐわかるSPSSによるアンケート調査・集計・解析　第４版』東京図書　2010年
大和田裕子・中山健夫編著『公衆栄養の科学』理工図書　2012年

実習４　コンピューターによる統計解析

石村貞夫・石村友二郎『SPSSでやさしく学ぶ統計解析　第５版』東京図書　2013年
新田功『同時に学ぶExcelと入門統計学　第２版』ムイスリ出版　2003年

実習５　カウンセリングの基本的技法　―やせ願望者のための栄養教育―

南里清一郎「行き過ぎたダイエットによる『不健康やせ』の実態とその対応」『母子保健情報』第56号　恩賜財団母子愛育会　2007年11月
宗像恒次監修『SAT法を学ぶ』金子書房　2007年
山内惠子『栄養指導0.5単位お食事カード』HPYK　2014年
山内惠子『山内惠子のヘルシープレート®　のせたベダイエット』HPYK　2013年

第Ⅲ部　実習事例･症例編　―個人を対象とした栄養教育･栄養指導―

実習６　育児が初めての母親を対象とした離乳食の進め方指導

加藤忠明（国立成育医療センター研究所成育政策科学研究部）「乳幼児の発達と母子相互作用」2008年８月
http://www.nch.go.jp/policy/syoseki/hatutatu.htm
奈良県栄養士会「赤ちゃんの食事（離乳食）」リーフレット基本マニュアル

http://www4.kcn.ne.jp/~n-eiyou/top/ny-syokuji/leaflet-6.pdf
厚生労働省「授乳・離乳の支援ガイド」2019年３月
https://www.mhlw.go.jp/content/11908000/000496257.pdf

実習７　食物アレルギー児への保育所での対応と保護者支援

研究代表者 海老澤元宏『AMED研究班による食物アレルギー診療の手引き2020』
https://www.foodallergy.jp/wp-content/themes/foodallergy/pdf/manual2020.pdf
厚生労働省『保育所におけるアレルギー対応ガイドライン（2019年改訂版）』
https://www.mhlw.go.jp/content/000511242.pdf
海老澤元宏監修『食物アレルギーの栄養指導』医歯薬出版　2012年　p.100
伊藤浩明監修、認定NPO法人アレルギー支援ネットワーク作成『アレルギー大学テキスト 新・食物アレルギーの基礎と対応―医学、食品・栄養学、食育から学ぶ―』みらい　2018年
研究代表者 海老澤元宏「厚生労働研究班による食物アレルギー栄養指導の手引き2017」
https://www.foodallergy.jp/wp-content/themes/foodallergy/pdf/nutritionalmanual2017.pdf
内閣府・文部科学省・厚生労働省「幼保連携型認定こども園教育・保育要領解説」2018年
https://www8.cao.go.jp/shoushi/kodomoen/pdf/youryou_kaisetsu.pdf
山下静江・岩間範子編『栄養教育・指導実習ワークブック　第３版』みらい　2020年
柴田瑠美子・伊藤和枝編『ホップ・ステップ食物アレルギー教室』南江堂　2008年
アレルギーの子を持つ親の会「かたつむり」編『卵・牛乳・小麦を使わないアトピっ子のお料理ブック ママ達が考えたアレルギー食レシピ』女子栄養大学出版部　2003年
日本学校保健会「学校のアレルギー疾患に対する取り組みガイドライン」2009年
https://www.gakkohoken.jp/book/ebook/ebook_1/1.pdf
日本栄養士会監修、木戸康博・中村丁次・小松龍史編『栄養管理プロセス』第一出版　2018年

実習８　朝食欠食の子どものための個別的な相談指導

内閣府「食育に関する意識調査報告書」（平成28年３月）
http://warp.da.ndl.go.jp/info:ndljp/pid/9929094/www8.cao.go.jp/syokuiku/more/research/h28/pdf_index.html
文部科学省「小学生用食育教材―たのしい食事つながる食育―」
http://www.mext.go.jp/a_menu/shotou/eiyou/syokuseikatsu.htm
厚生労働省「平成29年国民健康・栄養調査結果の概要」
https://www.mhlw.go.jp/content/10904750/000351576.pdf
農林水産省「平成28年度 食育白書」
http://www.maff.go.jp/j/syokuiku/wpaper/h28_index.html
農林水産省「平成30年度 食育白書」
http://www.maff.go.jp/j/syokuiku/wpaper/h30_index.html
農林水産省「第３次食育推進基本計画における目標値と現状値」
http://www.maff.go.jp/j/syokuiku/attach/pdf/kannrennhou-7.pdf

実習９　肥満者のための栄養教育　―特定健診・特定保健指導―

木村友子・西堀すき江編『事例で学ぶ食育と健康』建帛社　2008年
厚生労働省「標準的な健診・保健指導プログラム（平成30年度版）」2018年
https://www.mhlw.go.jp/file/06-Seisakujouhou-10900000-Kenkoukyoku/00_3.pdf
足達淑子『行動変容のための面接レッスン―行動カウンセリングの実践―』医歯薬出版　2008年
厚生労働省「特定健康診査・特定保健指導の円滑な実施に向けた手引き（第３版）」2018年
https://www.mhlw.go.jp/file/06-Seisakujouhou-12400000-Hokenkyoku/0000173545.pdf
厚生労働省「保健指導における学習教材集（確定版）」
http://www.niph.go.jp/soshiki/jinzai/koroshoshiryo/kyozai/index.htm
厚生労働省「健康づくりのための身体活動基準2013」
http://www.mhlw.go.jp/stf/houdou/2r9852000002xple-att/2r9852000002xpqt.pdf
厚生労働省「健康づくりのための身体活動指針（アクティブガイド）」
http://www.mhlw.go.jp/stf/houdou/2r9852000002xple-att/2r9852000002xpr1.pdf

実習10　糖尿病患者のための栄養教育　―入院栄養食事指導―

日本糖尿病学会編・著『糖尿病食事療法のための食品交換表　第７版』日本糖尿病協会・文光堂　2013年
日本糖尿病学会編・著『糖尿病治療ガイド2022-2023』文光堂　2022年
日本透析医学会「わが国の慢性透析療法の現況2017年12月31日現在」
日本糖尿病学会編『糖尿病診療ガイドライン2019』南江堂　2019年
日本糖尿病対策推進会議編『糖尿病治療のエッセンス　2022年版』

実習11　慢性腎臓病患者のための栄養教育　―外来栄養食事指導―

日本腎臓学会編『CKD診療ガイド2012』東京医学社
日本腎臓学会編『エビデンスに基づくCKD診療ガイドライン2018』東京医学社
今井圓裕編『やさしい慢性腎臓病の自己管理　改訂４版』医薬ジャーナル社　2015年

実習12　脳梗塞患者のための栄養教育　―在宅患者訪問栄養食事指導―

厚生労働省「介護給付費等実態調査」
https://www.mhlw.go.jp/toukei/list/45-1d.html
「指定居宅サービスに要する費用の額の算定に関する基準の制定に伴う実施上の留意事項について」平成12年３月１日老企第36号厚生省老人保健福祉局企画課長通知
「居宅サービスにおける栄養ケア・マネジメント等に関する事務処理手順例及び様式例の提示について」平成18年３月31日付老老発第0331009号厚生労働省老健局老人保健課長通知

第Ⅳ部　実習事例・症例編　―集団を対象とした栄養教育・栄養指導―

実習13　保健センターにおける妊婦のための栄養教育

厚生労働省「日本人の食事摂取基準（2020年版）」
厚生労働省「妊婦への魚介類の摂食と水銀に関する注意事項」2010年改訂
厚生労働省 平成29年度子ども・子育て支援推進調査研究事業「妊娠中・産後のママのための食事BOOK」2018年
https://www.jri.co.jp/MediaLibrary/file/column/opinion/pdf/180331_ninsanpu_recipe2.pdf
松戸市「ママパパ学級テキスト」2018年３月
http://www.city.matsudo.chiba.jp/kosodate/ninshinshussan/ninsintyuu/mamapapa/text.html
厚生労働省「健やか親子21」（第２次）
http://sukoyaka21.jp/
日本子ども家庭総合研究所母子保健研究部（堤ちはる）監修、日本栄養士会編「妊娠期・授乳期こそ、バランスの良い食事を！―妊産婦にとって望ましい食生活―」2012年10月
http://www.dietitian.or.jp/goods/teaching/healthbn/2012-3.html
日本栄養改善学会監修、木戸康博・真鍋祐之編『応用栄養学　ライフステージ別・環境別』医歯薬出版 2012年
日本子ども家庭総合研究所
http://www.aiiku.or.jp/index.htm

実習14　保育所における親子への食育　―３歳児料理教室による体験学習―

厚生労働省「保育所保育指針」（厚生労働省告示第117号）平成29年
https://www.mhlw.go.jp/file/06-Seisakujouhou-11900000-Koyoukintoujidoukateikyoku/0000160000.pdf
厚生労働省「保育所における食事の提供ガイドライン」平成24年
https://www.mhlw.go.jp/bunya/kodomo/pdf/shokujiguide.pdf
内閣府『平成25年版　食育白書』「第３章　第４節　保育所における食育推進」
http://www8.cao.go.jp/syokuiku/data/whitepaper/2013/book/index.html
奥薗壽子『ママといっしょにおてつだいごはん―料理が好きになる！　ごはんがもっとおいしくなる！―』永岡書店　2003年
厚生労働省：地域子育て支援拠点事業とは（概要）

https://www.mhlw.go.jp/bunya/kodomo/dl/kosodate_sien.pdf
厚生労働省「地域子育て支援拠点事業実施のご案内」平成19年度
https://www.mhlw.go.jp/bunya/kodomo/pdf/gaido.pdf
こども未来財団「地域子育て支援拠点事業における活動の指標『ガイドライン』改訂版」平成29年
http://kosodatehiroba.com/new_files/pdf/guide29.pdf
全国社会福祉協議会「保育所と地域が協働した子育て支援活動研究事業　調査研究報告書」平成20年
http://www.shakyo.or.jp/research/2008_pdf/080730/kosodate_zentai.pdf
NPO法人子育てひろば全国連絡協議会、研究代表者坂本純子「平成29年度子ども・子育て支援推進調査研究事業,地域包括支援根拠点の質的向上と発展に資する実践の多機能化に関する調査研究」
http://kosodatehiroba.com/new_files/mhlwchosa/2017houkoku-zentai.pdf

実習15　小学校における「学級活動の時間」を活用した食に関する指導

文部科学省「児童又は生徒一人一回当たりの学校給食摂取基準」(平成30年８月一部改正)
http://www.mext.go.jp/a_menu/sports/syokuiku/__icsFiles/afieldfile/2019/06/06/1407704_002.pdf
環境省「我が国の食品廃棄物等及び食品ロスの発生量の推計値（平成28年度）の公表について」平成31年４月
https://www.env.go.jp/press/106665.html
環境省「学校給食から発生する食品ロス等の状況に関する調査結果について（お知らせ)」平成27年４月
https://www.env.go.jp/press/100941.html
文部科学省『食に関する指導の手引─第二次改訂版─』東山書房　2019年　pp.157-159
文部科学省『食に関する指導の手引─第一次改訂版─』東山書房　2010年　pp.146-151
村井陽子・丸谷宣子・山本麗奈・大西直子「食育を目指す学生による食に関する指導の効果─小学校２年生を対象とした実践─」『日本食育学会誌』第６巻第２号　2012年　pp.173-181

実習16　事業所における生活習慣病予防のための栄養教育

厚生労働省「健診・保健指導のあり方」
https://www.mhlw.go.jp/stf/seisakunitsuite/bunya/kenkou_iryou/kenkou/seikatsu/index.html

実習17　地域における高齢者の介護予防のための栄養教育

厚生労働省「健康日本21（第２次）の推進に関する参考資料」平成24年７月
https://www.mhlw.go.jp/bunya/kenkou/dl/kenkounippon21_02.pdf
厚生労働省「介護予防マニュアル第４版」令和４年３月
https://www.mhlw.go.jp/content/12300000/000931684.pdf
あいち介護予防支援センター「愛知県版栄養改善プログラム」平成25年３月
赤松利恵編『行動変容を成功させるプロになる　栄養教育スキルアップブック』化学同人　2009年
日本栄養改善学会監修、武見ゆかり・赤松利恵編『栄養教育論　理論と実践』医歯薬出版　2013年
厚生労働省「一般介護予防事業等の推進方策に関する検討会　第１回資料」令和元年５月
https://www.mhlw.go.jp/content/12601000/000512177.pdf
荒井秀典編集主幹、長寿医療研究開発費事業（27-23）：要介護高齢者、フレイル高齢者、認知症高齢者に対する栄養療法、運動療法、薬物療法に関するガイドライン作成に向けた調査研究班編『フレイル診療ガイド2018 年版』日本老年医学会　2018年
平野浩彦「オーラルフレイルの概要と対策」『日本老年医学会雑誌』第52巻第４号　pp.336-342
厚生労働省「日本人の食事摂取基準（2020年版)」(Ⅱ各論「２ 対象特性　２－３　高齢者」
https://www.mhlw.go.jp/content/10904750/000586580.pdf

実習18　高血圧症患者のための栄養教育

日本高血圧学会高血圧治療ガイドライン作成委員会編『高血圧治療ガイドライン2019』日本高血圧学会　2019年
http://www.jpnsh.jp/guideline.html
ローレンス W. グリーン、マーシャルW. クロイター著（神馬征峰訳）『実践ヘルスプロモーション─PRECEDE-PROCEEDモデルによる企画と評価─』医学書院　2005年

厚生労働省「令和元年国民健康・栄養調査結果の概要」
https://www.mhlw.go.jp/content/10900000/000687163.pdf
厚生労働省「令和２年患者調査の概況」
https://www.mhlw.go.jp/toukei/saikin/hw/kanja/20/index.html
健康日本21（第２次）の推進に関する参考資料
http://www.mhlw.go.jp/bunya/kenkou/dl/kenkounippon21_02.pdf

実習19　脂質異常症患者のための栄養教育

日本動脈硬化学会編・発行『動脈硬化性疾患予防ガイドライン2022年版』
寺本民生編『ガイドライン／ガイダンス脂質異常症　こう診る・こう考える』日本医事新報社　2010年
松田素行・福永淑子編『新時代の栄養教育実践　人と地球にやさしい食育』同文書院　2011年
厚生労働省「令和元年国民健康・栄養調査結果の概要」
https://www.mhlw.go.jp/content/10900000/000687163.pdf
厚生労働省「平成20年国民健康・栄養調査結果の概要」
https://www.mhlw.go.jp/houdou/2009/11/dl/h1109-1b.pdf

栄養教育・栄養指導論演習・実習［第２版］一部改訂

2015年４月10日	初　版　第　１　刷　発　行
2019年３月30日	初　版　第　４　刷　発　行
2020年４月１日	第　２　版　第　１　刷　発　行
2021年３月30日	第　２　版　第　２　刷　発　行
2023年３月１日	第２版一部改訂第１刷発行
2024年３月１日	第２版一部改訂第２刷発行（補訂）

編　集　辻　とみ子
堀田　千津子
平光　美津子

発行者　竹鼻　均之
発行所　株式会社みらい
〒500-8137　岐阜市東興町40　第５澤田ビル
TEL　058-247-1227(代)　FAX　058-247-1218
https://www.mirai-inc.jp/
印刷・製本　サンメッセ株式会社

ISBN978-4-86015-596-4 C3077
Printed in Japan